呼吸支持与重症肺炎

Respiratory Support and Severe Pneumonia

主　编　詹庆元

北京大学医学出版社

HUXI ZHICHI YU ZHONGZHENG FEIYAN

图书在版编目（CIP）数据

呼吸支持与重症肺炎 / 詹庆元主编 . —北京：北京
大学医学出版社，2024.1
ISBN 978-7-5659-2965-6

Ⅰ.①呼⋯ Ⅱ.①詹⋯ Ⅲ.①呼吸系统疾病 – 诊疗 ②
肺炎 – 诊疗 Ⅳ.① R56

中国国家版本馆 CIP 数据核字（2023）第 150334 号

呼吸支持与重症肺炎

主　　编：詹庆元
出版发行：北京大学医学出版社
地　　址：（100191）北京市海淀区学院路 38 号　北京大学医学部院内
电　　话：发行部 010-82802230；图书邮购 010-82802495
网　　址：http://www.pumpress.com.cn
E-m a i l：booksale@bjmu.edu.cn
印　　刷：中煤（北京）印务有限公司
经　　销：新华书店
责任编辑：崔玲和　　责任校对：靳新强　　责任印制：李　啸
开　　本：787 mm×1092 mm　1/16　　印张：18.5　　插页：6　　字数：452 千字
版　　次：2024 年 1 月第 1 版　2024 年 1 月第 1 次印刷
书　　号：ISBN 978-7-5659-2965-6
定　　价：98.00 元

本书由

北京大学医学出版基金资助出版

编者名单

主　编　詹庆元

副 主 编　解立新　孙　兵　宋立强　夏金根

编　　者　（按姓名汉语拼音排序）

蔡绍曦　南方医科大学南方医院
蔡志贵　空军军医大学西京医院
陈荣昌　深圳市人民医院
陈　巍　上海交通大学医学院附属瑞金医院
陈文慧　中日友好医院
陈一冰　解放军总医院第一医学中心
陈毅斐　武汉大学中南医院
程真顺　武汉大学中南医院
段　均　重庆医科大学附属第一医院
段开亮　浙江大学医学院附属邵逸夫医院
樊芳芳　山西医科大学第一医院
冯莹莹　中日友好医院
顾思超　中日友好医院
韩一骄　浙江大学医学院附属第一医院
何春凤　浙江大学医学院附属第一医院
何国军　浙江大学医学院附属第一医院
何婉媚　中山大学附属第一医院
贺航咏　首都医科大学附属北京朝阳医院
胡国栋　南方医科大学南方医院
胡杰英　广州医科大学附属第一医院
黄琳娜　中日友好医院
蒋　磊　重庆医科大学附属第一医院
焦　洋　海军军医大学第一附属医院
黎小庆　四川大学华西第二医院
李爱民　山西医科大学第一医院
李海超　首都医科大学附属北京朝阳医院

李 洁　美国拉什大学
李进华　中南大学湘雅二医院
李 敏　中日友好医院
李 琦　陆军军医大学第二附属医院
李绪言　首都医科大学附属北京朝阳医院
李园园　中南大学湘雅医院
梁 帅　吉林大学第一医院
梁宗安　四川大学华西医院
刘 刚　陆军军医大学第二附属医院
刘嘉璐　山西医科大学第一医院
刘 凯　复旦大学附属中山医院
刘 敏　中日友好医院
刘于红　解放军总医院
莫泽珣　广州市第一人民医院
倪越男　四川大学华西医院
欧阳恩路　江西省荣军优抚医院
尚 进　华中科技大学同济医学院附属同济医院
宋立成　解放军总医院
宋立强　空军军医大学西京医院
苏冠升　广州医科大学附属第一医院
孙 兵　首都医科大学附属北京朝阳医院
孙天宇　解放军总医院
谭营帅　郑州大学第一附属医院
唐永江　四川大学华西医院
王 博　解放军总医院
王尔山　浙江大学医学院附属邵逸夫医院
王吉梅　浙江大学医学院附属邵逸夫医院
王 荔　首都医科大学附属北京朝阳医院
王美佳　华中科技大学同济医学院附属同济医院
王 睿　首都医科大学附属北京朝阳医院
王石磊　郑州大学第一附属医院
魏树全　广州市第一人民医院
吴运福　空军军医大学西京医院
吴镇宇　广州医科大学附属第一医院
夏 杰　华中科技大学同济医学院附属同济医院
夏金根　中日友好医院
谢俊刚　华中科技大学同济医学院附属同济医院
解立新　解放军总医院
邢丽华　郑州大学第一附属医院

闫　崴　北京大学第三医院
杨莉敏　浙江大学医学院附属邵逸夫医院
杨　麟　浙江大学医学院附属第一医院
于　歆　中日友好医院
余　荷　四川大学华西医院
余跃天　上海交通大学医学院附属仁济医院
袁　雪　首都医科大学附属北京朝阳医院
曾　勉　中山大学附属第一医院
詹庆元　中日友好医院
赵　宇　首都医科大学附属北京朝阳医院
郑　霞　浙江大学医学院附属第一医院
郑则广　广州医科大学附属第一医院
周　华　浙江大学医学院附属第一医院
周晓林　浙江大学医学院附属邵逸夫医院
朱苗娟　武汉大学中南医院

学术秘书　李大鑫

前　言

　　近年来，呼吸与危重症医学（PCCM）学科在"三驾马车"发展方略指导下进步显著。三年抗疫进一步推动了 PCCM 的学科发展。但我们也看到，针对呼吸危重症的救治，PCCM 科医生的临床思维及诊治能力与实际需求尚有差距，亟待提高。

　　系统的呼吸危重症救治包括对因治疗与对症支持治疗。重症肺炎是 RICU/MICU 中导致严重呼吸衰竭的最常见病因，常出现肺部及肺外并发症，病情严重、复杂，具有很高的近期与远期死亡率。深入探讨重症肺炎的病因、发病机制，快速、精准地识别病原体，实施规范的诊治策略，方能改善患者预后。呼吸支持技术是救治呼吸危重症患者最重要的生命支持技术，所涉及的治疗和监测手段众多，进展十分迅速，专业性强，技术难度大，临床应用尚有诸多问题需要规范。

　　鉴于此，我们组织了国内具有丰富临床经验及较高学术水平的呼吸与危重症医学专家编写了《呼吸支持与重症肺炎》这本书。本书分为上、下两篇，上篇为呼吸监测与呼吸支持技术，系统阐述了呼吸监测、气道管理、经鼻高流量氧疗（HFNC）、无创通气（NIV）、有创通气及体外膜肺氧合（ECMO）的临床应用及相关操作细节；下篇为重症肺炎，全面介绍了细菌性肺炎、病毒性肺炎、真菌性肺炎的诊治策略及研究进展，以及与重症肺炎易于混淆的非感染性疾病。本书内容注重实用性，以重症肺炎和呼吸支持及其相关监测技术为核心，立足于临床实践和学科发展，内容既包含理论与研究综述，又不乏临床经验的总结，兼具实用性、科学性和先进性，希望能为广大呼吸危重症领域同道的科研和临床工作提供一定的参考和借鉴。

　　感谢"重症肺言"平台组织的"菁英秀"栏目，让我们从中国呼吸医师协会各重症监护室（ICU）单修基地中发现了大量有志于呼吸危重症的中青年人才及富有学术价值的专题，感谢你们的精彩展示以及为撰写专题付出的辛勤劳动。特别感谢"重症肺言"平台编辑李大鑫女士为本书的出版所做的大量富有成效的工作。

　　本书由组稿至成书历时半年余，学科的发展日新月异，书中恐存疏漏及不足之处，盼请各位同道不吝指正。

詹庆元

2023 年 10 月

目　录

上篇　呼吸监测与呼吸支持技术

下篇　重症肺炎

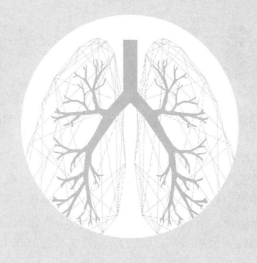

上　篇

呼吸监测与呼吸支持技术

第一章　呼吸监测技术

第一节　呼吸力学监测和评估在机械通气撤机中的应用

呼吸是人体的基本生命活动，通过呼吸将体内代谢产生的二氧化碳排出体外，不断提供机体代谢所需的氧气。呼吸运动的正常进行有赖于呼吸肌的周期性收缩和舒张。各种原因导致呼吸系统顺应性降低、气道阻力增加和呼吸肌力下降时，会导致肺通气和（或）换气功能严重障碍，出现缺氧伴（或不伴）二氧化碳潴留的呼吸衰竭，从而引起一系列生理功能和代谢紊乱的临床综合征，严重者会危及生命。为了保证生命安全，对呼吸衰竭患者需要建立人工气道，进行机械通气，保证原发病得到有效治疗，最终目的是撤除机械通气，让患者恢复自主呼吸。

机械通气患者过早或延迟撤机均不利于患者的恢复。需要机械通气的呼吸衰竭患者能否撤离呼吸机进行自主呼吸，需要评估导致呼吸衰竭的基础疾病是否得到控制、全身重要脏器的功能状态、呼吸系统的通气和弥散功能。Baptistella 等 2018 年系统回顾了 43 篇关于脱机参数的文献，预测撤机的参数共有 56 个，其中多数文献采纳的是浅快呼吸指数（RSBI），其次是年龄和最大吸气压（MIP），再次是咳嗽力量和潮气量（Vt），其他涉及的预测参数包括：呼吸频率（RR）、急性生理学和慢性健康状况评价Ⅱ（APACHE Ⅱ）、通气天数、血红蛋白、动脉血二氧化碳分压（$PaCO_2$）、氧合指数（PaO_2/FiO_2）以及膈肌厚度，通过呼吸力学来预测撤机是最常见的。呼吸力学就是通过压力、容量和流速来评估呼吸系统的顺应性、气道阻力、呼吸做功、呼吸肌力和耐力。本节介绍机械通气患者常用的撤机指标和呼吸力学撤机指标。

一、机械通气患者常用的撤机指标

机械通气患者撤机需要满足 4 个基本条件，包括：导致呼吸衰竭的原因已得到控制、肺通气和氧合功能恢复、具备自主呼吸能力和稳定的血流动力学。具体指标如下：

（1）导致呼吸衰竭的病因好转或去除。

（2）氧合指数 150 ~ 300 mmHg 或以上；呼气末正压 5 ~ 8 cmH_2O 或以下；吸入气氧浓度 ≤ 40%；动脉血 pH ≥ 7.25；慢性阻塞性肺疾病（chronic obstructive pulmonary disease, COPD）患者动脉血 pH > 7.30，动脉血氧分压 > 50 mmHg，吸入气氧浓度 < 35%。

（3）血流动力学稳定，没有心肌缺血动态变化，临床上没有显著的低血压，不需要血管活性药治疗或只需要小剂量血管活性药治疗，如多巴胺或多巴酚丁胺剂量 < 5 ~ 10 μg/（kg·min）。

（4）有自主呼吸能力。

（5）无高热（参考指标：T < 38 ℃）。

（6）无明显呼吸性酸中毒。

（7）血红蛋白浓度不低于 8~10 g/dl。

（8）精神状况良好，能进行指令性咳嗽和肢体活动。

（9）代谢状态稳定（无明显的电解质代谢紊乱，血糖水平正常）。

满足上述标准的通气患者再进行自主呼吸试验（spontaneous breathing trial，SBT），如患者能耐受 120 min 的 SBT，且气道没有阻塞和能主动咳嗽廓清气道分泌物，则可以撤机，但成功率约为 77%，再插管率高达 4%~23%。

二、呼吸力学撤机指标

预测撤机的常用呼吸力学指标包括：中枢驱动水平、呼吸肌力、通气效果和上肢肌力等。

（一）中枢驱动水平

1. **中枢驱动的相关指标** 呼吸中枢驱动是吸气时呼吸中枢发出的激发吸气肌收缩的神经冲动，可通过一些检查方法定量评价。常用的中枢驱动测定指标有气道闭合压（$P_{0.1}$）、平均吸气流速（Vt/Ti）和膈肌肌电图（EMGdi）。过去多数采用 $P_{0.1}$ 和 Vt/Ti 进行评估。近年来，随着食管 EMGdi 检测方法的进步和成熟，采用 EMGdi 进行呼吸中枢驱动的评估明显优于 $P_{0.1}$ 和 Vt/Ti。

（1）$P_{0.1}$：自主平静呼气末，密闭气道下，患者吸气开始后第 100 ms 气道压力的下降值，即为气道 $P_{0.1}$。

（2）Vt/Ti：为自主平静呼吸过程中吸气流量的平均值。其大小为吸气潮气量（Vt）与吸气时间（Ti）的比值。

（3）EMGdi：通过体表电极、经皮穿刺电极及食管电极测定膈肌肌电变化信号。

2. **中枢驱动监测方法及其指导撤机的意义**

（1）$P_{0.1}$

1）测定方法：嘱受试者平静呼吸，于呼气末阻断气道，受试者由呼气转入吸气时，气道压力（Paw）下降，受试者吸气开始后第 100 ms 所测的 Paw 下降值（cmH_2O）即为 $P_{0.1}$。呼气末肺容积和气道壁塌陷会影响 $P_{0.1}$ 的准确测定，当呼气肌用力呼气、肺不张或腹胀导致呼气末肺容积减少时，会高估 $P_{0.1}$；当气道壁塌陷，气道压力的变化滞后于食管内压的变化时，也会低估 $P_{0.1}$。

2）预测脱机的价值：对包括 1089 例患者在内的 12 项前瞻性观察研究进行 meta 分析，结果显示：$P_{0.1}$ 的 sROC 曲线下面积为 0.81（95%CI 0.77~0.84），预测脱机成功的敏感度和特异度分别为 86%（95%CI 72%~94%）和 58%（95%CI 37%~76%）。

（2）Vt/Ti

1）测定方法：实时采集每次自主呼吸流量，计算每次呼吸的 Vt 和 Ti，就可以计算出每次呼吸的 Vt/Ti，与中枢驱动呈正相关。

2）预测脱机的价值：通过观察 44 例通气的婴儿，其中拔管成功 36 例，失败 8 例，失败组的 Vt/Ti 显著降低，如果联合 SBT，预测拔管成功的敏感度为 100%，特异度为 75%。

（3）EMGdi

1）测定方法：EMGdi 的采集包括表面电极采集和食管电极采集两种，由于表面电极采集的信号受胸部肌肉的影响，食管电极采集的 EMGdi 能更准确地反映中枢驱动水平。目前食管电极常用多导食管电极采集到的 EMGdi（图 1-1），该电极由 10 个电极、食管囊和胃囊构成，其中每两个电极构成一对，可以显示 EMGdi，食管囊和胃囊可以分别测量食管内压和胃内压。EMGdi 的量化表述可以采用均方根（RMS）值的绝对值或占最大用力吸气时 EMGdi 的百分比（EMGdi/EMGdi$_{max}$）来表述。

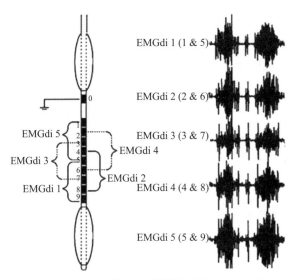

图 1-1　食管电极管和膈肌肌电图（EMGdi）

采用多导食管电极采集 EMGdi 时，受试者取坐位、卧位或半坐卧位，以 2% 利多卡因进行鼻腔及咽部表面麻醉。经鼻孔插入多导食管电极，令受试者一边吞咽，一边下送导管，使气囊分别位于胃（长约 60 cm）及食管下 1/3 处（长 40～45 cm），理想的位置是导联 1 和导联 5 获得最强而导联 3 获得最弱的 EMGdi。

2）EMGdi 预测脱机的价值：通过 57 例拟拔管机械通气患者的前瞻性观察发现，自主呼吸第 3 分钟的最大 EMGdi 幅度与 Vt 的比值预测脱机的成功率高达 84%。

（二）呼吸肌力

1. 呼吸肌力的指标　呼吸肌力是指呼吸肌最大收缩能力，主要包括下述指标。

（1）最大吸气压（maximal inspiratory pressure，MIP）：是在功能残气位（FRC）或残气位（RV），气道阻断的状态下，最大用力吸气所测得的最大并维持至少 1 s 的口腔压或气道压，反映全部吸气肌的收缩能力。

（2）最大呼气压（maximal expiratory pressure，MEP）：是在肺总量（TLC）位，气道阻断的状态下，最大用力呼气所测得的最大并维持至少 1 s 的口腔压或气道压，反映全部呼气肌的收缩能力。

（3）跨膈压（transdiaphragmatic pressure，Pdi）：为腹内压与胸膜腔内压的差值，常用胃内压代表腹内压，用食管内压代表胸膜腔内压。它反映膈肌收缩时产生的压力变化，通常取其在吸气末的最大值。正常情况下，吸气时食管内压为负值，而胃内压为正值，Pdi 实际是胃内压与食管内压两个压力绝对值之和。膈肌是主要的吸气肌，Pdi 是评价膈肌功能的金标准，间接反映呼吸肌的力量。

（4）最大跨膈压（maximum transdiaphragmatic pressure，Pdi_{max}）：在功能残气位，气道阻断的状态下，以最大用力吸气时产生的 Pdi，称为 Pdi_{max}。

（5）膈神经刺激诱发的颤搐性跨膈压（Pdi，t）：当测定呼吸肌力时，其数值在一定程度上受到受试者的努力程度及其用力方式的影响，变异程度往往较大。用电、磁刺激运动神经可以使其支配的肌肉收缩，测定肌肉收缩所产生的力量，可避免主观用力程度不足的影响。目前常用的方法是电或磁刺激膈神经诱发 Pdi，称为颤搐性跨膈压。

2. 呼吸肌耐力的指标 呼吸肌耐力是指呼吸肌维持一定的力量或做功时对疲劳的耐受性。对呼吸肌而言，耐力比力量更重要。为了比较不同个体之间或治疗前后的呼吸肌耐力，通常在负荷标化下检测耐力。

（1）膈肌张力时间指数（diaphragmatic tension-time index，TTdi）：是反映膈肌收缩强度与膈肌收缩持续时间的综合指标。采用实测的 Pdi 与 Pdi_{max} 的比值反映膈肌的收缩强度；Ti 与呼吸周期总时间（Ttot）的比值反映了膈肌收缩持续时间，2 个比值的乘积为 TTdi=（Pdi/Pdi_{max}）×（Ti/Ttot），是反映膈肌负荷的指标。

（2）膈肌耐受时间（Tlim）：是指呼吸肌在特定强度的负荷（吸气阻力或特定TTdi）下能够维持收缩而不发生疲劳的时间。

3. 呼吸肌功能的测定方法及其指导脱机的意义

（1）MIP 和 MEP

1）测定方法：在气道开口连接三通阀，其开口直径宜 > 20 mm，一端通大气，另一端连接可单向吸气或呼气的单向阀，管壁上有一个直径为 0.6 ~ 1.5 mm 的小孔与大气相通。进行 MIP 测定时，在呼气末，气道阻断的状态下，鼓励受试者最大用力吸气，能维持至少 1 s 的最大气道压，即为 MIP。进行 MEP 测定时，在吸气末，气道阻断的状态下，鼓励受试者最大用力呼气，能维持至少 1 s 的最高气道压，即为 MEP。

2）MIP 及 MEP 在指导脱机中的意义：对 195 例机械通气患者的前瞻性横断面分析发现：MIP 相对于浅快呼吸指数（RSBI）来说，对预测脱机成功具有更高的敏感度和特异度。Carlucci 等报道，30 例呼吸机依赖患者经过康复治疗后，16 例成功脱机，14 例失败，脱机成功组的 MIP 为 57.3 ± 18.2 cmH_2O，显著高于失败组的 38.6 ± 13.5 cmH_2O（$P < 0.01$）。

（2）Pdi 和 Pdi_{max}

1）Pdi 和 Pdi_{max} 监测方法：食管电极的植入方法见膈肌肌电检测方法，胃腔内和食管下 1/3 处囊管采集的压力分别为胃内压和食管内压，Pdi= 胃内压 – 食管内压。当受试者呼气至功能残气位时，阻断气道，嘱患者做最大吸气努力，此时记录的 Pdi 最大值为 Pdi_{max}。

2）Pdi 和 Pdi_{max} 在指导脱机中的意义：Carlucci 报道 30 例呼吸机依赖患者经过康复治疗后，16 例成功脱机，14 例失败，脱机成功组的 Pdi_{max} 为 43.0 ± 20.0 cmH_2O，显著高于失败组的 27.7 ± 12.5 cmH_2O（$P < 0.01$）；自主呼吸组的 Pdi 与 Pdi_{max} 的比值为 $23.1\% \pm 7.9\%$，也显著低于失败组的 $42.5\% \pm 22.9\%$（$P < 0.01$）。

（3）颤搐性跨膈压：常用的测定方法是电刺激或磁刺激颈部膈神经诱发膈肌收缩而测定 Pdi。

1）膈神经电刺激测定颤搐性跨膈压（Pdi，t-ele）的测定方法：①通过经皮单次超强电刺激膈神经，诱导膈肌颤搐性收缩，再按照上述方法测定跨膈压。②电刺激器的参数设置为刺激电压：$0 \sim 120$ V（可调）；刺激放电脉冲：方波，$0.1 \sim 0.2$ ms；刺激方式：单次刺激或重复刺激（可选择）。③刺激过程中通过体表或食管电极监测电刺激诱导的动作电位，保证仅刺激到膈神经。④测定时，在呼气末阻断气道，并给予膈神经电刺激。记录所测得的Pdi。

2）膈神经磁刺激测定颤搐性跨膈压（Pdi，t-mag）：在第7颈椎处，通过磁刺激器超强刺激膈神经诱发膈肌收缩，此时测定的Pdi即为磁刺激诱导的颤搐性跨膈压，其测定方法同膈神经电刺激测定颤搐性跨膈压。

3）颤搐性跨膈压在指导脱机中的意义：正常健康成人的平均PdiTw为28 ± 5 cmH$_2$O，而机械通气患者的颤搐性跨膈压明显降低。Laghi等测量了16例患者在60 min SBT前后的颤搐性跨膈压，其中11例脱机失败的患者SBT前的平均Pdi，t-mag为8.9 ± 2.2 cmH$_2$O。另一项在MICU的研究中，研究者对57例机械通气时间 > 24 h的患者行双侧膈神经超强磁刺激，结果提示Pdi，t-mag > 10 cmH$_2$O的患者平均脱机时间为5.5 d，而Pdi，t-mag > 10 cmH$_2$O的患者机械通气时间均超过10 d，且研究者发现Pdi，t-mag > 10 cmH$_2$O的患者死亡率更高，约为49%（35例患者中有17例死亡），可以推断Pdi，t-mag > 10 cmH$_2$O对于脱机成功具有一定的指导意义，但仍需要更多的临床数据证明。

4. 吸气肌耐力试验

（1）TTdi和Tlim的测定方法：在气道开口连接一个可调的吸气阻力阀，首先测定Pdi$_{max}$，并计算50% Pdi$_{max}$。嘱受试者按节拍器的节奏作潮气呼吸，调节吸气阻力阀阻力，使受试者的Pdi达到预定50% Pdi$_{max}$，并在整个吸气过程中保持恒定，使Pdi-时间曲线接近方波，如此，Pdi就相当于吸气期间的平均Pdi。嘱受试者在上述状态下做潮气呼吸，通过显示屏上的压力波形自我调整，保证每次吸气时Pdi均维持在设定的水平（50%或60% Pdi$_{max}$）。直至即使尽最大努力亦不能保持Pdi达到预定水平并连续3个呼吸以上时，即表示膈肌出现疲劳，记录疲劳出现的时间，即为Tlim。

（2）TTdi在指导脱机中的意义：对80例机械通气的儿童进行前瞻性观察，发现TTdi > 0.15在预测拔管失败方面具有100%的敏感度和特异度。Carlucci等报道，30例呼吸机依赖患者经过康复治疗后，16例成功脱机，14例失败，脱机成功组的TTdi为0.08 ± 0.029，显著低于失败组的0.14 ± 0.054（$P < 0.01$）。另一篇关于术后脱机的研究显示，43例气管插管全麻手术患者，术后成功脱机28例，失败15例，成功组TTdi为0.107 ± 0.050，显著低于失败组的0.148 ± 0.059（$P < 0.023$）。

（三）通气效果

1. 吸气峰流速

（1）测定方法：在气道连接流量传感器，其数据通过记录仪实时采集。测试时，受试者取坐位，先呼气至残气位，再用力快速吸气至肺总量位，反复3次，当变异值 < 5%时，取最高数值为吸气峰流速。

（2）预测脱机的价值：对需要手术的67例头颈部肿瘤患者进行前瞻性拔管指标观察，拔管后24 h内不需要重新插管者定义为拔管成功，需要插管者为拔管失败。结果显示：气管插管状态的吸气峰流速阈值为40 L/min，预测拔管成功的敏感度为90%，特异度为 95%。

2. 呼气峰流速值 / 咳嗽峰流速值

（1）测定方法：在气道开口连接三通阀，一端连接呼气峰流速仪，另一端连接吸气单向阀。测量时，受试者可取坐位或半坐卧位，用力吸气后用力快速呼气或用力咳嗽，可在呼气峰流速仪上读出呼气峰流速值；可让受试者反复进行，每次吸气时，检测者将呼气峰流速仪的指针拨回起始位。

（2）预测脱机的价值：咳嗽峰流速是拔管的独立预测因子。主动咳嗽峰流速较被动咳嗽峰流速具有更准确的预测效果，预测成功拔管的咳嗽峰流速为 35 ~ 160 L/min。高于 80 L/min，拔管成功率高；低于 60 L/min，失败率高。

3. RSBI

（1）测定方法：SBT 期间，测定受试者的呼吸频率（RR，次 / 分）以及 Vt（L），通过计算（RR/Vt）比值获得 RSBI。

（2）预测脱机的价值：RSBI < 105 次 /（分·升）作为撤机拔管的阈值，预测价值高于 MIP。一项关于术后脱机的研究显示，43 例气管插管全麻手术患者，术后成功脱机 28 例，失败 15 例，成功组的 RSBI 为 93.9 次 /（分·升）±45.5 次 /（分·升），显著低于失败组（RSBI 为 142.4 次 /（分·升）±60.3 次 /（分·升））（$P < 0.005$）。

4. 中枢通气偶联

（1）测定方法：在自主呼吸试验时，同时测定中枢驱动水平和呼吸肌力或 Vt，通过 EMGdi/Vt 或 EMGdi/ 食管内压来计算。

（2）预测价值：文献报道，57 例机械通气患者脱机成功者 35 例，失败者 22 例，脱机前进行 SBT，于第 3 分钟测定 EMGdi 和 Vt，成功组的 $EMGdi_{max}$/Vt 为 22 µV/L，显著低于失败组的 50 µV/L（$P < 0.01$），预测脱机成功率高达 84%。另一篇文献报道，SBT 第 15 分钟时，$P_{0.1}$/MIP < 0.14，预测成功脱机的敏感度和特异度分别为 82% 和 83%。

（四）上肢肌力与撤机的关系

上肢肌肉具有辅助呼吸功能，MIP 与上肢握力有很强的相关性；上肢握力较小的患者脱机失败和再次插管的概率明显升高，上肢握力 20 kg 者比 12 kg 者更容易脱机成功。

三、总结

呼吸力学监测作为一项成熟的临床监测技术，已经广泛应用于机械通气的撤机评估。然而，各项指标的临床切点在学术界仍然存在争论，无法统一。为了完善呼吸力学指标对于撤机拔管的指导作用，后期需要更多多中心、大样本量的队列研究以及meta 分析，追寻更可信、准确的撤机指标，减少撤机失败的发生率，造福广大对呼吸机依赖的患者。

（苏冠升　胡杰英　吴镇宇　郑则广　陈荣昌）

第二节 机械通气波形分析的基础

机械通气是对呼吸衰竭患者进行呼吸支持的主要手段。与其他呼吸支持技术相似，机械通气本身其实并不能治疗原发疾病，多数时候只是为原发疾病的治疗争取时间。然而，机械通气作为一把"双刃剑"，不合理的模式和参数设置也会给患者造成医源性损伤，如人机不同步导致气压伤、镇痛药及镇静药的不合理使用引起的谵妄、神经及肌肉损害。如何在机械通气过程中减少相关并发症的发生，在临床上尤为重要。为此，临床医生不仅要根据患者的原发疾病、基础疾病的病理生理特点制订合理的通气目标，也需要对患者的通气需求和人机同步性做出合理的判断，机械通气波形分析则是非常基础而又重要的手段之一。常见机械通气波形分为时间波形和环两大类，其中时间波形在临床上更常用。本节主要讲述机械通气波形分析的基础内容。

一、肺通气和运动方程

肺通气的直接动力是肺内外的压力差值。生理状态下的通气始于吸气肌的收缩，使得胸膜腔内压下降，从而扩张肺泡，降低肺泡内压，此时肺内压力低于肺外压力，气流进入肺内，即"水往低处流，气往低压走"。由于呼吸系统阻力（主要是黏性阻力和弹性阻力两部分）的存在，肺外气体以何种状态（流量的高低）、何种结果（容量的大小）进入肺内，不仅受吸气动力的影响，也受呼吸系统阻力的影响。吸气过程其实是从势能（压差）→动能（流量）→势能（容量）的转换过程。

从图 1-2 可以看到，肺外气体进入肺内首先需要克服气道的黏性阻力（气道阻力的主要成分）。当气道阻力一定时，两端压力差越大，气流量越高；而气道阻力的高低则与气道长度、半径和气流形态（层流或湍流）有关。对于气道末端的肺泡而言，我们可以将其看成一个个的"小气球"。肺泡有弹性回缩力（阻力），在气流进入，打开肺泡的过程中同样需要克服弹性阻力（阻止气体进入肺内）。肺泡最终的力学平衡即为肺泡内压（向外）、肺泡本身的弹性回缩压（向内）和肺泡外压（可正可负）这三种压力的平衡，有多少气体进入肺泡（潮气量）会同时受这三者的影响。简单地说，吸气

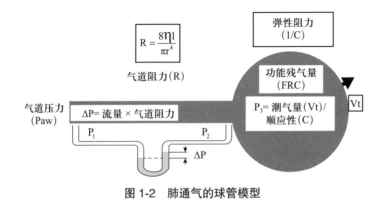

图 1-2 肺通气的球管模型

运动方程：

动力（P 呼吸机 +P 呼吸肌）= 阻力（流量 × 气道阻力 + 潮气量 / 呼吸系统顺应性 +PEEP 总）

流量的大小受气道内外压力差和气道阻力的影响，潮气量的高低受跨肺泡压力（跨肺压）的高低和肺泡顺应性大小的影响。由于肺组织位于胸腔内部，肺泡外的压力（胸腔压）也同时受胸壁、胸腔和腹腔的影响。对于机械通气患者，呼吸机预设的压力决定了肺泡内压的高低，呼吸系统顺应性即为弹性阻力，自主呼气的强弱则决定了肺泡外压力（胸腔压）的高低。肺通气最终的结果即为动力（肌肉）和阻力（呼吸系统）的平衡，而运动方程即为对气流出入肺过程的力学总结。

机械通气时，通气动力来源于两部分：呼吸机的正压和自主吸气的负压。运动方程左边部分代表通气的动力来源，由呼吸机预设的压力（正压）和患者自主吸气驱动（负压，扩张肺泡）两部分组成；右边部分代表通气的阻力来源，其中呼气末正压（end-expiratory positive pressure，PEEP）总代表呼气末吸气初肺泡内压力［含内源性呼气末正压（PEEPi）部分］。正压通气可以分为容量目标通气和压力目标通气。压力目标通气时，方程左边部分相对固定；而容量目标通气时，方程右边部分相对固定。很容易看出不同目标通气下，哪些是恒量，哪些是变量，其中的变量正是我们需要进行评估、分析的。需要强调的是，运动方程可以反映每个时间点的动力和阻力的平衡，更强调的是"动"而不是"静"，理解这一点对于波形分析非常重要。

二、压力、流量和容量时间波形

时间波形是指流量、压力和容量随着呼吸周期的进展而发生的动态改变，是最基础的通气波形。根据预设通气模式和参数的不同，分别呈现不同的样式。临床上不仅需要对单个呼吸周期进行分析，不同呼吸周期之间的波形差异也需要加以重视。

1. **压力上升时间** 压力上升时间参数仅用于压力型通气模式，它是指呼吸机被触发开始通气后气道压力从低压上升至高压所需要的时间（图1-3）。大部分呼吸机直接设置时间为参数，也有呼吸机间接设置。压力上升时间反映压力上升的快慢。理论上说，压力上升越快，吸气峰流量越高；自主呼吸较强的患者通常需要设置较快的压力上升时间，但在部分患者中可出现压力过冲现象。过快的压力上升可能会给患者带来不友好的体验，尤其是无创正压通气时。

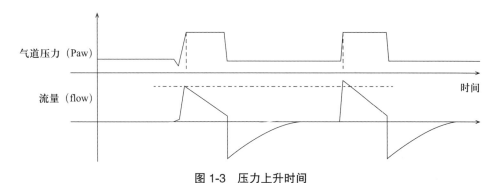

图1-3 压力上升时间

2. **峰压、平台压和呼气相压力（压力时间）** 绝大多数呼吸机预设和监测的气道压力均为气道开口压（Y形管处）。峰压（图1-4A、图1-5A）是指吸气过程中呼吸机监测到的最高气道压力。如前所述，当采用容量型通气时，气道峰压出现在预设潮气量输送完毕的即刻；当采用压力型通气时，通常气道峰压等于预设的气道压力。

平台压（图 1-4B）反映的是肺泡压，与呼吸系统静态顺应性有关。平台压的测量需要使用吸气暂停功能，此时肺内外压差为 0（流量为 0），气道压与肺泡压相等。需要注意的是，压力型通气时，虽然压力波形看上去呈现"平台"，对应流量不为 0 时并不反映肺泡压，不是真正意义上的平台压（图 1-5A）。呼气相压力（图 1-4E）由 PEEP 决定，同时受自主呼吸的影响，会有微小变化。

3. **峰流量、切换流量（流量时间）** 峰流量（图 1-5C、F）是吸气相或呼气相的流量最大值，通常出现在吸气相和呼气相早期。峰流量的高低反映肺内外压力差的最大值（受预设压力和自主吸气的影响），同时受气道阻力的影响。呼吸机预设压力越高、压力上升速度越快、自主呼吸越强，峰值流量越高。

切换流量（图 1-5E）是指呼吸机从吸气相转换至呼气相时的流量值，反映的是机械吸气时间结束时的肺内外的压力差值大小和气道阻力高低。容量型通气模式下切换流量通常为 0（受吸气时间影响）；压力型通气模式下切换流量通常大于 0（受吸气时间和自主呼吸影响）；自主呼吸模式下切换流量可变（由呼气灵敏度和自主呼吸决定）。切换流量高低可以反映呼吸系统顺应性、气道阻力和自主呼吸的强弱。

4. **吸入和呼出容量（容量时间）** 容量时间波形是指吸入、呼出容量随时间的变化。基线为 0，上升支从基线开始代表吸气相，上升幅度（峰值）代表吸入潮气量大小；下降支代表呼气相，下降幅度代表呼出潮气量大小；上升或下降的斜率则代表流量大小。

5. **容量型通气** 容量型辅助/控制通气下预设的参数包括潮气量、吸气流量（恒定流量）、PEEP 等，为恒量，而气道阻力和呼吸系统顺应性是患者的力学特性（在较短时间内可以认为是恒量）。从运动方程可以看出，随着吸气的进行，用于克服气道阻力所需的压力保持恒定，克服弹性阻力所需的压力则随着进入肺泡气体量的增多而增高（图 1-4D），故方程左边的压力也随之增高（压力递增）；当预设潮气量输送完毕后，流量降为 0，克服气道阻力所需的压力也将为 0，但此时肺泡容量处于最高状态，压力波形呈现为恒压（平台压，肺泡压与气道压相等）（图 1-4B），显然此压力仅用于克服呼吸系统的弹性阻力，仅仅反映肺泡的力学平衡状态。在 V-A/C 模式下，我们通常认为峰压和平台压的差值反映气道阻力的高低，而平台压则反映呼吸系统顺应性的好坏。

6. **压力型通气** 压力型辅助/控制通气模式预设的参数包括吸气压力（气道开口压）、吸气时间等。吸气开始后，气道压力上升至预设压力，从而建立了肺外高压肺内低压的状态，流量瞬间上升至最高值（图 1-5C）。随着吸气的进行，肺内压力逐渐增高（图 1-5B），而肺外压力并未改变（图 1-5A），压差降低，流量下降（递减流量）（图 1-5D），直至吸气时间结束（图 1-5E）。如果吸气时间足够长，则最终肺泡内压将与肺外压力相等，流量降为 0。

流量时间曲线下面积即为潮气量的大小。根据运动方程，当无自主呼吸时，无论选择什么模式，流量和压力时间波形均符合"流量恒定则压力递增，压力恒定则流量递减"的特点，当自主呼吸出现时，相应的时间点会有压力和流量的改变（详见本章第三节）。

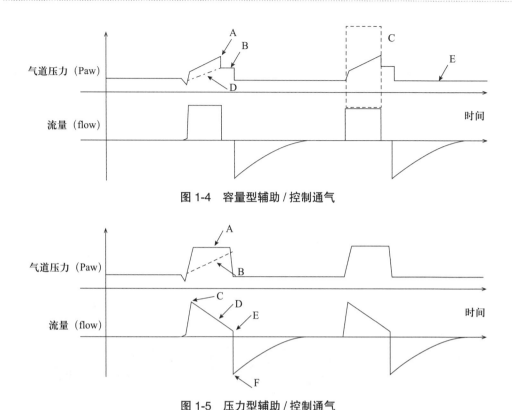

图 1-4　容量型辅助 / 控制通气

图 1-5　压力型辅助 / 控制通气

三、总结

容量型通气时，流量恒定，压力递增；压力型通气时，压力恒定，流量递减。当患者力学状态和自主呼吸发生改变时，波形会出现相应的变化。总结为一句话：模式和参数决定了通气波形最初的"长相"，而自主呼吸和胸肺力学状态则决定了波形的最终模样（运动方程）。分析流量、压力和容量时间波形的静态和动态改变有助于对患者呼吸力学和自主呼吸驱动的初步评估。

（何春凤　何国军）

第三节　触发和切换异常的波形分析

呼吸衰竭患者机械通气过程中保留自主呼吸有诸多好处，如改善重力依赖区域肺组织的复张、改善通气 / 血流比值和低氧血症、预防呼吸肌失用性萎缩。而对于部分肺受损较严重的患者，疾病早期过强的自主呼吸则可能带来人机不同步和继发性损伤（正压和负压性损伤）。因此，在不同病程阶段，由于肺部病变的不同和治疗策略的差异，患者是否保留自主呼吸以及自主驱动的强度如何把握，是需要加以关注的问题。有很多方法可以用于评估患者的自主驱动，如膈肌超声、食管内压监测。毫无疑问，特定模式下的机械通气波形会直接受患者自主呼吸的影响，从而使波形呈现出多种不同的形态。已有研究通过压力型通气下流量波形的形态来评估自主驱动强弱，并用于指导机械通气参数的调整。本节主要叙述自主呼吸对波形形态的影响和临床上常见的触发切换异常。

一、自主驱动下的波形形态

1. **自主呼吸对波形的影响** 波形的"异常"与自主驱动的有无、出现的时间点和强度密切相关。当控制通气时，呼吸波形形态取决于机械通气的模式、参数设置和患者胸肺呼吸力学状态（见本章第二节机械通气波形分析的基础）。当存在自主呼吸驱动时，压力型通气模式决定了患者气道开口处的压力值，呼吸过程中肺内压力则受自主呼吸的影响，驱动越强，肺内压越低，肺内外压力差越大，相应时间点的吸入流量越高（运动方程）（图 1-6A）；容量型模式下，如果预设恒定吸气流量，则气道压的高低受自主呼吸的影响，吸气驱动越强，气道压力越低，在极端情况下可见"流量饥饿"现象。总体而言，与完全控制通气时的波形比较，伴随自主驱动的呼吸波形大多会在吸气相或呼气相出现明显的未预料的拐点或趋势（图 1-6B、C）。

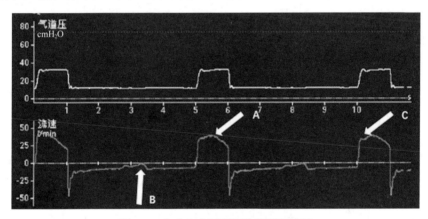

图 1-6　存在自主呼吸驱动的呼吸波形

2. **自主触发的判断（辅助和同步）** 辅助的机械通气指的是当患者存在一定的自主吸气，但由于肺部力学损害或中枢、外周肌肉驱动较弱时，呼吸机给予预设的通气支持（预设压力或潮气量），即所谓的呼吸机送气和患者吸气开始的同步。在生理状态下，自主呼吸通过吸气肌收缩降低胸膜腔内压力，从而使扩张肺泡，使得肺泡内压力降低，从而肺内外的压力产生差值（外高内低），进而产生吸入流量。机械通气时，自主吸气的同步由"吸气触发灵敏度"这一参数负责，常用流量触发和压力触发两种（其他如 NAVA 则较少应用）。触发的原理是通过监测呼气相环路内流量和压力的变化并达到一定的程度来判断是否存在自主吸气努力。

判断是否存在自主呼吸的方法：

（1）几乎所有的呼吸机都会在波形或主界面上的某个部位有相应的颜色或图形来体现，比如 Maquet 呼吸机吸气开始的波形颜色、Drager 呼吸机左上角的□图形显示、Hamilton 呼吸机波形下方的紫色三角形（图 1-7B）等，不同呼吸机有不同的定义方式。

也有临床医生根据监测的呼吸频率和设置频率的比较来判断，当自主节律不整齐时，可能存在误判。

（2）根据通气开始瞬间的气道压力和流量变化来判断。此种方法基于吸气触发灵敏度的原理，在绝大多数患者中准确性较高，且也能判断某些常见的非自主节律问题。压力触发灵敏度的原理是当呼吸机在呼气相监测到气道压力的下降值达到预设的压力触发灵敏度时，启动送气过程，可以在呼吸周期启动的时间点看到有较明显的气道压力下降（图 1-7A），可以判断该次送气通常由患者主动吸气触发。当采用流量触发灵敏度时，在流量时间波形上能看到有流量上升的拐点，该拐点对应的流量大小即为预设的流量触发灵敏度（图 1-7C）。使用流量触发灵敏度时，通常要求呼吸机在呼气相输送一较低流量的基础气流，可以用于克服呼吸环路的阻力；而压力触发灵敏度时，呼吸环路的无效腔需要患者自己克服。因此流量触发灵敏度的同步性能通常优于压力触发灵敏度，常作为首选触发方式。当然，压力的下降和流量的上升在流量触发时通常是同步的。但在压力触发方式下，触发之前一般看不到流量的上升。

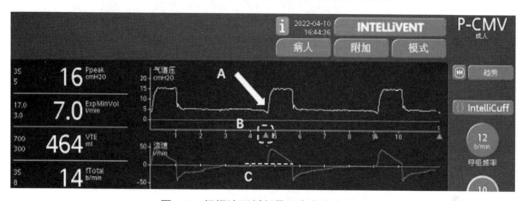

图 1-7　根据波形判断是否存在自主呼吸

（3）另外一种比较隐蔽的自主呼吸形式是触发由时间控制完成，而在呼吸机通气开始后出现的自主吸气动作。这种自主吸气可只出现在吸气相，也可能延续到呼气相早期，原因可能是通气不足或反转触发（在急性呼吸窘迫综合征患者深镇静时多见）。此时，虽然监测的呼吸频率与预设值相同，但却有自主驱动存在（图 1-8）。

3. 波形形态和自主驱动强弱　从肺保护通气的角度出发，基于呼吸力学的驱动压限制策略较为常用。除呼吸机预设的驱动压外，自主呼吸时呼吸肌的主动运动产生自主驱动压，两部分压力叠加最终产生通气。当完全控制通气时，不同目标的通气模式都呈现与胸肺力学直接相关的波形特点，是有迹可循的（详见本章第二节机械通气波形分析的基础）。而当自主驱动参与呼吸过程时，波形的呈现不再按部就班，呼吸周期的每个时间点都会因为自主驱动的干预而变得无法预计。从波形形态判断自主驱动强弱属于定性分析，量化分析还是要借助于各种 Pmus 的测定方法。需要注意的是，呼吸频率的快慢和自主驱动的强弱没有必然联系。

（1）容量目标通气：容量型通气时，流量恒定、压力可变，压力的高低取决于预设的流量、呼吸力学和自主驱动的强弱。恒定流量的容量型通气，当自主呼吸对流量的需求超过预设流量时，气道压力就会较预计值降低，且驱动越强，压力越低（图 1-9）。

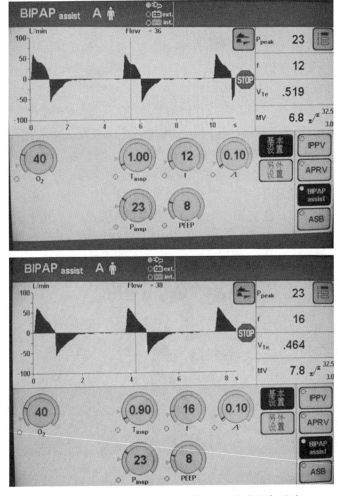

图 1-8　通气不足可能，通过增加 RR 自主吸气消失

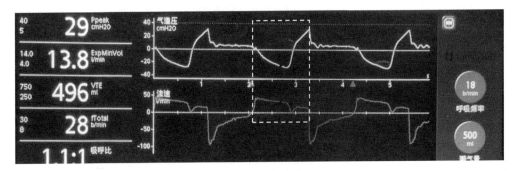

图 1-9　流量饥饿

（2）压力目标通气：压力型通气时，压力恒定、流量可变，流量的高低取决于预设的压力、呼吸力学和自主驱动的强弱。当存在吸气相自主驱动时，与无自主驱动相比，对应时间点的肺泡内压将明显降低，从而增加了肺泡内外压力差值，吸气流量将相应增加（取决于自主驱动强弱和气道阻力高低，详见本章第二节机械通气波形分析的基础）。

驱动越强、流量越高，流量波形形态将变得圆钝，甚至变为方波（图 1-10D）。

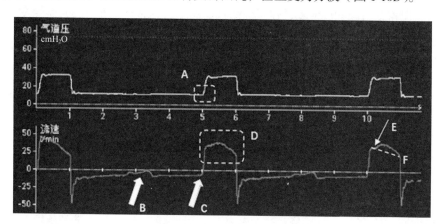

图 1-10　压力目标通气

当自主驱动较强时，我们也能在部分患者呼气相看到患者主动呼气的现象，通常也预示着较强的自主驱动。

二、异常节律

异常节律主要包括触发异常和切换异常。机械通气患者有自主驱动时存在两套呼吸节律：呼吸机的机械节律和患者的自主节律。两者之间既相互独立，又相互影响。触发异常的一种形式是指看似患者自主驱动触发的通气并非由呼吸中枢发放驱动而产生，而是由某种原因导致呼吸环路内的流量或压力达到了预设触发灵敏度水平的波动，而呼吸机通常并不能区分这种信号是否真实来源于患者本身的呼吸驱动，称为误触发；另外一种形式是无效触发和延迟触发。切换异常也是常见的人机不同步问题，通常体现在自主吸气时间和呼吸机预设吸气时间的不一致，使得患者吸气时间不足或过长。异常节律出现的主要后果是通气过度，对于肺保护性通气有不利影响，而对气道阻塞性疾病患者可能造成更严重的后果（PEEPi 的产生、循环影响等），是机械通气患者非常重要的人机同步问题。

1. 触发异常

（1）心脏搏动：心脏的收缩和舒张会影响胸膜腔内压，一般情况下并不会对呼吸造成明显影响。而当某些先天性心脏病患者心胸比较大或由于某种原因导致心脏舒缩增强时，会显著影响肺泡内压，进而导致肺内外压差出现较大波动。由于肺本身的弹性，在呼气末有可能产生预设水平的正向流量（向肺内）或负向压力触发呼吸机送气，也可见于很多体型消瘦的患者。其波形特点是呼气中、后期极规律的周期性流量或压力波动（钝性的锯齿样波形）（图 1-11）。在呼气初期，较大肺容积时，由于负向流量高，一般不足以产生正向流量；而

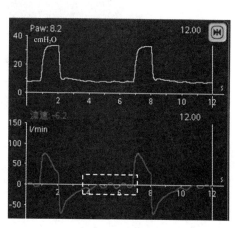

图 1-11　心搏切迹

在较小肺容积时，这种心脏对肺的挤压则可能产生足够的触发流量而导致误触发。

对于心脏搏动引起的误触发，临床识别尤其重要。大部分心脏引起的误触发通常监测到的呼吸频率并不会很快，故很容易被忽略。当发现上述规律、钝性的锯齿样波形时，需要警惕存在心脏搏动触发的可能性，此时可以冻结波形，测量呼气末正向流量的大小，如果和预设触发灵敏度相仿，可以考虑增加触发灵敏度（绝对值）来判断、处理。

（2）漏气：因为呼吸管路破损、连接不紧密或日常气道管理差错（如气囊压不足、插管移位）导致的环路漏气并不少见，其后果在不同品牌呼吸机和不同模式下有所不同，通气不变、通气不足或通气过度均有可能发生。一般而言，压力型通气模式下漏气引起的误触发会导致过度通气，而容量型通气模式下漏气会导致潮气量和（或）每分通气量降低或不变（需要考虑自主呼吸的代偿）。有些品牌的呼吸机由于存在漏气补偿或漏气适应的功能，在呼吸机补偿能力范围内不会引起误触发。也有一些较旧型号的呼吸机实际并不存在基础流量，当 PEEP 为 0 时，漏气也不会引起误触发。

常见的漏气波形特点如图 1-12 所示。①容量时间波形呼气支不能回到基线、流量波形的呼气相曲线下面积小于吸气相（潮气量）；②将流量时间波形放大后，可见到相对稳定的呼气相正向流量波形；③每个呼吸周期均存在以上特点（通常每个或连续多个呼吸周期均存在问题）。除符合以上特点外，需要除外呼吸机流量传感器监测问题，尤其当明显符合漏气特点，但没有误触发存在的情况下。某些品牌呼吸机的流量传感器外置且容易受冷凝水影响，需要特别注意误报漏气问题。

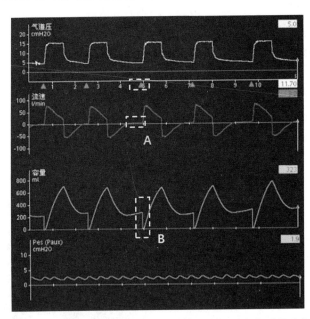

图 1-12 漏气引起的误触发：食管内压无明显自主呼吸迹象

临床处理：怀疑漏气后，首要任务是寻找漏气部位。常见漏气部位包括呼吸回路的各种接口位置、温度探头、积水杯、雾化器连接、Y 形管、管路破损处。特别需要注意的是患者端的漏气，如人工气道气囊问题、插管位置导致的漏气可能增加误吸风险。另外一种情况是气胸行胸腔闭式引流后漏气量较大时，显然，反复的误触发对破口闭合不利，此时还可以通过漏气量判断肺破口的愈合情况。对于无法解决的漏气或对患者造成通气困扰的，可以设置高于漏气流量的触发灵敏度来处理。

（3）呃逆：是患者膈肌由某种原因导致的高强度、短时间收缩现象。显然，膈肌收缩会产生明显的肺内外的压力差值波动和流量波动，当达到预设触发灵敏度时，触发呼吸机开始送气。此种触发并非患者呼吸中枢的真实反应，会导致明确的误触发和过度通气。

呃逆引起的误触发波形特点见图1-13所示。①吸气峰值流量明显增加；②流量波形在吸气初期出现拐点；③不规律出现。

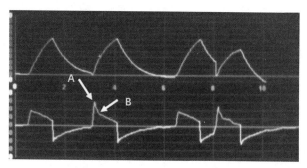

图1-13　呃逆引起的误触发

临床处理：呃逆通常不容易处理，如果因呃逆出现明显的通气过度，若无禁忌，可尝试降低预设的呼吸频率或改为自主呼吸模式。

（4）无效触发和反转触发：在本章第三节和第四节解读。

2. **切换异常**　切换是指呼吸机的吸气相向呼气相的转换。如前所述，预设的吸呼气转换时间点与患者自主节律可能存在不同步现象，包括切换过早和切换过晚。切换问题可见于所有模式，在预设吸气时间的通气模式（辅助通气）下尤其多见。由于自主呼吸频率的不稳定，吸气时间（呼气灵敏度）的设置通常需要预留自主代偿的空间。

（1）切换过早：呼吸机按照预设的吸气时间将气道开口压从高压（吸气相）转换至低压（呼气相），而造成患者此次吸气驱动延续到呼气相早期，此时肺内外的压力差处于内高外低的状态，吸入气流较为困难，造成窒息感。如果患者自主驱动较强，则仍可能在呼气早期产生正向的吸入气流，并触发呼吸机开始第二次送气过程，产生双吸气。双吸气的产生会导致潮气量超过预设水平，对肺保护性通气显然是不利的。因此，有些呼吸机在呼气早期预留了0.5 s的不应期，即使患者产生达到灵敏度水平的吸气努力，呼吸机也不会给予二次通气，对限制潮气量具有一定的意义。

切换过早波形特点见图1-14所示。①流量波形呼气早期双峰；②最常见的现象是第一个呼气流量峰值≤第二个呼气流量峰值，取决于患者的吸气努力；③部分

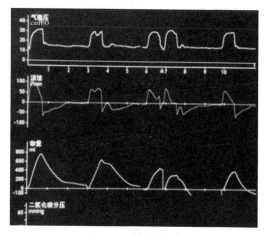

图1-14　切换过早

患者诱发双吸气现象（需要排除某些品牌呼吸机呼气辅助导致的双吸气）。

临床处理：切换过早如果没有诱发双吸气，在呼吸频率不快的情况下可以不予积极处理，否则需要适当延长机械吸气时间（调整吸气时间或呼气灵敏度），使预设的吸气时间能覆盖自主吸气时间，注意潮气量增加的情况。此外，高压报警和部分呼吸机的高潮气量报警也会主动进行吸、呼气的切换，在患者潮气量达到上限或气道压力增高至报警限值时会终止吸气，给患者造成窒息的感觉，可以临时提高报警限值。如因肺保护性通气策略的实施需要严格控制潮气量时，可加强镇痛、镇静，或通过设置提高呼吸频率来满足患者的通气需求，抑制自主呼吸。强烈不推荐通过降低支持压力来试图处理切换问题导致的潮气量过高的问题。

（2）切换过晚：是指呼吸机因预设的吸气时间长于自主吸气时间，当患者试图开始呼气过程时，气道压仍处于高压状态，造成患者憋气不能呼气或呼气困难。切换过晚对于患者造成的困扰是显而易见的，对于气道阻塞性疾病患者而言，似乎会带来更大的风险（呼气受限、PEEPi等），需要密切关注。

切换过晚波形特点见图1-15所示。①流量时间波形吸气中后期出现流量为0的平台；②压力时间波形吸气相尾部压力上升；③气道峰压高于预设值。

临床处理：切换过晚常见于低顺应性、呼吸频率较快的患者。从原理出发，缩短预设吸气时间来处理切换过晚是合理的，预设吸气时间尽可能小于1.2 s（不用考虑所谓的正常吸呼比），但可能会导致部分患者呼吸频率进一步加快，尤其是在延迟切换造成的气道峰压增高没那么明显的情况下。如果气道峰压明显高于预设值，则强烈建议缩短吸气时间。一般而言，自主呼吸频率越快，自主吸气时间越短。因此，任何可以减慢呼吸频率的方法均为可选，包括且不限于镇痛药及镇静药的使用。

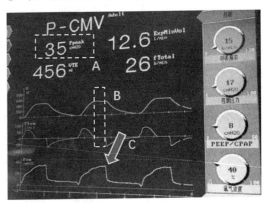

图1-15　切换过晚

A为气道峰压（35 cmH$_2$O），高于预设值（25 cmH$_2$O）；B为吸气平台；C为吸气相压力持续升高

三、总结

本节介绍的是机械通气过程中自主节律和机械节律之间的部分异常现象。机械通气使用是否合理有非常多的因素需要考虑，如胸肺力学、心肺交互、通气策略的选择，仅通过所谓的波形"正常化"作为参数调节目标显然是片面的。然而，自主呼吸作为可控、可变的生命体征，是可以通过呼吸机提供的各类数据来判断患者通气需求的，尤其是机械通气波形更能反映动态变化。除所谓的潮气量、PEEP的高低外，在大多数情况下，我们也应首先确保患者"想吸能吸、想呼能呼"的自主节律和机械节律的和谐共处。在这一基础上，整合呼吸力学和通气策略进行参数调整，以期做到更优化的机械通气。

（何国军）

第四节　慢性阻塞性肺疾病急性加重特征性波形及通气策略

慢性阻塞性肺疾病（COPD）简称慢阻肺，是一种慢性进展性炎症性肺病，其特点是长期呼吸道症状和气流受限，肺气肿和慢性支气管炎是 COPD 的主要表型，它们之间经常存在重叠。COPD 急性加重（AECOPD）被定义为体征和症状的突然恶化，主要是呼吸困难症状，其他明显症状包括痰液增多、咳嗽和喘息。AECOPD 患者的呼吸力学特点为高气道阻力（气道炎症、重塑、黏液相关）和高静态顺应性（肺弹性纤维遭到破坏）、动态顺应性显著下降。以上通气力学的改变使得 AECOPD 患者呼气受限，导致动态肺过度充气、肺内气体陷闭，而且这种气流受限即使在使用支气管扩张药后仍然不能完全消失。本节主要讲解 AECOPD 患者机械通气过程中的特征性波形、常见问题和对策。

一、典型通气波形

AECOPD 患者定压型通气模式和定容型通气模式分别见图 1-16 和图 1-17。

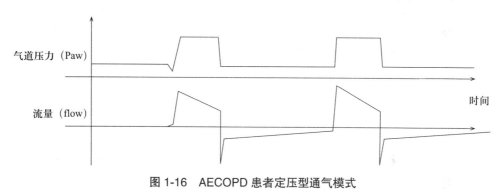

图 1-16　AECOPD 患者定压型通气模式

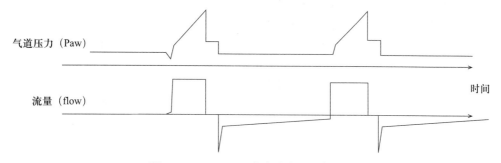

图 1-17　AECOPD 患者定容型通气模式

1. 呼气（吸气）峰流量降低或不变（压力型通气）　与气道阻力增高、呼气相气道陷闭和肺静态顺应性增加有关。呼气峰流量的高低取决于肺泡内外的压力差值和气道阻力的高低。AECOPD 静态肺顺应性增加，导致呼气早期肺弹性回缩力降低。在相同吸入气量的情况下，肺内压降低（吸气末呼气初的肺泡内压）使得呼气初期的肺内外压力差值下降，而 AECOPD 患者气道在呼气相的动态塌陷和气道痉挛则同时增加了呼气阻力，两者均导致有效呼气峰流量下降。

2. **高切换流量** 与上述机制相似，肺弹性回缩力的下降使肺泡内压降低，当采用定压型通气模式吸气时，肺外和肺内压力差值的下降幅度降低（下降速度降低），相同吸气时间下切换流量与峰流量的比值（绝对值同样）明显增加。切换流量也是常用的快速判断呼吸系统顺应性的指标之一。

3. **呼气早期流量拐点** 呼气早期流量来源于呼吸管路和大气道（压缩气量）。若气道处于通畅状态，则肺泡内气体随即呼出，呼气流量波形表现光滑、流畅。COPD 患者呼气早期即出现动态气道塌陷等，使得压缩气量呼出后肺泡内气体难以呼出，表现为流量突然降低（拐点）。

4. **呼气中后期无效触发** 因呼气相肺内气体的陷闭（内源性 PEEP），在整个呼气相都处于肺内高压肺外低压的状态，存在可以抵抗吸入气流的逆向压力。当自主吸气努力不足以克服这种逆向压力（内高外低）时，将无法产生预设水平的触发流量，产生无效触发。

5. **呼气末流量不归零** 气道阻力增高引起的动态肺过度充气导致的内源性 PEEP 形成，呼气末期肺内外压力差仍然存在，呼气流量不归零。

6. **容量型通气下峰压和平台压差值增加** 峰压和平台压差值主要用于克服气道阻力。AECOPD 患者的力学特点是气流受限。呼气阻力主要来源于小气道，从其病理生理特点可知小气道气流受限程度高于大气道。此外，我们还可以发现呼气末流量未归零即开始了下一次吸气，这就是我们识别存在内源性 PEEP 的重要提示，但从压力波形上看不到呼气末压力增高，因其具有隐匿性，因此称为内源性 PEEP。

二、峰值流量、切换流量和呼气末流量

流量的大小取决于肺内外压力差值和气道阻力的高低。压差越大，流量越高；阻力越高，流量越低。当预设参数和气道阻力固定时，峰值流量反映触发后肺内压有多低（自主呼吸的强弱），切换流量反映吸气结束时肺内压有多高，呼气末流量反映呼气结束时肺内压有多高。而肺内压的高低则与潮气量的大小、呼吸系统顺应性和自主呼吸有关。所以，任何时间点的流量都受肺容积、顺应性、气道阻力和自主呼吸的共同影响。

除特征性的呼气流量外，在定压型模式中，AECOPD 患者的吸气流量也有其特点：吸气结束时的吸气流量值（与峰值流量的比值）较高，同时大多数患者的吸气峰流量普遍偏低（与吸气阻力增加有关）。如图 1-18 所示，吸气峰值流量约为 40 L/min，但切换流量高达 26.5 L/min。切换流量增高的原因主要是 COPD 患者肺部的弹性纤维遭到破坏，静态顺应性增加。峰流量的降低和切换流量的增高（顺应性增高、吸气时间延长）使得波形呈现"矮胖"特点，是 AECOPD 患者的特色波形。

与此有关的需要关注的参数主要是吸气时间和呼气触发灵敏度（自主呼吸模式）。如图 1-18 所示吸气时间设置为 0.9 s（常设值 0.8～1.2 s 的低限），临床普遍认可 COPD 患者要保证足够的呼气时间，而缩短吸气时间似乎也能在一定程度上延长呼气时间（在呼吸周期不变的情况下）。然而，该患者尽管预设较短的 Ti，仍可见到呼气末流量不归零，说明呼气仍不完全，此时是否需要将吸气时间调得更短，取决于气体陷闭的量。

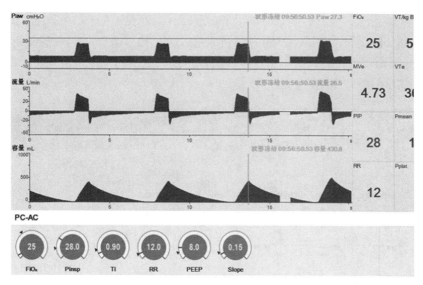

图 1-18　切换流量

如果当前通气参数下仍存在不可接受的二氧化碳潴留，参数调整的目标还是增加肺泡通气量。一种方法是增加潮气量，驱动压从 20 cmH$_2$O 增加至 24 cmH$_2$O，潮气量增加了 70 ml（图 1-19）。另一种方法是增加呼吸频率，但呼吸频率的增加会显著缩短呼气时间（与增加潮气量相比），进一步加重肺内气体潴留。从增加肺泡通气量的角度来说，增加 Vt 比增加呼吸频率更有效。

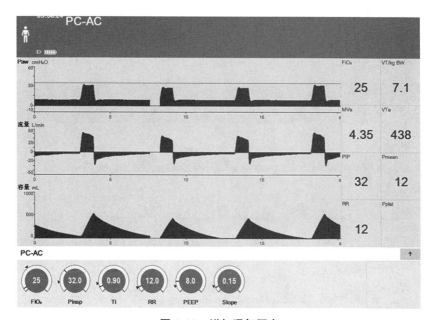

图 1-19　增加吸气压力

这时候我们不妨换一个思路，流量波形的面积代表的是潮气量，既然吸呼气转换时的流量仍较高，是否可以适当延长吸气时间来增加潮气量？

如图 1-20 所示，吸气时间从 0.9 s 增加至 1.2 s，延长了 0.3 s，潮气量增加幅度并不比增加 4 cmH$_2$O 的驱动压小。因为切换流量较高，延长吸气时间对潮气量的影响相对就大，且不需要使用更高的气道压来实现。当然，更高的潮气量需要更长时间呼出。这个时候如何处理呼气不完全呢？

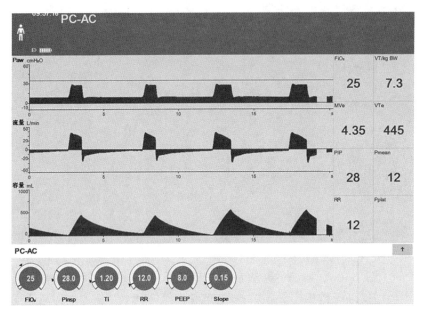

图 1-20　延长吸气时间

如图 1-21 和图 1-22 所示，当呼吸频率为 12 次 / 分时，呼气末流量仍有 3.8 L/min；当呼吸频率降至 10 次 / 分时，呼气末流量降至 2 L/min，意味着内源性 PEEP 降低。

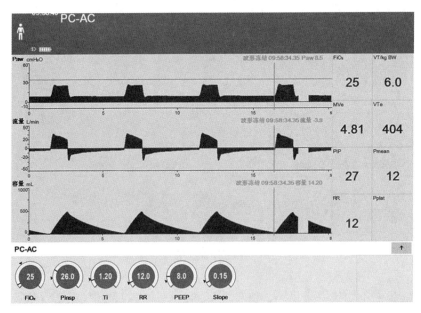

图 1-21　呼气末流量

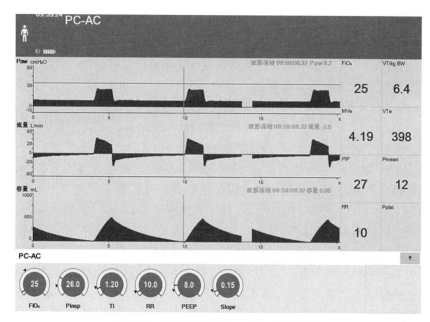

图 1-22 降低呼吸频率，呼气末流量降低

我们再来对比一下调整参数前后的波形（图 1-23）。

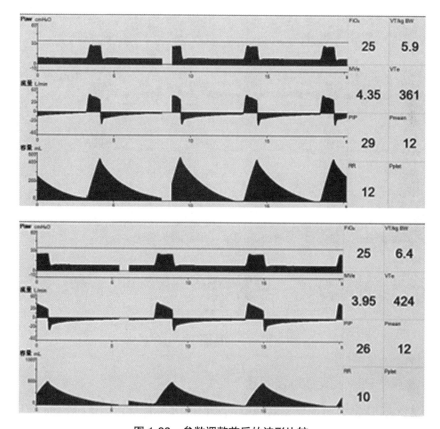

图 1-23 参数调整前后的波形比较

吸气时间增加 0.3 s，预设驱动压降低 2 cmH$_2$O，潮气量仍然从 361 ml 增加至 424 ml，所以一定不要忽视这一点点的吸气时间。为什么可以用"长"吸气时间？这是因为我们还做了"慢"频率的处理。从通气效率来讲，更高的 Vt 可以有效降低无效腔分数，提高通气效率，尽管每分通气量有降低，PaCO$_2$ 水平不一定会增高。内源性 PEEP 的下降对呼吸循环均有益处，尤其是在气体陷闭比较严重的情况下。

如图 1-23 所示，初始参数设置：呼吸频率为 12 次 / 分，呼吸周期为 5 s，吸气时间为 0.9 s，则呼气时间为 4.1 s。通过增加呼吸频率来提高每分通气量，当呼吸频率为 15 次 / 分时，呼吸周期缩短为 4 s，吸气时间为 0.9 s，则呼气时间为 3.1 s，比之前的呼气时间短，气体呼出受限会加重（当然还要看潮气量是否有改变）。而调整之后，呼吸频率为 10 次 / 分，呼吸周期为 6 s，吸气时间为 1.2 s，呼气时间为 4.8 s，不仅增加了潮气量，还使得呼气时间延长了 0.7 s，呼气末流量也有明显降低（意味着内源性 PEEP 降低），看上去似乎更符合通气目标。所以对 AECOPD 患者来说，要延长呼气时间，更重要的是要放慢呼吸频率。图 1-23 的病例无自主呼吸，调整比较简单；但当患者存在自主呼吸时，可能不仅仅是参数的调整，还需要依赖其他措施。

患者躁动之后，吸、呼气流量受限均明显加重，通气量显著降低，甚至可能引起较大幅度的氧合下降（图 1-24）。此时我们可能需要考虑增加镇静、镇痛程度，并积极使用支气管扩张药雾化吸入。

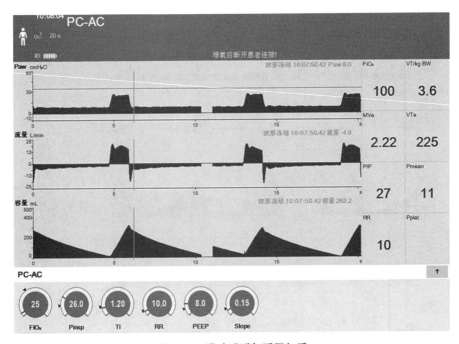

图 1-24　躁动后呼气受限加重

三、内源性 PEEP 和无效触发问题

对于 AECOPD 患者而言，无效触发主要由呼气不完全产生的内源性 PEEP（呼气末肺容积 EELV 增加）和呼吸肌力降低引起。当存在内源性 PEEP 时，患者的吸气努力

只有先克服内源性 PEEP 水平的肺内压力的降低，才能建立肺内外压力差值而产生吸入流量。无效触发产生的基本原理是自主吸气驱动不足以产生预设水平的触发灵敏度，虽然有自主吸气驱动，但并未产生有效触发流量或压力。

图 1-25 是另一名 AECOPD 患者的流量波形，可以看到除吸呼气流量受限外，在呼气流量支中间部分还有一明显趋势向上的拐点、切迹（自主吸气动作），此为无效触发的典型表现。无效触发的存在会增加患者的呼吸做功，降低人机同步性。降低触发灵敏度设置值是可选的方法之一。但由于内源性 PEEP 相对触发灵敏度对触发同步影响更大，临床上更应重视内源性 PEEP 的处理。

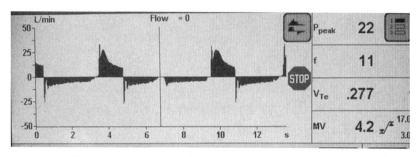

图 1-25　AECOPD 患者压力型通气模式下的流量波形

内源性 PEEP 测定见图 1-26 所示：PEEP 设置为 0，呼气保持（建议持续按压 3 s 以上或压力平台出现，需要关注自主呼吸对测定的影响）或使用内源性 PEEP 功能键，呼气末压力上升值即为内源性 PEEP，Vtrap 为气体陷闭容积。在 AECOPD 患者，一般建议初始外源性 PEEP 的设置不超过内源性 PEEP 的 80%，后续根据峰压、平台压再进行精细调整（顺应性为目标）。

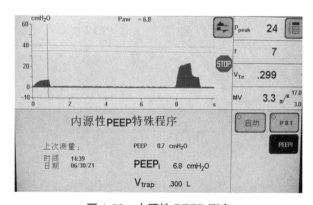

图 1-26　内源性 PEEP 测定

图 1-27 为该患者镇静并根据内源性 PEEP 选择 PEEP（5 cmH$_2$O）后的流量波形：Vt 明显增加，而峰压增加不明显。

经支气管扩张药雾化吸入后（图 1-28），吸气峰值流量增加、呼气早期拐点基本消失、呼气有效峰流量明显增加、呼气末流量更接近 0，呼气受限明显减轻（当然也可以采用容量型通气测定气道阻力来判断）。因此，对于存在明显气流受限的 AECOPD 患者，有效的雾化吸入显然更重要！

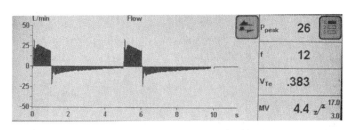

图 1-27　加强镇静后的流量波形

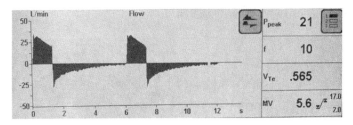

图 1-28　支气管扩张药雾化吸入后的流量波形

四、自主呼吸模式

当通气模式从辅助更改为自主后，很可能看到的波形特点如图 1-29 所示：吸气时间较长（甚至出现流量、容量平台）、呼气相出现无效触发、存在内源性 PEEP。控制模式的吸呼气转换是由预设吸气时间决定的，自主呼吸模式则由呼气触发灵敏度决定。大部分呼吸机的呼气触发灵敏度是可调的。图 1-29 中呼气触发灵敏度（吸气终止）设置值为 5%，即意味着当吸气流量下降至吸气峰值流量的 5% 时，呼吸机才会从吸气切换至呼气。对 COPD 患者来说，切换过晚会导致吸气时间明显延长，除了会增加一部分潮气量外，更可能因为呼气时间不足，使内源性 PEEP 增高，引起无效触发。

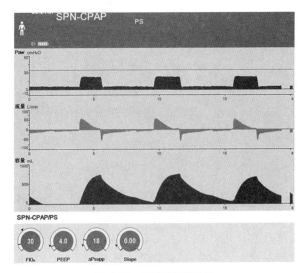

图 1-29　吸气时间延长

此时将呼气触发灵敏度调至 20%，无效触发消失；若为进一步延长呼气时间，可能需要继续调高呼气触发灵敏度来实现早期的吸呼气转换。通过提高呼气触发水平，虽然该患者显示的呼吸频率从 12 次 / 分增快至 16 次 / 分，实际上如图 1-29 所示波形，调整前患者的实际呼吸频率很可能接近 24 次 / 分，而非显示的 12 次 / 分（无效触发的存在，可通过监护仪的呼吸波形判断实际频率）。这种参数调整是否合理，建议通过内源性 PEEP 是否降低（对气体陷闭的影响）来判断。从图示病例来看，Esens 的调整是符合预期的（图 1-30）。

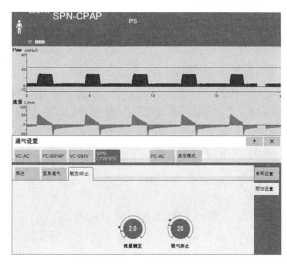

图 1-30　提高呼气触发灵敏度，吸气时间明显缩短

五、总结

COPD 患者最重要的通气特点是呼气受限，原因包括静态顺应性增高（肺弹性回缩力降低）、气道阻力增高、膈肌收缩效率降低等，且不完全可逆。COPD 患者急性发作期的治疗也通常围绕上述病理生理改变展开。毫无疑问，处理可能诱发或加重呼气受限的病因是最重要的（如采用抗炎、痰液引流、应用支气管扩张药、容量管理等治疗手段）。对于需要机械通气的患者，不合理的参数设置（包括但不限于 PEEP、Vt、Ti 等）会加重患者的呼气受限，造成呼吸、循环相关并发症，有时甚至可能是致命的。因此，通过波形识别（有效呼气峰流量、呼气末流量、无效触发的识别）和力学测量（气道阻力、内源性 PEEP 的测量）来判断患者的呼气受限程度非常重要，最低要求是不因为机械通气加重气体陷闭。显然，过快的呼吸频率会加重这种问题，对 AECOPD 患者实施"慢"呼吸频率和合理水平 PEEP 的通气策略是可取的方法。

需要强调的是，对于某些现象，比如"慢"呼吸频率时的无效触发对改善气体陷闭有一定的好处，大多数时候可能并不需要过于积极处理，只有当呼吸频率过快同时伴随无效触发时，才需要主动去降低患者的呼吸驱动。异常的波形要尽早识别并处理，但过于"完美"的波形目标也会导致过度的参数设置（PEEP）、不合理的药物（镇静药、镇痛药、血管活性药）应用等，会对患者产生额外的伤害，应该有所取舍。

（韩一骄　何国军）

第五节　急性呼吸窘迫综合征患者的人机交互

1967年，Ashbaugh等首次通过呼吸力学来评价急性呼吸窘迫综合征（acute respiratory distress syndrome，ARDS）的严重程度。呼吸力学可能会促进对个体严重程度的理解（即所谓的ARDS"表型"），并成为个性化机械通气设置的目标。目前，呼吸力学已经成为ARDS临床评估中有用的监测工具。事实上，经典的ARDS往往表现为肺顺应性下降，需要较高的通气压力才能获得正常的气体交换。然而，小潮气量保护性通气策略能够减少机械通气相关性肺损伤（ventilation-associated lung injury，VALI），提高ARDS患者的生存率，但是限制潮气量可能会导致人机不同步。因此，对ARDS患者整体和区域呼吸力学变化的认识及对于人机对抗波形的认知具有重要的临床意义。ARDS属于限制性通气功能障碍疾病谱中的典型，显然，所有的限制性疾病都可能表现为相似的通气波形，我们不可能通过波形来"诊断"ARDS，但可以通过波形来分析肺力学的特点和严重程度，并据此设定可能更合理的通气策略。本节以ARDS为例讨论限制性疾病的通气共性。

一、力学特点

1. **呼吸系统顺应性下降**　ARDS患者由于肺泡病变所致的渗出增加、肺泡实变塌陷等原因，导致功能残气量下降，可参与通气的肺泡数量明显减少，顺应性下降。

2. **气道阻力增加**　ARDS动物模型表明：在弥漫性肺损伤时，气道阻力明显增加。ARDS患者气道阻力的增加归因于气道分泌增加、肺容积减少、迷走神经反射和气道高敏等。有研究显示，部分ARDS患者存在不同程度的气道开放压力。

3. **病变不均一**　典型的ARDS患者肺部病变呈现重力依赖性加重的特点，背侧和肺底部肺组织的病变程度明显较腹侧严重。这种特点提醒我们力学的静态评估和监测可能是不够的，在整个自主驱动过程中，动态的跨肺压的异常分布也需要引起注意。

上述力学的改变会导致患者呼吸肌动员增强、氧耗增加、通气量增高，给"小肺"带来过度牵张和剪切损伤。最基本的静态顺应性监测可以通过平台压来计算。而自主呼吸状态下的力学评估也有多种有创或无创手段，此处不再赘述。

二、波形评估

ARDS患者机械通气时突出的问题是由于顺应性下降、低氧血症、肺牵张增强等导致的强自主驱动（图1-31）。在无医源性手段控制之前，患者呼吸频率快、每分通气量高，甚至出现反比通气，表现为明显的呼吸窘迫。由运动方程可知（见本章第二节机械通气波形分析的基础），过强的通气"动力"与增加的"阻力"之间使得机械通气相关性肺损伤（VALI）[患者自戕式肺损伤（patient self-inflicted lung injury，P-SILI）等]的风险明显增加。因此，ARDS通气过程中对"动力"（自主驱动）和"阻力"的评价应该贯穿始终。

1. **触发做功增加**　患者自主吸气产生预设流量和压力触发水平触发呼吸机送气。ARDS患者过强的吸气驱动在触发阶段瞬间爆发（类似呃逆），可以在极短时间内产生很强的胸腔负压，在呼吸机压力时间波形上可以看到触发期大幅度、短时间的压力下降。

通常情况下,吸气驱动强会伴随潮气量明显增高,但对于顺应性极差的患者则不一定。ARDS 肺部病变的不均一性使得不同肺组织间的跨肺压差值增加。因此,从肺保护的角度,我们不应仅仅考虑静态跨肺压,吸气触发瞬间的高跨肺压对肺的损伤也应予以关注。

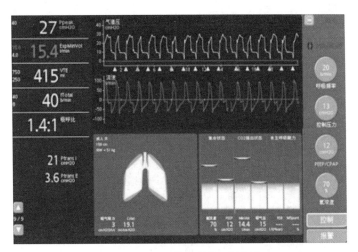

图 1-31　ARDS 患者的机械通气

有些临床医生为了降低呼吸频率,可能采用较高的压力触发方式。我们极不推荐这种"策略",它不仅明显增加触发做功(造成患者窒息感、交感兴奋性增强),而且显著增加了触发期的跨肺压。如图 1-32B 所示,患者此时可能潮气量并不太高,呼吸频率也仅为 10 次 / 分左右,但可以看到触发期压力降幅较大、吸气相压力递增、吸气时间不足、主动呼气等问题,说明患者驱动较强,而图 1-32A 所示患者自主驱动明显弱于图 1-32B 所示患者。当然,这只是通过波形的定性评估,是否处理以及如何处理需要结合 Pmus 的量化评估。

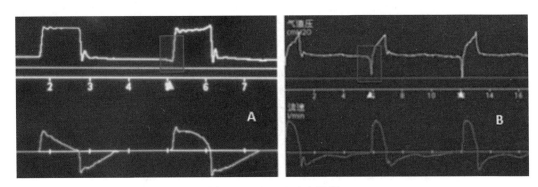

图 1-32　ARDS 患者波形

2. "高高瘦瘦"的流量波形　ARDS 呼吸力学特点以顺应性下降为重要表现。除潮气量降低外,压力型通气模式下的流量波形形态也有特征性变化,表现为"高高瘦瘦"。所谓的"高"是指峰流量明显增高(图 1-33A),主要与自主驱动增强明显相关(或预设压力增高);"瘦"是指有效吸气时间缩短,与顺应性降低、肺容积变小有关。

与此有关的一个指标是"时间常数"（时间常数 = 顺应性 × 气道阻力）。限制性疾病患者顺应性明显下降，时间常数减小，被动通气时肺充气时间也明显缩短，在常规的吸气时间设置下切换流量通常为 0，且常见"流量平台"（图 1-33B）。从人机同步角度考虑，吸气时间的设置"宁短勿长"，尽可能留出自主代偿空间。因自主吸气时间明显缩短，部分患者适当延长吸气时间对降低呼吸频率有一定的帮助。

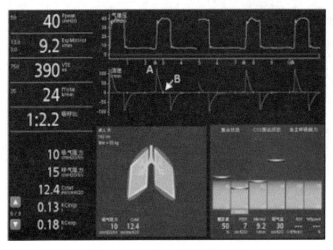

图 1-33　ARDS 患者流量波形

3. **吸气过程的"流量饥饿"现象**　"流量饥饿"与吸气驱动增强和呼吸机限制参数（流量、潮气量）有关。在容量型通气（预设流量和潮气量）模式下，由于强自主驱动，使流量需求明显增高，当预设值不能满足患者当前需求时，吸气相的气道压力不增反降，定义为"流量饥饿"（图 1-34）。"流量饥饿"会导致负压性损伤的发生，严重的可引起负压性肺水肿、气压伤等。临床上应避免"流量饥饿"的发生。

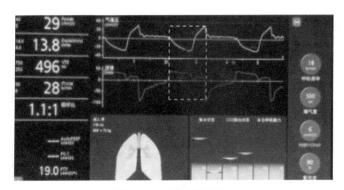

图 1-34　"流量饥饿"

"流量饥饿"一般在吸气初期即出现，与该现象有关的参数主要是设置流量，尤其是采用恒流模式时。从机械通气参数的角度考虑，可以通过提高吸气峰流量（缩短吸气时间）、增加潮气量等方式来处理"流量饥饿"；也可以更换为压力型通气模式，但这样可能明显增加潮气量。对于严重力学受损的患者，加强镇静及镇痛、降低通气需求是首选方法。

4. **双吸气** 双吸气定义为连续两次极短时间间隔的通气过程。主要有两种形式：①机械控制通气开始后出现较强的自主吸气并延续到呼气早期触发二次通气；②自主通气开始驱动延续到呼气早期触发二次通气。无论哪种形式，由于首次呼气尚未完全，二次吸气都会显著增加潮气量，显然不利于 ARDS 患者肺保护性通气的实施。

图 1-35 所示 ARDS 患者的参数调整，A 为初始设置，可见偶有双吸气现象（图 1-35A），自主节律较慢，当吸气驱动较强时，诱发了一次双吸气；而前次吸气驱动因未达界值，未诱发双吸气。管床医生因监测潮气量过大，予降低吸气压力，调整后双吸气频率明显增加（图 1-35B）。在 ARDS 肺保护性通气中，限制潮气量是基础，但也应清楚潮气量的高低不仅仅由参数决定，最终还受患者吸气努力大小的影响。设置的支持力度和自主驱动强度一般呈现为跷跷板样效应，此消彼长。在参数调整时，可以考虑增加支持力度和频率来压制自主驱动，同时注意潮气量和每分通气量的变化。

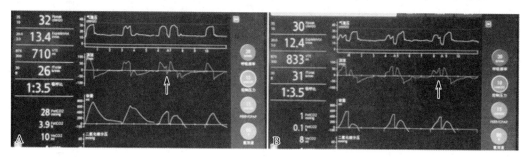

图 1-35　双吸气

5. **反转触发** 反转触发（图 1-36）是指机械控制通气开始后吸气相出现自主吸气努力，且机械控制通气和自主节律的出现呈固定比例（如 1 : 1、2 : 1）。正常的自主触发过程是患者自主吸气带动呼吸机开始送气，反转即为呼吸机送气带动自主呼吸的出现。这种不同步现象在重度镇静的 ARDS 患者中较常见，在脑死亡患者中也有发现。其形态多样，确切的因果机制尚不清楚。反转触发不仅会导致潮气量增加，也会使驱动压更难以控制，且引起患者耗氧量增加，可能导致患者血流动力学不稳定。反转触发通常仅有自主吸气痕迹，一般不会引起双吸气，如果潮气量超限，需要进行必

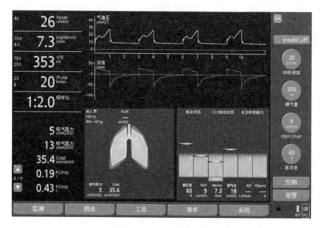

图 1-36　反转触发

要的处理。部分患者合并二氧化碳潴留，增加通气量（优先调整频率）后反转触发消失（压控模式下潮气量往往会较前降低）。

三、总结

人机交互是 ARDS 患者机械通气过程中存在突出矛盾的重要关注点，当然这种矛盾并非 ARDS 患者特有，其可出现于任何机械通气的患者。就目前的证据而言，缓和的通气过程对防止肺损伤的加重是有益的。ARDS 以高通气需求为特点，"小肺"、肺病变的不均一性使过强的自主驱动有潜在诱导肺损伤的风险。因此，除针对病变本身导致的力学改变的静态和动态评估外，通过波形来识别自主驱动的有无、强弱以及对肺保护性通气策略实施的影响也至关重要。当波形提示自主节律和驱动"异常"时，可以进一步测量驱动压、跨肺压、Pmus、Pocc、$P_{0.1}$ 等来量化评估。

（郑　霞　何国军）

第六节　膈肌功能评估

膈肌功能评估是临床诊疗工作中容易被忽略的问题，然而，ICU 患者中存在诸多膈肌功能障碍的危险因素。同时，膈肌功能障碍也可能成为导致危重症患者体外膜肺氧合（extracorporeal membrane oxygenation，ECMO）或呼吸机撤机失败的因素之一，并影响患者的预后。

1. 膈肌功能评估方法

（1）胸部 X 线片：可见正常的膈肌投影位置，右侧膈肌投影位置高于左侧，在第 5 ~ 6 前肋和第 10 后肋水平。由于 ICU 患者受体位限制，所以通过胸部 X 线片进行评估的效果并不理想。

（2）肺功能：通常通过卧立位肺功能进行评估。膈肌麻痹患者仰卧位肺活量较直立位下降约 50%。另外，最大吸气压和呼气压也可作为评估手段，但在 ICU 中这种方法有一定的限制。

（3）膈肌超声：通过平静呼吸和用力吸气后的膈肌厚度以及用力吸气后的膈肌位移进行评估。

（4）膈肌肌电图：能较好地区分膈肌是神经源性损伤还是肌源性损伤。

（5）跨膈压（Pdi）：是诊断膈肌麻痹的金标准，需要特殊的管路进行测量（图 1-37）。

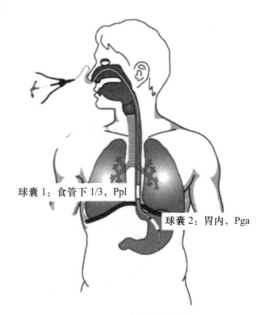

球囊 1：食管下 1/3，Ppl

球囊 2：胃内，Pga

图 1-37　跨膈压的测量

Ppl. 胸腔压力；Pga. 腹腔压力

Pdi= 腹腔压力（Pga）- 胸腔压力（Ppl）。当吸气潮气量处于峰值时，正常患者 Pdi 为正值，膈肌麻痹患者 Pdi 为负值。

2. 膈肌麻痹的常见原因

（1）神经源性损害

1）脊髓横断。

2）多发性硬化。

3）肌萎缩侧索硬化（ALS）。

4）颈椎病。

5）脊髓灰质炎。

6）吉兰 - 巴雷综合征。

7）膈神经损伤：肿瘤压迫、心脏冷却、钝器伤、颈椎推拿、病毒感染、放射及特发性。

（2）肌源性损害

1）肌带型肌营养不良。

2）甲亢 / 甲减。

3）营养不良。

4）糖原贮积症Ⅱ型。

5）结缔组织病：系统性红斑狼疮（SLE）、皮肌炎（DM）、混合性结缔组织病（MCTD）。

6）淀粉样变。

3. ICU 中患者膈肌麻痹的常见原因

（1）皮肌炎 / 多发性肌炎膈肌受累：2005 年一项纳入 23 例特发性炎性肌病（IIM）患者的研究通过测量静态吸气压、静态呼气压、双侧膈神经刺激产生的跨膈压来评估是否存在膈肌受累。结果显示，78% 的患者存在膈肌无力。由原发病膈肌受累导致的膈肌无力患者多存在肌酸激酶（CK）水平升高，且随着原发病治疗的好转而改善。

（2）危重症相关的肌无力：2003 年，一项多中心（4 家医院，3 个 MICU，2 个 SICU）研究纳入 95 例机械通气超过 7 d 的患者，每日唤醒，经活检证实 25% 患者存在肌无力，其高危因素包括女性、受累器官≥2 个、机械通气时间长、收入 ICU 前使用糖皮质激素（glucocorticoid，GC）。

危重症相关的肌无力主要包括危重症性肌病（CIM）、危重症性多神经病（CIP）以及 CIM 合并 CIP。

1）CIM：是 ICU 患者获得性肌无力最常见的原因，主要危险因素为使用糖皮质激素。起病特征：四肢轻瘫，近端重于远端，机械通气脱机失败。肌酸激酶（CK）升高（中位值为 1575 U/L），病理提示肌病。

2）CIP：常为严重脓毒症的并发症［全身炎症反应综合征（SIRS）的神经系统表现］。临床特征：肌无力及肌萎缩，肌腱反射下降，末梢神经感觉异常。CK 正常，病理与神经源性肌萎缩一致。

危重症相关的肌无力的治疗主要为支持治疗。

1）CIM：数周至数月内逆转；若病情允许，尽快停用糖皮质激素支持治疗。

2）CIP：数周至数月内恢复，支持治疗。

（3）糖皮质激素诱导的肌无力：糖皮质激素促进骨骼肌分解代谢，临床表现为逐渐出现（数周至数月）的近端肌无力，而后出现肌萎缩，下肢早于上肢起病并比上肢严重。病情与进展速度与激素剂量呈正相关。泼尼松使用量超过 40~60 mg/d 时，可在 2 周内诱发有临床意义的肌无力；持续使用 1 个月以上时，几乎必然导致一定程度的肌无力。

患者 CK 正常。肌电图可正常或提示低波幅运动单位电位。肌活检显示 Ⅱ b 纤维的非特异性萎缩，但无坏死或炎症征象。

糖皮质激素诱导性肌病与炎性肌病肌肉受累之间的鉴别要点包括如下内容。

1）支持诊断为糖皮质激素诱导性肌病的依据：①启用或加量糖皮质激素治疗后时间≥1 个月时肌无力发作。②存在其他类库欣综合征特征。③血清 CK 水平正常或降低。

2）停用糖皮质激素后的肌无力变化情况：①糖皮质激素诱导性肌病所致肌无力会在充分减量后 3~4 周开始改善。②炎性肌病所致肌无力可能在激素减量后恶化。

3）肌电图和肌活检有助于区分这两种疾病。

（4）机械通气诱导的膈肌功能障碍：接受一段时间控制通气的患者，除外其他导致膈肌无力的原因可诊断。

（5）多黏菌素的神经毒性：①头晕、无力、面部和机体末端感觉异常；②眩晕、视觉障碍、意识模糊、共济失调；③神经肌肉阻滞：呼吸衰竭或呼吸暂停，无机械通气者尤其注意；④精神疾病性症状；⑤昏迷、惊厥；⑥反射消失；⑦上睑下垂、复视、吞咽困难及发音障碍。

因此，对于无气管插管的机械通气患者，使用多黏菌素时一定要重视其神经毒性的不良反应，注意多黏菌素的浓度和输注时间，并动态监测其血药浓度。

4. 膈肌麻痹的治疗

（1）治疗原发病。

（2）呼吸支持：不能明确原发病或原发病短时间内不可逆时，可采用呼吸机支持。

（3）康复锻炼：呼吸训练、四肢康复、膈肌电刺激。

（4）支持治疗：加强营养。

（5）避免加重因素：避免使用控制通气及可能导致肌无力的药物（如糖皮质激素、多黏菌素、氨基糖苷类、肌松药）。

总之，在 ICU 中，应注重膈肌功能的评估，尤其是在长时间、大剂量应用镇痛药、镇静药、肌松药或撤机困难的情况下，应考虑是否存在膈肌麻痹，及早识别，去除诱因，并进行积极干预，最终改善患者的预后。

（黄琳娜）

第二章　气道管理

第一节　人工气道的种类及建立

人工气道主要是通过一根导管经过患者的口腔、鼻腔或气管切开路径直接进入人体器官中所建立的一个气体通道。人工气道按照建立的途径可分为咽部气道（口咽通气道、鼻咽通气道）、喉罩、气管内气道（气管插管、气管切开）等。

一、口咽通气道及其建立

口咽通气道（图2-1）是一类经口置入患者咽部的人工气道，主要作用为预防舌后坠、保持呼吸道通畅、辅助吸痰、与气管插管联用起到牙垫的作用，但其不能封闭气道，无法长时间使用。

选择长度与门齿至下颌角（耳垂）距离相等的口咽通气道，放置时采用反向置入法：口咽通气道的咽弯曲部分凹面向腭部插入口

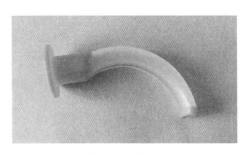

图 2-1　口咽通气道

腔，使其内口接近口咽后壁时（已通过悬雍垂）即将其旋转180°，当患者吸气时顺势向下推送，弯曲部分下部压住舌根，弯曲部分上部抵住口咽后壁。

二、鼻咽通气道及其建立

鼻咽通气道是由鼻孔置入患者咽部的人工气道，主要作用为预防舌根后坠，减少吸痰对鼻黏膜的损伤，可用于清醒患者。

选择长度与鼻尖到耳垂距离相等的鼻咽通气道（图2-2），经通畅侧鼻孔置入。弯曲部分凹面朝向鼻中隔软骨，沿鼻孔底端平行面向后插入 13 ~ 15 cm，直至尾端抵达鼻孔外口。如遇阻力，可轻度旋转，缓慢进入，如患者咳嗽或抵御，应倒退 1 ~ 2 cm。置入后导管头应在会厌水平之上。

三、喉罩及其建立

喉罩（图2-3）全名为喉罩通气道，是安置于咽喉腔，用气囊封闭食管和咽喉腔，经咽喉腔通气的人工气道，是一种临床常用的介于面罩和气管插管之间的通气工具。喉罩常应用于困难插管的患者，其优点是操作简单，无需特别的设备，缺点是不能用于意识清楚的患者，只能短期应用，若通气压力大于 20 cmH₂O，易导致胃胀气。

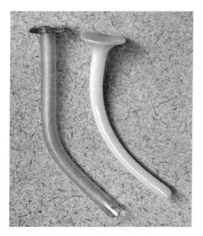

图 2-2　鼻咽通气道

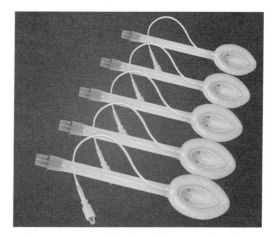

图 2-3　喉罩

根据不同体重选择合适型号的喉罩，一般成人选择 3.0 ~ 5.0 号的喉罩。放置时，用左手从后面推患者的枕部，使颈伸展，头后仰，右手示指和拇指握持充分润滑的喉罩，开口面向患者颏部，紧贴上切迹的内面将喉罩的前端插入口腔内，然后向上用力将喉罩紧贴硬腭推送入口腔，将示指放在通气导管与通气罩的结合处向里推送喉罩，尽可能用示指将喉罩推送至下咽部，下端进入食管上口，上紧贴会厌腹面底部，罩内的通气口正对声门。

四、气管插管及其建立

对于发生上呼吸道梗阻、分泌物过多或清除不利、丧失气道保护能力或呼吸衰竭的患者，应使用气管插管（图 2-4）作为其人工气道。

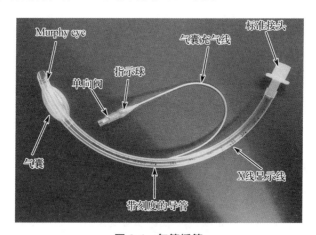

图 2-4　气管插管

根据需求选择合适的气管插管类型，临床常见的类型有普通气管插管、带声门下吸引的气管插管及可进行分侧肺通气的双腔气管插管。

建立气管插管之前，还需准备其固定用物，简易呼吸器，氧源。

（1）插管用物：喉镜、牙垫、开口器、负压吸引器、吸痰管。

（2）呼吸机：连接管路并完成自检，使之处于备用状态。

（3）药物：镇静药、其他抢救用药（血管活性药等）。

（4）其他：注射器、气囊测压表、听诊器。

确定插管类型后，需根据患者的性别及身高选择合适管径的气管插管，一般男性选择直径 7.5 ~ 9 mm 的气管插管，女性选择直径 7 ~ 8.5 mm 的气管插管。进行气管插管操作前，需将患者调整至合适体位（图 2-5），以便顺利插管。

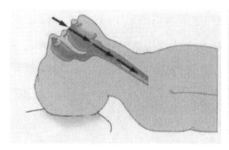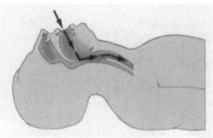

图 2-5　气管插管合适体位（左）及错误体位（右）

以经口建立普通气管插管为例，建立过程需有专人配合，首先使用简易呼吸器进行预充氧，同时提前给予患者镇静药以防止插管过程中出现不适。插管人员经口置入喉镜，暴露声门后置入气管插管。撤导引丝，吸痰，放置牙垫、充气囊。初步判断导管位置，固定导管，同时连接呼吸机进行机械通气。

气管插管一般有两种置入方式：经口气管插管和经鼻气管插管。经口气管插管主要的优点为操作简单，利于急救，且其管腔较大，方便吸痰；缺点为容易移位、脱出，患者耐受性差，不利于口腔护理，可对口咽部造成损伤。经鼻气管插管主要的优点为耐受性好，易于固定，方便进行口腔护理；缺点为置管难度较大，不利于抢救，管腔小，吸痰不方便，并发症为鼻出血、鼻窦炎，呼吸机相关性肺炎（ventilator-associated pneumonia，VAP）发生率高。

五、气管切开及其建立

预期或需较长时间机械通气或保留人工气道，咽喉狭窄或阻塞无法行气管插管时，需进行气管切开（图 2-6）。

气管切开套管根据其不同的适用条件有不同的类型，包括常规气管切开套管、带窗孔式气管切开套管、无气囊气管切开套管、可冲洗式气管切开套管、可调长度式气管切开套管及金属气管切开套管。

气管切开的方法目前主要有两种：传统外科气管切开术和经皮气管切开术。目前临床使用较多的为后者，操作简单、

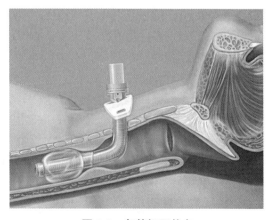

图 2-6　气管切开状态

快速，并发症较少。

气管镜引导下经皮气管切开的建立步骤：

（1）在气管插管下置入纤维支气管镜，并将气管插管略退出。

（2）在第一至第三气管软骨环之间进行穿刺，将穿刺针穿进气管。

（3）将导丝通过预置的塑料套管推送入气道。

（4）用手术刀在引导导丝的两侧切两个水平切口，总长度 1.2～1.8 cm。

（5）将旋切型气管切开插管套件（Percutwist）穿入引导导丝，在引导导丝原位开始旋转，最开始时采用轻微压力，将单步旋转扩张器转入气管前软组织。

（6）通过旋转穿入，穿透气管前壁，使用纤维支气管镜观察，旋转扩张器直至在气管内可看到扩张器的圆柱形部分。然后，反向旋转单步旋转扩张器，将扩张器取出。

（7）移除导丝和扩张探条，最后将纤维支气管镜置入气管切开插管内，确定插管位置并观察气道情况后固定气管切开套管。

六、总结

对患者进行人工气道的建立需要确保气道通畅，这种方法能有效地纠正患者的缺氧状态，去除气道中的分泌物，对维持患者的正常生命指标具有重要意义。

（李海超　孙　兵）

第二节　危重症患者人工气道气囊管理

在机械通气的人工气道管理中，气囊管理意义重大。有效的气囊管理可以避免通气中可能存在的漏气，并且可以有效地预防胃内容物及口腔分泌物进入气道引起的呼吸机相关性肺炎，对建立人工气道的患者尤为重要。

一、气囊管理的目的

呼吸机相关性肺炎（ventilator-associated pneumonia，VAP）是指气管插管或气管切开患者在接受机械通气 48 h 后发生的肺炎，撤机、拔管 48 h 内出现的肺炎也属于 VAP。VAP 是医院获得性肺炎（hospital acquired pneumonia，HAP）中最常见的类型，发病率为 9%～40%，病死率高达 34%～76%。有学者认为，VAP 更确切的名称应该是"人工气道相关性肺炎"。

人工气道是保证气道通畅的有效手段，在救治危重症患者的过程中发挥重要作用。然而，人工气道的建立也会在一定程度上损伤和破坏机体正常的生理解剖功能。人工气道建立后，由于吞咽功能和食管贲门括约肌功能部分丧失，口腔分泌物及胃食管反流物聚积气囊上形成气囊上滞留物。当患者一过性气囊压力降低、体位改变、呛咳时，气囊上滞留物通过气管内壁与导管间隙进入下呼吸道，从而发生肺内感染，这是 VAP 重要的发病机制之一。因此，加强气囊管理是降低 VAP 发生率的重要手段之一。

危重症患者发生 VAP 通常会延长住院时间及机械通气时间，增加医疗费用，同时更容易因发生呼吸机依赖而增加患者的病死率。因此，VAP 预防的意义远远大于治疗，采取适当的措施预防 VAP 显得尤为重要（表 2-1）。预防 VAP 有很多非抗生素集束化策略，如手卫生、口腔护理、半卧位、维持适当的气囊压力、人工气道的声门下吸引及胃肠营养策略，采取这些措施的目的是减少气囊上分泌物和细菌负荷以及防止误吸。

表 2-1　VAP 集束化预防措施

手卫生
根据特定菌种的感染进行预防
无创机械通气
抬高床头 > 30°
定时进行口腔护理
保持气管导管气囊压力在 20 ~ 30 cmH$_2$O
使用密闭式吸痰管
无须常规更换呼吸机管路，除非有污染
及时清理呼吸机管路中的冷凝水
尽可能使用经口气管插管而非经鼻气管插管
使用带有声门下吸引的气管插管，减少分泌物误吸
减少胃肠管细菌定植，预防消化性溃疡
避免胃过度充盈
每日唤醒及自主呼吸试验
设置 PEEP 至少 5 cmH$_2$O
尽可能减少患者间的接触

二、气囊的种类及作用

人工气道气囊的种类依据气囊内压的大小及材质不同可分为低容高压气囊、高容低压气囊、等压气囊以及聚氨酯材质气囊。低容高压气囊充气后呈圆球状，气囊对周围的气管壁产生的压力较大，易发生局部气管黏膜缺血、坏死，临床已很少使用。高容低压气囊克服了低容高压气囊的缺点，充气后呈圆柱状，对气道壁的压力较小，临床使用较为普遍。等压气囊通过活瓣与外界相通，并随外界大气压力自动调整气囊的充盈度，对气管壁的压力较小，可避免漏气和气道损伤，但由于经济原因，在临床应用受限。聚氨酯材质气囊充气后呈圆锥形，即使在气囊充盈不足的情况下也不易出现褶皱，能更好地保证气囊与气道壁的紧密贴合。研究指出，聚氨酯材质气囊可以显著降低 VAP 的发生率。因此，推荐使用聚氨酯制成的圆锥形气囊，尤其是长期机械通气患者，以预防 VAP 的发生。

三、临床常见气囊的充气方法与压力监测

目前认为最适宜的气囊压力为 25 ~ 30 cmH$_2$O，且应每 4 ~ 6 h 对气囊压力进行一次监测。气管黏膜的毛细血管灌注压为 20 ~ 30 mmHg，压力 > 37 mmHg 时可完全阻断血流。当气囊压力 < 20 cmH$_2$O 时，误吸率显著上升，VAP 的发生率明显增加；当气囊压

力 > 30 cmH$_2$O 时，气管黏膜血流不畅，易发生局部缺血、坏死，严重时可发生支气管食管瘘。

临床上监测气囊压力的方法有指触法、最小闭合技术、气囊压力表监测、电子气囊压力表监测或气囊自动充气泵等。

1. **指触法** 是一种经验性判定充气的气囊监测方法。通过手捏压力感觉"比鼻尖软，比口唇硬"为适宜，但该方法因不同的个体感觉存在很大差异，故专家共识推荐不能采用根据经验判定充气的指触法给予气囊充气。

2. **最小闭合技术** 在持续正压通气治疗时需双人配合，一人喉部听诊，一人向气囊缓慢注气，直至听不见漏气声，然后每次抽出 0.5 ml 气体，直至呼气时少量漏气，再从 0.1 ml 开始注气，直至吸气时听不到漏气声为止。最小闭合技术操作时间长、步骤多，需双人配合，《人工气道气囊的管理专家共识（草案）》推荐不宜常规采用最小闭合技术给予气囊充气，在无法测量气囊压的情况下，可临时采用最小闭合技术充气。

3. **气囊压力表监测** 是临床上最常用的气囊监测方法。手持气囊压力表，将导管充气接口连接气囊压力表充气阀，缓慢充气，并观察压力变化。补气测压后，分离测压管时会有 2 ~ 3 cmH$_2$O 的气体泄漏，需在理想压力值上增加 2 cmH$_2$O，以补偿漏气。在使用方法正确的前提下，气囊压力表测量数据准确。但该方法需人工测量、无法持续，且撤下存在气体微量泄露，所以需要定期校准。

4. **电子化气囊监测** 目前临床上出现一些电子化气囊监测手段（图 2-7），便于监测气囊压力，减轻临床工作量。电子气囊压力表可持续监测气囊压力变化，及时报警，但同时需要人工配合进行压力调整。气囊自动充气泵可实现人工气道气囊压力的实时监测和智能控制，自动充气及放气，无须人工调节，且全程电子化数据记录及导出。

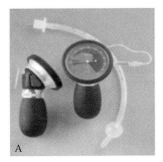 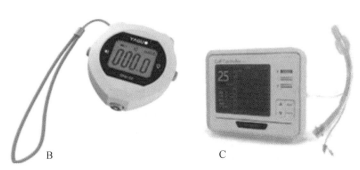

图 2-7 气囊压力表（A），电子气囊压力表（B），气囊自动充气泵（C）

四、影响气囊密闭性的因素

气囊能否完全密闭气道以及防止误吸，除与压力相关外，还受其他因素影响。

1. **负压吸引会降低气囊压力** 给予患者吸痰操作时容易导致呛咳，造成气囊压力波动，而在 30 min 后，气囊压力会下降至正常低限。声门下吸引负压可降低气管切开患者的气囊压力，负压越大，气囊压力下降越快。推荐吸引时适当增加气囊压，操作结束后将气囊压力恢复至正常。

2. **不同体位下气囊压力有所不同** 当患者取平卧位时，气管后壁受压迫，容易出现黏膜损伤，更易发生气管食管瘘。当患者取半卧位时，气囊压力显著低于平卧位及左、右侧卧位。建议人工气道患者尽量采取半坐卧位。改变体位后，应及时对气囊压力进行调整。

3. **气囊的材质和形状影响气囊的密闭性** 传统气囊充气后呈圆柱状，与气道黏膜之间容易形成皱褶。近年来，改良的气囊为圆锥状，能保证气囊至少有一部分与气道黏膜贴合紧密，减少微误吸的发生。应用聚氨酯或天然乳胶制成的气囊，可有效地阻止气囊上滞留物下流；应用带声门下分泌物吸引的聚氨酯气囊导管，可明显降低 VAP 的发生率。因此，临床推荐采用聚氨酯制成的圆锥形气囊导管防止 VAP，尤其是长期机械通气的患者。

4. **气囊的位置影响气囊的密闭性** 如果气管插管位置过浅，气囊刚好卡在声门处，声门的"V"字形状与气囊的形状难以完全匹配，气囊无法封闭气道，则需调整插管深度。如果气管切开患者颈部皮肤过于肥厚或者切开路径倾斜，套管长度较短，气囊可能位于皮下而不是气管内，无法封闭气道，需要更换为加长型气管切开套管。

五、气囊上滞留物的清除

临床上清除气囊上滞留物的方法包括声门下吸引和气流冲击法。

1. **声门下吸引** 应用特殊的带声门下吸引功能的导管，通过持续或间断的方式有效清除气囊上滞留物［图 2-8（彩图 1）］。但是，滞留物吸引量并不与负压成正比。国外相关指南推荐持续声门下吸引负压为 20 mmHg，间断声门下吸引负压为 100~150 mmHg。国内暂无相关指南或标准，临床常选择 20~150 mmHg。虽然声门下吸引操作便捷，但也存在局限性：①如使用不当，可造成气道黏膜损伤，特别是持续声门下吸引。因此，目前倾向使用间断声门下吸引。②引流导管较细，容易发生阻塞，导致引流效果不佳，此时建议推注空气排除阻塞。③声门下吸引导管较普通导管昂贵。

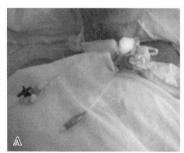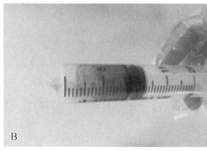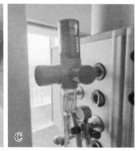

图 2-8（彩图 1） 负压持续声门下吸引（A），注射器间断声门下吸引（B），可调节负压及时间的负压表（C）

2. **气流冲击法** 无需特殊导管，双人配合利用简易呼吸器、10 min 注射器及负压吸引装置即可将气囊上滞留物清除，成本低、应用范围广，且实用价值高。气流冲击法操作原理（图 2-9）：当气囊完全充气时，患者的通气只能通过导管完成。若将气囊完全放气，患者呼气的气流除从导管内呼出外，还可以从导管周围呼出，此时积聚在气囊

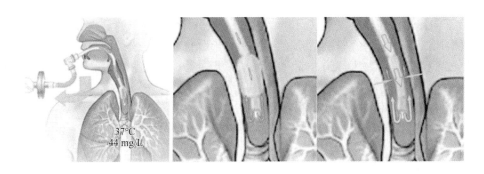

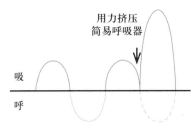

图 2-9 气流冲击法清除气囊上滞留物操作原理

上方的分泌物可被呼出的气流冲出至口腔内。然而，这些分泌物黏稠，潮氏呼吸的呼气量不足以将所有的分泌物冲出。因此，在患者呼气开始的同时，再经过导管给予一股较大的气流，两股气流共同形成一股向外的合流，增大冲出气流的流量，从而将气囊上滞留物完全冲出至口腔内，然后用吸痰管自口腔内将分泌物吸净。若未及时吸出，分泌物将重新流回气道，故需在送气末立即将气囊充气，防止分泌物重新流入下气道。经研究证实，气流冲击法是一种安全的方法，可以有效地将气囊上滞留物清除。

综上所述，气囊管理是现代呼吸治疗气道管理的重要环节。有效的气囊管理对危重症患者十分重要。

（赵　宇　孙　兵）

第三节　危重症患者的雾化吸入

雾化吸入治疗是现代呼吸治疗中常见的手段之一。了解各种雾化装置的基本原理和影响因素、掌握正确的吸入方法，可增加药物的沉降率，改善患者临床症状或者治疗疾病。

一、病情简介

1. **一般情况**　某患者，男性，33 岁，程序员，于 2021 年 6 月 17 日入首都医科大学附属北京朝阳医院 RICU。主诉：进行性呼吸困难 9 个月，加重伴发热 1 d。

2. **现病史**　2 个月前患者无明显诱因出现活动后气短，家人诉监测经皮指搏氧饱和度最低可至 80%，休息后指搏氧饱和度可升至正常，未予重视。1 周前患者出现呼吸困难，无发热、咳嗽、咳痰，氧疗及休息均无明显缓解。由外地乘坐高铁（鼻导管吸氧）来我院就诊。2 d 前呼吸困难加重并伴发热，体温最高 39 ℃，咳黄白色黏液痰。1 d 前肺 CT 提示双肺间质改变（图 2-10），较 2020 年 12 月 21 日明显进展，排查新型冠状病毒（SARS-CoV-2）感染后，于 2021 年 6 月 16 日收入院，给予经鼻高流量吸氧，甲泼尼龙 80 mg q12 h，头孢哌酮舒巴坦 + 盐酸莫西沙星 + 更昔洛韦抗感染，患者氧合不能维持，于 6 月 17 日转入 RICU。

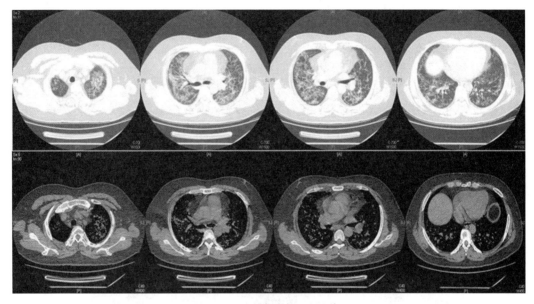

图 2-10   患者胸部 CT 图像

3. **既往史、个人史、家族史**   25 年前因外伤行左眼手术（具体不详）。2 年前诊断为支气管哮喘，间断使用沙美特罗氟替卡松吸入粉雾剂及布地奈德福莫特罗粉吸入剂，口服孟鲁司特钠治疗。对宠物毛发及海鲜过敏。否认肝炎、疟疾、高血压、冠心病、脑血管病、精神病病史；否认烟酒史；否认家族性遗传病病史。未婚、未育。

4. **入 RICU 体格检查**   T 36.7 ℃，P 103 次 / 分，R 21 次 / 分，BP 141/75 mmHg。神志清楚，体型肥胖，平车入室。胸廓正常，腹式呼吸，呼吸窘迫。胸廓扩张度双侧对称，未触及胸膜摩擦感。双肺叩诊呈清音，呼吸音低，可闻及爆裂音。

5. **入院相关检查**

血气分析（HFNC，FiO_2 0.85，流量 60 L/min）：pH 7.42，$PaCO_2$ 41 mmHg，PaO_2 87 mmHg，HCO_3^- 26.6 mmol/L，BE 1.9 mmol/L，Lac 2.0 mmol/L。

血常规：WBC 15.05 × 10^9/L，NE% 92.4%，PLT 331 × 10^9/L。

生化：TP 65.5 g/L（↓），ALB 37.1 g/L（↓），PAB 0.1 g/L（↓），余（−）。

凝血：D- 二聚体 1.3 mg/L（↑），余（−）。

肿瘤标志物 12 项：SCC 3.6 ng/ml（↑），CEA 10.28 ng/ml（↑），CA19-9 111.9 U/ml（↑），CYFRA21-1 78 ng/ml（↑），CA125 80 U/ml（↑），NSE 78 ng/ml（↑），CA724 3.16 U/ml。

降钙素原（PCT）0.35 ng/ml，血 G 试验、GM 试验（-），支气管肺泡灌洗液（BALF）GM 试验 0.2。

病原学：BALF CMV，血 CMV IGM（+）。

自身抗体 12 项：抗 SSB/La 抗体（+），抗 Jo-1 抗体（+），CRP 25 mg/dl（↑），ESR 76 mm/h，CCP 226.97 U/ml；RF 52.1 U/ml，β_2-MG（血尿）正常，ANCA 抗体测定（-），抗 dsDNA 抗体（-），LA 1.2，LA1 1.50000，LA2 1.3；抗 β_2- 糖蛋白 1 抗体 < 20 RU/ml，抗心磷脂抗体（-），专项变应血筛查（-）。

6. **入院诊断** 重症肺炎——低氧血症型呼吸衰竭，抗 Jo-1 抗体综合征，间质性肺炎，支气管哮喘。

7. **呼吸治疗相关评估** 入院后 HFNC（FiO_2 0.85，流量 60 L/min），因氧合进行性下降，入院第 2 天，患者呼吸窘迫加重，氧合指数 82 mmHg，予经口气管插管接有创呼吸机辅助通气（参数：P-A/C 模式：Pi 22 cmH_2O，PEEP 8 cmH_2O，Ti 0.7 s，f 20 次 / 分，FiO_2 1.0）。

（1）呼吸力学：插管后，予患者镇静，肌松状态下测量呼吸力学，模式 VC，Vt 420 ml，流速 30 L/min，PEEP 0 cmH_2O（图 2-11）。通过屏气测得：Ppeak 41 cmH_2O，Pplat 28 cmH_2O，PEEPi 1.8 cmH_2O，计算 Rins 26 cmH_2O/（L·s），Cst 17 ml/cmH_2O。

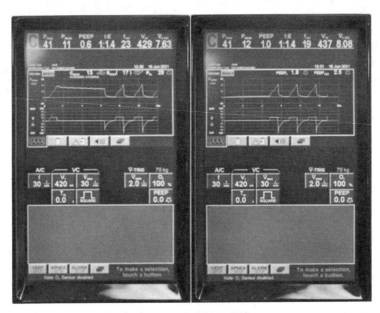

图 2-11 患者呼吸力学情况

（2）支气管扩张试验（+）：患者 Rins 26 cmH_2O/（L·s），予雾化吸入（硫酸沙丁胺醇气雾剂 4 揿），30 min 后 Rins 下降至 22 cmH_2O/（L·s），改善率为 15.4%。支气管扩张试验（+），予患者盐酸沙丁胺醇溶液 5 mg、吸入用布地奈德混悬液 1 mg 雾化吸入 qid［图 2-12（彩图 2）］。

（3）其他评估：患者 FiO_2 1.0，经皮血氧饱和度 90%，评价患者肺复张及俯卧位均对 SpO_2 无改善。

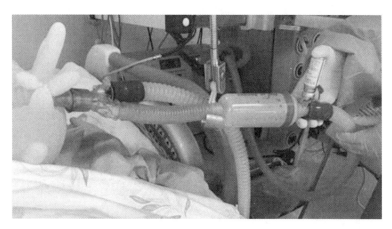

图 2-12（彩图 2）　雾化治疗

8. **呼吸支持**　插管后呼吸机辅助通气，P-A/C 模式：Pi 22 cmH$_2$O，PEEP 8 cmH$_2$O，Ti 0.7 s，f 20 次 / 分，FiO$_2$ 1.0。1 h 后复查血气：pH 7.22，PaO$_2$ 85 mmHg，PaCO$_2$ 73 mmHg，HCO$_3^-$ 25.3，BE 0.6 mmol/L，Lac 1.5 mmol/L；予更换 V-A/C 模式：Vt 320 ml，Vmax 30 L/min，方波，PEEP 4 cmH$_2$O（表 2-2）。

表 2-2　患者呼吸支持及血气分析变化情况

	6 月 18 日	6 月 20 日	6 月 22 日	6 月 24 日	6 月 26 日	7 月 11 日
呼吸支持方式	V-A/C	V-A/C	V-A/C	V-A/C	P-A/C	PSV
Pi/Ps（cmH$_2$O）					16	14
PEEP（cmH$_2$O）	4	4	4	4	4	4
FiO$_2$	1.0	1.0	0.9	0.75	0.6	0.55
Vt（ml）	320	370	420	400	477	550
MV（L/min）	10	11.6	10.2	11.3	11.2	11.8
RR	29	30	26	26	23	21
Ppeak	49	54	38	28	22	19
pH	7.22	7.39	7.37	7.33	7.41	7.45
PaO$_2$（mmHg）	56	70	76	89	69	89
PaCO$_2$（mmHg）	79	66	66	70	63	58
Lac（mmol/L）	1.5	3.0	2.1	1.9	2.0	3.3

机械通气头 3 d，监测 Ppeak > 45 cmH$_2$O，PaCO$_2$ 最高达 98 mmHg，为了改善通气，持续输注哌库溴铵稀释液控制呼吸，予盐酸沙丁胺醇溶液 5 mg、吸入用布地奈德混悬液 1 mg 雾化吸入 q6 h。患者呼吸力学逐渐改善，Ppeak 下降，通气改善，PaCO$_2$ 趋于稳定［图 2-13（彩图 3）］。

9. **治疗过程**　给予抗感染治疗、呼吸支持、营养支持，患者病情得以改善（图 2-14）。

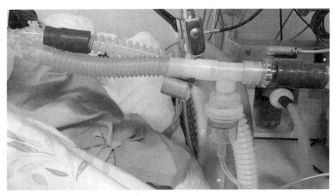

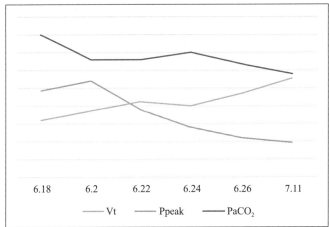

图 2-13（彩图 3） 患者呼吸情况改善

相关指标	6.17	6.18	6.20	6.22	6.24	6.26	6.28	6.30	7.02	7.04	7.06
WBC (×10^9/L)	15.1	20.1	8.47	14.7	12.8	15.4	20.3	22.8	18.6	17.1	13.3
NE%	92.4	85.9	89	91.7	88.7	87.8	91.5	91.9	93.6	94.2	95.1
Hb (g/L)	111	111	99	103	110	112	108	98	92	100	90
PLT (×10^9/L)	331	352	326	380	399	376	349	301	269	271	231
PCT (ng/ml)	0.30	0.41	0.21	0.08	<0.05	<0.05	<0.05	<0.05	<0.05	<0.05	<0.05
Tmax (℃)	36.7	37.7	38.0	37.5	37.8	37.3	37.2	37.3	37.3	37.2	37.0
抗生素	史普洛书 0.25 g q12h										
	磺胺 0.96qid*1d→1.44qid*5d→0.96qd 至 7 月 6 日										
	泰能 0.5 g q8h	头孢哌酮舒巴坦钠 3 g q8h*13d									
	莫西沙星 0.4 g qd*5d										
			伏立康唑静滴 3d		伏立康唑 200 mg q12 po 首剂加倍						
特殊用药	甲泼尼龙 40 mg q12h*1d→80 mg qd*7d→80 mg qd*12d→40 mg qd										
									他克莫司 0.25 mg q12h*2d→ 0.5 mg 至 7 月 6 日		

图 2-14 患者治疗方案及病情变化情况

二、讨论

雾化吸入治疗又称气溶胶吸入疗法,是通过雾化装置将药物制成气溶胶,经吸入途径直接进入气道和肺,以达到治疗疾病或缓解症状的目的。雾化吸入治疗因药物直接作用于治疗部位、起效快、给药剂量小、全身不良反应少,已成为呼吸治疗的常见手段。雾化与湿化不同,湿化的目的是湿润气道黏膜、稀释痰液、保持呼吸道黏液纤毛系统的正常运动和廓清功能,而雾化过程涉及气溶胶的播散,其运动方式包括惯性碰撞、重力沉降和弥散,直径在 1~5 μm 的气溶胶在下呼吸道的沉降率最高。不同类型和品牌的雾化装置所产生的气溶胶颗粒大小不同,应根据治疗目的及部位不同选择合适的雾化装置。

常见的雾化装置包括定量吸入器(MDI)、干粉吸入器(DPI)、射流雾化器、超声雾化器、振动筛孔雾化器等(图 2-15),其中射流雾化器、超声雾化器、振动筛孔雾化器又称为小容量雾化器。各雾化器的原理、特征不同。MDI 结构内盛有药液、助推剂及低浓度表面活性物质,故使用前需要充分摇晃混匀。吸气同时手动按压 MDI,增加药物的沉降率。应用储物罐(spacer)可降低与呼吸配合的要求,推荐老年人或儿童患者使用。DPI 的原理是通过旋转吸入器时刺针刺破储药囊泡,药液进入储药腔,患者深吸气驱动内部螺旋桨转动推进药物吸入。射流雾化器利用"文丘里"原理,通过外接气体驱动,将雾化器内的药液粉碎成大小不等的雾滴,供患者吸入治疗。但射流雾化器所产生的气溶胶直径变化较大,常因品牌和批次不同而存在较大差异。振动筛孔雾化器由一个可上下移动的有 1000 个微孔的圆形板和圆环形压电陶瓷片构成,外接电驱动,将药液粉碎成气溶胶羽流,雾化速度快,无冷凝及感染风险,且药物残留少,但价格相对较贵。超声雾化器通过电驱动产生超声波,将药物制成气溶胶,但过程中产热会造成药液浓缩,可能破坏药液结构,近年来临床应用越来越少。

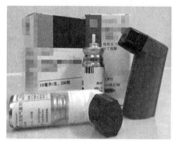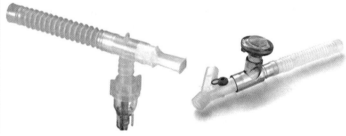

图 2-15 雾化装置

部分危重症患者需要进行呼吸机辅助通气,人工气道的建立改变了气溶胶输送的环境和方式。气溶胶从雾化装置中产生并输送入呼吸机管路,并在正压的作用下输送抵达下呼吸道,整个过程受到多种复杂因素的影响。气道温湿化会减少气溶胶在肺实质内的药液沉积量,可能由于气溶胶在温湿的环境中吸附水分导致其直径增加。但雾化期间如果关闭加湿器,长时间吸入干燥的气体也会产生呼吸道黏膜受损等负面影响,更为严重的是出现痰痂痰堵情况。因此指南推荐,雾化吸入时,可不用关闭加热湿化器;如应用小容量雾化器,需适当增加药量;如应用 pMDI,需连接干燥的储物罐。如果患者使用人工鼻进行温湿化,雾化期间应短暂取下,避免人工鼻吸附大量气溶胶。吸入药物的剂量影响气溶胶在肺内的沉降。由于机械通气的吸入效率低于患者自主吸入，所以可适当增加机械通气患者的雾化吸入的药量及次数。呼吸机管路及设置也会影响气溶胶的吸入效率。涡流中的气溶胶更容易相互碰撞发生重力沉降，减少呼吸机管路打折、选择低流速和方波可以减少涡流的发生。成人潮气量 ≥ 500 ml、延长吸气时间，有利于气溶胶在肺内的沉积。有研究显示，与压力支持模式相比，容量控制模式有更高的肺部药物沉降率。然而，临床实践中应充分考虑模式改变对患者病情、特别是肺呼吸力学的影响。使用射流雾化器，外接气体驱动时，V-A/C 会造成峰压增大，因此建议选用 P-A/C 模式，若需要选择 V-A/C 模式，可适当降低预设潮气量，避免气压伤。

有创机械通气期间可选择的雾化装置包括 MDI、射流雾化器、振动筛孔雾化器等。优化的雾化吸入操作方案可以提高临床工作效率以及吸入的效果。

无创正压通气期间进行雾化吸入，漏气量会影响气溶胶沉降。雾化吸入治疗时，雾化装置应放置在呼气阀和面罩之间，且应密切关注漏气情况。COPD 急性加重患者常应用化痰药、支气管扩张药和激素雾化治疗，无创期间雾化吸入相比于无创间歇吸入，可缩短机械通气时间，患者具有较高的舒适度。指南推荐，对于无法耐受较长时间脱离无创通气或者脱离无创通气过程中出现低氧血症、高碳酸血症加重的 COPD 患者，应考虑无创通气治疗时同步雾化治疗。

（王 荔 孙 兵）

第四节　胸部物理治疗

胸部物理治疗包括胸部叩击与振动、呼气末正压、体位引流、辅助咳嗽技术等，应用胸部物理治疗可以促进气道分泌物排出，改善氧合，减少和控制肺不张、肺实变等相关并发症，进一步缩短机械通气时间和住 ICU 时间，改善患者预后，提高患者的生活质量。

一、定义

胸部物理治疗（chest physiotherapy，CPT）是采用专业的呼吸治疗手段，松动和清除肺内痰液，防治肺不张和肺部感染等并发症，改善呼吸功能的一类治疗方法。

二、应用基础

针对痰液引流不畅的患者，已有多项研究及指南证实应用胸部物理治疗可使临床患者获益。但治疗前仍需医务人员充分评估患者的呼吸功能情况，判断气道廓清障碍的原因，制定有针对性、安全、有效的治疗方案。初始评估有利于选择合适的治疗策略，也便于动态判断治疗效果。临床中，分泌物的量及黏稠程度、咳嗽能力、肺功能指标均是评估的重点。

黏稠的痰液不利于引流，且可降低胸部物理治疗效果。因此，在保障充分的气道温湿化的基础上，必要时可选择雾化或静脉使用黏液溶解剂（如乙酰半胱氨酸）、黏液促动剂等药物，以减少痰液分泌，提高痰液清除效率。此外，针对肺功能较差的患者（如肺活量 < 10 ml/kg 或深吸气量 < 1/3 预测值时），也可采用间歇正压通气等方法，适当给予正压或较大潮气量来促进肺膨胀，缓解患者的呼吸肌疲劳，为后续的痰液松动及咳嗽做准备。

三、应用方法

临床中可选择的胸部物理治疗技术及方法众多，根据基本原理，可分为 3 个环节：①气道振荡技术，可通过气道内或胸壁外的不同振荡方式松动痰液；②体位引流，可将痰液由外周向中央气道移动；③辅助咳嗽技术，将痰液排出体外，达到治疗效果。本节将按照上述步骤分别简述各项技术的原理及应用特点。

（一）胸壁外气道振荡技术

胸部叩击与振动（percussion and vibration）主要通过不同的方式振动胸壁，间接使支气管壁上的痰液松动，使之易于排出，并可通过气流振荡，促进患者产生咳嗽动作。

1. 适应证 气道痰液过多、黏稠、咳嗽无力的患者；COPD 急性加重、肺不张、肺部感染患者；支气管扩张、肺囊性纤维化伴大量咳痰者；年老体弱、长期卧床者。

2. 禁忌证 近期行肺切除术，肺挫裂伤；心律失常、血流动力学不稳，安装心脏起搏器；胸壁疼痛、脊柱疾病、骨质疏松、肋骨骨折及胸部开放性损伤；胸部皮肤破溃、感染和皮下气肿；凝血机制异常；肺部血栓、肺出血；避免叩击心脏、乳腺、肾和肝等重要脏器以及肿瘤所在部位。

3. 操作方法

（1）手动操作

1）手掌叩击：将手掌微屈成弓形，五指并拢，以手腕为支点，借助上臂力量有节奏地叩击患者胸壁（图 2-16）。叩击幅度以 10 cm 左右为宜，叩击频率为 3 ~ 5 次 / 秒，单手或双手交替叩击，建议隔着较薄的衣物叩击，以提高患者的舒适度。重点叩击需引流的部位，在局部区域以圆形来回移动后，沿着支气管走向由外周向中央叩击。操作过程中，应注意避开外伤或手术部位，并且不应直接叩击锁骨、椎骨或胸骨等突出部位，叩击方向应始终与肋骨平行。

2）叩击器（percussor）叩击：叩击器（图 2-17）可代替手掌产生叩击动作，可增加患者的舒适程度、改善操作效率、减少操作者疲劳，并增加叩击的一致性，且患者可居家使用。学习后家属也可熟练掌握操作技巧，有利于 COPD 患者的家庭护理。

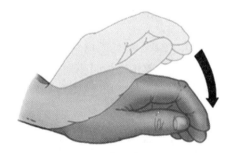

图 2-16 叩击时手掌微屈呈弓形

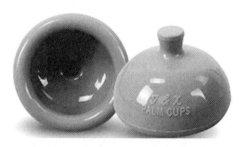

图 2-17 叩击器

（2）振动排痰机：相较于手工的叩击与振动，振动排痰机［图2-18A（彩图4）］可减轻护理人员的工作量，提供固定频率与冲击力，增加患者的依从性，目前在临床中广泛应用。操作时，可选择叩击、振动两种模式。叩击时，可松解黏附在气道壁上的痰液，振动可促进痰液从小气道向大气道排出。开始治疗时，将振动频率设置为20次/秒，并根据患者的胸壁厚度、症状及耐受程度进行调节（一般治疗频率为20~35次/秒）。操作时由外向内、由下向上（下肺）或由上向下（上肺），重点治疗病变部位，先叩击3~5 min，再振动3~5 min（叩击时振动频率减小，振动部位与操作柄垂直；振动时振动频率增大，部位与操作柄平行）。

（3）高频胸壁振荡（high frequency chest wall oscillation，HFCWO）系统：由两部分组成［（图2-18B（彩图4）］，即一个可变动的气体-振动发生器，以及一件无伸展性的充气背心或背心，可覆盖患者的全部躯干。两者通过管路连接，气体-振动发生器通过高速率将小容量空气灌入和抽出背心，轻度压缩和释放患者胸壁，使气道内痰液脱落、聚集的同时，气流脉冲也可引起类似"轻微咳嗽"的动作。

治疗时，患者取坐位或半坐卧位，根据患者的耐受程度及治疗反应设置振荡频率，初始设置为5~25 Hz，治疗时由小到大逐渐递增。根据患者情况每日可应用1~6次，每次30 min。使用后，应指导患者咳嗽或经人工气道吸引将分泌物排出。HFCWO的使用可降低COPD患者的住院率，增强呼吸系统排痰能力，是一种安全、高效且操作简便的辅助排痰方式。

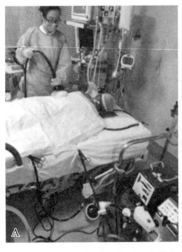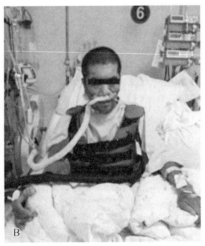

图2-18（彩图4）　振动排痰机（A）及高频胸壁振荡系统（B）

（二）气道内气道振荡技术

呼气末正压（positive expiratory pressure，PEP）是指患者在呼气时需对抗一定的阻力，在气道内形成一定的呼气相正压，从而维持气道在呼气相的开放状态，以帮助痰液松动及向大气道排出。

1. 适应证　哮喘、COPD患者存在动态肺过度充气；痰液引流不畅，如肺囊性纤维化、支气管扩张；手术等原因导致的肺不张。

2. 禁忌证　无法耐受呼吸功增加；血流动力学不稳定；颅内压＞20 mmHg；进行性

鼻窦炎，鼻出血；食管手术；急性咯血；鼓膜破裂或其他中耳疾病；未经治疗的气胸。

3. 操作方法

1）呼气末正压装置：患者可通过面罩、口含嘴、T管、单向阀等方式与呼气末正压装置连接（图2-19A）。正常吸气后，按照1：4～1：3的吸呼比进行呼气，每组呼吸10～20次，完成后练习主动呼气技术和指导咳嗽。每日可重复练习2～4组，每组时间不超过20 min。也可在装置中连接雾化发生器，与支气管扩张药联合应用。

2）易咳器（拍痰达，Flutter）：在气道张开时结合了一个包含高频振荡的呼气末正压技术，有助于形成呼气末正压及清除分泌物。该装置是一个内置钢球的碗形角度的管型装置（图2-19B）。当患者呼气时，将克服钢球重力，可形成10～25 cmH$_2$O的PEP，同时，管的角度会使钢球以约15 Hz的频率前后振荡，该振荡传递至气道内，可产生松动痰液的作用。患者通过改变呼气时流速可产生不同的PEP，而调整该装置的角度则可改变振荡频率。建议使用4～8个呼吸周期后需短暂休息，连续使用时间不应超过20 min。

3）Acapella：是一种新型气道内振动装置，克服了易咳器因其重力原理而受体位影响的缺陷。Acapella内部的平衡杆和磁铁与气流形成动态摆动，形成PEP及气道内振动（图2-19C）。治疗时也可根据患者的情况调节磁铁与金属条的距离，以改变气孔的大小，从而调节阻力和振动频率。使用时，初始设置阻力档位为3档，嘱患者以稍大于正常吸气幅度状态吸气1 s，屏气2 s后保持固定流速呼气3 s。一般重复10次后进行主动呼气及指导咳嗽。气道内振动装置大多轻便、操作简单且效果显著。有研究显示，振动正压治疗可缩短COPD患者住院时间，提高雾化药物沉降率及患者的舒适程度。相关指南认为，相较于常规物理治疗，呼气末正压/振荡呼气末正压用于COPD患者，其疗效更明确，但治疗效果取决于所选装置、设定阻力及患者的依从性。

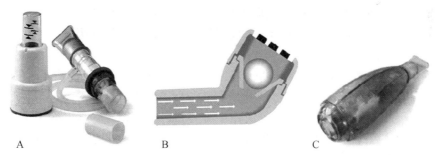

图2-19　呼气末正压装置（A）、易咳器（B）、Acapella（C）

（三）体位引流

体位引流（postural drainage，PD）是根据气管、支气管树的解剖特点，将患者摆放于一定体位，借助重力作用，促进各肺叶、肺段支气管内痰液向中央大气道移动，促进痰液排出，又称为支气管引流。

1. 适应证　清除分泌物困难，且痰量＞25～30 ml/d；存在分泌物阻塞所致的肺不张、囊性纤维化、支气管扩张、COPD急性加重、肺不张、肺部感染，长期卧床。

2. 禁忌证　颅内压＞20 mmHg，头颈部受伤未稳定；活动性出血伴血流动力学不稳定；近期脊柱外伤或手术、肋骨骨折、食管手术、外伤伤口或组织正在愈合；脓胸、支气管胸膜瘘、气胸以及胸腔积液；肺水肿、肺栓塞；患者无法耐受体位改变；误吸。

3. 操作方法　治疗前应先根据查体、影像学检查明确病灶部位，结合患者的情况确定引流体位。操作前，应向清醒患者充分解释体位引流的目的、方法以取得其配合。对于建立人工气道的患者，应注意固定管路，防止意外脱管、移位等现象发生，必要时可适当给予镇静药。

选择体位时，应使病变部位位于高处，引流支气管开口向下。肺上叶引流，患者可取坐位或半卧位；中、下叶各肺段的引流，患者取头低足高位，并根据各引流部位的不同调整身体角度。操作过程中，体位倾斜程度应从较小角度逐渐增大，提高患者的耐受程度，并避免分泌物大量涌出而影响正常通气。倾斜程度超过 25° 时效果较好，同时需避免分泌物引流入健侧肺。

治疗过程中需密切监测患者的情况：主观感受（如胸痛、呼吸困难）；精神状况；呼吸形式（矛盾呼吸、辅助呼吸肌参与）；血流动力学；氧合；颅脑外伤患者应监测颅内压。如发现异常，应立即停止，并根据痰液引流效果调整治疗方案。每日宜行 3~4 次，每种体位维持 20~30 min，痰液较多且耐受患者可适当增加引流时间及次数。因夜间咳嗽次数较少，痰液容易潴留，故清晨行体位引流效果显著。此外，胸部叩击与振动联合应用可以促进引流，且引流后指导咳嗽更能有效地清除痰液。

（四）辅助咳嗽技术

1. 指导性咳嗽　对于神志清醒，尚能配合咳嗽的患者，为提高咳嗽效率，可应用指导性咳嗽（directed cough，DC）。患者取坐位，身体略向前倾，双肩放松，进行 5~6 次深呼吸。嘱患者缓慢深吸气后屏气 1 s，张口连续咳嗽数次，同时收缩腹肌。若患者咳嗽无力或胸腹部术后患者存在切口疼痛等情况，操作者可将双手手掌放在患者下胸部或上腹部，患者咳嗽时加压辅助，或在患者双腿上放置一枕头顶住腹部以加压。停止咳嗽后，患者缩唇，将剩余气体缓慢呼出。再次缓慢深吸气，并重复上述动作。

2. 用力呼气技术（forced exhalation technique，FET）　可以使陷闭的气道开放，增强气道内气流移动并清除分泌物。用力呼气技术由 1~2 次用力呼气组成，呼气时将口张圆，并伴随"哈"的声音，呼气时由中肺容量开始，持续至低肺容量（用力哈气时不关闭声门，因此可减少胸腔压变化和支气管的坍塌），接着进行指导性咳嗽，放松呼吸后可重新开始。呼气时，患者可以将双上臂快速内收以压迫侧胸壁来辅助用力呼气。该方法可减轻疲劳，减少诱发支气管痉挛的可能，提高咳嗽、咳痰的有效性。

3. 主动循环呼吸技术（active cycle of breathing technique，ACBT）　包括呼吸控制、胸廓扩张和 FET 的重复循环。呼吸控制即在正常潮气量下使用下胸部呼吸，同时放松上胸部和肩，该步骤可以放松呼吸肌并预防气道痉挛的发生。胸廓扩张是使患者深吸气接近肺活量时放松呼气，同时可辅助叩击及振动，可以促进分泌物松动，改善通气分布并提供接下来 FET 所需通气。应用 FET，通过气流将分泌物移动至中央气道。临床上可根据患者情况调整 ACBT 中各环节的频次与组合。

4. 机械性吸呼气（mechanical insufflation-exsufflation，MI-E）　是一种动力型咳嗽辅助设备，已被证实有利于预防神经肌肉疾病患者的感染并发症，并可以产生足够的呼气流速，促进痰液引流。该装置可产生正、负双向压力，正压可模拟深吸气使肺膨胀，送气后快速转变为负压，模拟产生来自肺部的呼气流速，即一次主动的呼气，以有效地带出分泌物。该装置不可用于肺大疱、自发性气胸或纵隔气肿以及具有气压伤高风险的患者。针对气道陷闭倾向（如COPD）患者，目前仍不明确，但考虑其可能增加动态肺过度充气和内源性PEEP，应谨慎使用。

四、效果评估

在给予患者胸部物理治疗后，评估、反馈并不断调整治疗方案是十分必要的。临床中，针对胸部物理治疗是否有效，可参考的评价标准较多，如痰液量或性状有所改变、呼吸音、患者主观反馈、生命体征、胸部X线片等影像学表现、动脉血气或血氧饱和度、呼吸机参数及呼吸力学监测。以上标准并不能完全明确治疗有效，仍需要根据具体情况综合分析。

五、问题与展望

应用胸部物理治疗可以促进气道分泌物排出，改善氧合，减少和控制肺不张、肺实变等相关并发症，进一步缩短机械通气时间和住ICU时间，改善患者预后，提高生活质量。但因仪器设备、人员培训、病情的复杂性等原因，增加了气道廓清的难度。在应用胸部物理治疗时，应先评估患者的病情及气道廓清障碍的主要原因，选择有针对性的手段，并应熟练掌握评估各项技术的规范应用方法。建立完善的治疗路径，评估 - 制定方案 - 执行和监测 - 回顾与记录，提高操作的安全性及有效性。

（袁 雪 孙 兵）

第五节 气管插管机械通气患者的气道湿化

建立气管插管人工气道的目的是及时清除气道分泌物，改善患者通气功能，保证机体供氧。气道湿化是气道管理的重点，有效的气道湿化可以提高患者的舒适感，减少痰痂形成，减少气管导管堵管事件，降低呼吸机相关性肺炎的发生率。

一、呼吸道正常的生理功能

正常情况下，呼吸道的黏液纤毛转运系统具有正常的分泌、运动生理功能，以保证气道的廓清和防御功能。呼吸道必须保持一定的温度和湿度，才能保持纤毛的正常运动和适当的黏液分泌。

温湿化（即热量和水分的交换）是上呼吸道的主要功能，其中鼻为主要部位。鼻在吸气时对气体进行加温、加湿，并冷却呼出气体，从中回收水蒸气。鼻黏膜通过黏液腺、杯状细胞分泌黏液、呼出水蒸气的凝结保持内部湿润。而其丰富的血管结构可主动调节鼻腔内的温度变化，并促进有效的热量传递。此外，鼻窦、气管和支气管内黏膜均有助于对吸入气体进行温度及湿度调节。

当吸入气体进入肺时，它将达到等温饱和界面（isothermic saturation boundary，ISB）的条件，即温度可达到 37 ℃，相对湿度为 100%（图 2-20）。该位置通常在气管隆嵴下 5 cm，并可随着气体温度、湿度以及潮气量的变化而发生位置改变。ISB 向肺下沿移动受很多因素影响，如经口呼吸、吸入冷且干燥的气体、建立人工气道绕过上呼吸道、每分通气量过高等。当患者的 ISB 下移时，呼吸道会额外补充温湿化以满足肺对气体温度和湿度的要求，而此时可导致气道上皮受损、黏液纤毛系统功能障碍、大量隐性失水等负面影响。因此，医疗环境下的温湿化治疗尤为重要。

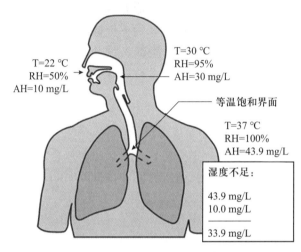

图 2-20　当人体呼吸空气时，上气道可将气体加温至 30 ℃，同时增加 20 mg/L 的水蒸气，下气道加温至 37 ℃，增加 13.9 mg/L 的水蒸气。呼气时，上气道可保留住呼出气体中一定的热量和水分，减少丢失。AH. 绝对湿度；RH. 相对湿度；T. 温度。

二、气道温湿化的目标

当危重症患者需要有创机械通气时，人工气道的建立使吸入气体绕过上气道的过滤加温及湿化，长时间吸入未充分温湿化的气体可导致气道水分大量丢失，损伤黏液清除系统，造成气道分泌物黏稠、纤毛运动能力下降等，从而加重气道廓清障碍及炎症反应，增加细菌定植的危险。大量分泌物聚集还会造成通气/血流比值失调，堵塞气道造成肺不张，引起或加重缺氧和感染。因此，充分温湿化是保障气道廓清的前提和基础。

针对建立人工气道的患者，不论采用何种湿化方式，都要求近端气道内的气体温度达到 37 ℃，相对湿度达到 100%，以维持气道黏膜完整、纤毛正常运动及气道分泌物的排出，降低呼吸道感染的发生率。有创机械通气使用主动湿化时，湿化水平在 33 ～ 44 mg/L，Y 型口处气体温度在 34 ～ 41 ℃，相对湿度为 100%。值得注意的是，国际标准化组织提醒，吸入气体温度持续超过 41 ℃可能导致潜在的热损伤，临床中应严格把控温湿化的目标范围，避免相关气道并发症的发生。

三、常用湿化装置和湿化方法

当患者吸入医源性气体时，需通过额外的装置进行气体温度和湿度补充，通过充分温湿化，以保持气道黏液纤毛装置的正常生理功能和防御功能，避免相关并发症的发生。临床中常用的湿化装置主要有两种：主动加热湿化器（heat humidifier，HH）和热湿交换器（heat and moisture exchanger，HME），HME 即人工鼻（图 2-21）。

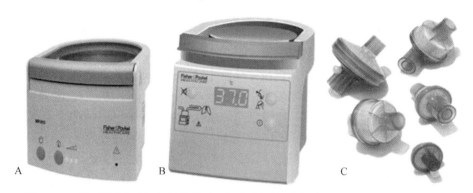

图 2-21 非伺服型主动加热湿化器（A）、伺服型主动加热湿化器（B）、人工鼻（C）

1. **主动加热湿化器** 分为伺服型和非伺服型两种。非伺服型主动加热湿化器通过调节湿化器的温度档位来调节机器功率及温度，以产生不同温度及湿度的气体。因管路中无加热导丝，受环境温度、患者通气量、流速、管路长度等多种因素影响，针对气管插管患者，指南建议应用伺服型主动加热湿化器提高气道管理质量。

伺服型主动加热湿化器需要配合内置加热导丝的管路及位于湿化罐开口处及 Y 型口管处的温度探头，通过实时监测气体温度，并自动反馈调节装置加热功率，从而保证达到预设的目标温度，在保证温湿化效果的同时，也可以减少管路中冷凝水的形成。

值得注意的是，在应用伺服型主动加热湿化器时，需要关注面板中的温度提示，正常工作时可使湿化器近患者端温度监测为 40 ℃，经过 15 cm 人工气道转接管后，使人工气道开口端温度维持于 37 ℃，以防温度过高灼伤气道（图 2-22）。当向湿化罐中注水时，应使用灭菌注射用水，且液面不得超过刻度最高限。如发现湿化罐中液体浑浊或管路污染，应及时更换，避免院内感染的发生。

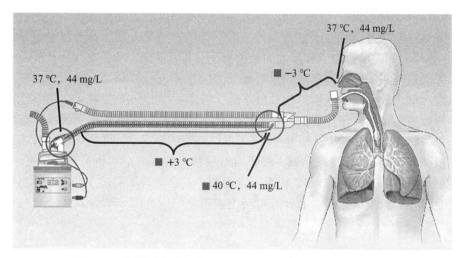

图 2-22 伺服型主动加热湿化器在气管插管患者中的温度监测

使用主动加热湿化器时，仍存在一些潜在风险，值得关注。

（1）电击：如设备处于异常或危险状态，可能导致患者和操作人员存在电击风险。

（2）灼伤气道：过度使用湿化器、低湿度和高流量气体，患者可能会出现气道灼伤的风险。

（3）湿化水进入呼吸回路：如果过量添加湿化水，水量大于湿化器蒸发速率，则可使过量的湿化水进入呼吸回路，限制通气，甚至流至患者端。

（4）呼吸机管路和 VAP 的细菌定植：尽管主动加热湿化器并不增加 VAP 的发生风险，但与呼吸机管路中细菌的快速定植相关，操作不当时，可增加交叉感染的风险。

（5）灼伤操作人员：湿化器的加热盘与湿化水温度较高，可能存在灼伤护理人员的风险。

（6）体温过低：机械通气患者吸入干冷气体有发生低体温的风险。

（7）湿化不足和黏液阻塞：湿化不足时，可导致呼吸道内分泌物黏稠，阻塞气道 / 人工气道或导致肺不张等，因此可增加气道阻力，使肺通气不足，导致相关感染加重。

（8）呼吸回路冷凝水聚集：管路中凝集冷凝水，可能导致冷凝水回流至患者气道，增加管路中的压力，导致人机不协调和呼吸机性能异常。

2. 人工鼻　美国呼吸治疗协会（AARC）建议，有创机械通气患者使用被动湿化时 HME 提供至少 30 mg/L 的湿度，但有评估证实有 37.5% 的产品能满足 AARC 的标准，其中 25% 的产品效率低于 25 mg/L。因此，该装置更适用于短期（≤ 96 h）及转运时使用。大量血性和黏稠分泌物；机械通气患者呼出潮气量低于输送潮气量 70% 时（如支气管胸膜瘘、人工气道气囊漏气）；小潮气量通气患者；体温过低（< 35 ℃）；每分通气量过高（> 10 L/min）；无创通气及雾化均为人工鼻使用的禁忌证。

目前，应用主动加热湿化器与人工鼻时，呼吸机相关性肺炎（VAP）的发生率并无统计学差异，且对患者的病死率、住 ICU 时间、机械通气时间亦无影响。但在选择时仍需关注人工鼻的多项禁忌证，定时评估湿化效果及患者气道廓清状态。

四、湿化效果评估

气道温湿化效果有多种评估方式，但需结合患者情况进行综合考量［图 2-23（彩图 5）］。临床常通过监测温度和湿度的数值来反馈装置性能，较易实施。此外，还可通过观察呼吸机管路、湿化器及无创通气面罩上的水雾进行判断。一般认为，可看到湿气及适宜水珠的效果较为合适。若效果不佳，考虑提高非伺服型主动加热湿化器档位或调节伺服型主动加热湿化器的湿化补偿功能。痰液黏稠程度是较为简单、有效的判断方法，一般将痰液黏稠度划分为 3 度。1 度：痰液如米汤或泡沫样，吸痰管内壁上无痰液滞留；2 度：痰的外观较黏稠，吸痰后有少量痰液在内壁滞留，但容易被水冲净；3 度：痰的外观明显黏稠，吸痰管内壁上常滞留大量痰液且不易被水冲净。但患者痰液引流情况受感染、咳嗽能力、通气等多种因素影响，因此需要综合判断湿化效果并进行调整。

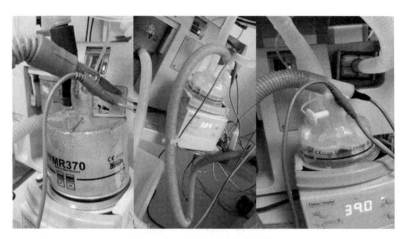

图 2-23（彩图 5）　湿化效果

五、问题与展望

目前，临床实践中仍存在诸多温湿化不当的情况，如用雾化代替温湿化、气道内滴注盐水以促进痰液引流等错误方式。这些方式脱离了"温化是湿化前提"的理论基础，增加了上气道细菌移位及院内感染的风险，且针对危重症患者的综合治疗，容易忽略气道温湿化的重要性和必要性。危重症患者应用有创机械通气时，应选择合理的湿化方式并规范使用，密切监测、评估效果。提高气体温湿化质量，为后续的气道廓清保驾护航。

（袁　雪　孙　兵）

第三章　经鼻高流量氧疗与无创通气技术

第一节　无创正压通气和经鼻高流量氧疗临床应用比较

无创正压通气（non-invasive positive ventilation，NIV）和经鼻高流量氧疗（high flow nasal cannula，HFNC）是目前常用的无创呼吸支持手段。HFNC 目前在急性低氧血症型呼吸衰竭（AHRF）中一线治疗应优先于 NIV，NIV 在 COPD 和高碳酸血症型呼吸衰竭患者中和高危重症患者拔管后预防性应用方面应优先于 HFNC，在高危术后患者中 HFNC 和 NIV 同样推荐。

一、无创正压通气

NIV 是指患者通过鼻罩、口鼻面罩、全面罩或头盔等无创性方式与呼吸机相连进行辅助通气（图 3-1）。HFNC 是指通过鼻塞持续为患者提供相对恒定并可以调控吸氧浓度（21%～100%）、一定的温度（31～37 ℃）和湿度、高流量（5～100 L/min）气体的治疗方式。

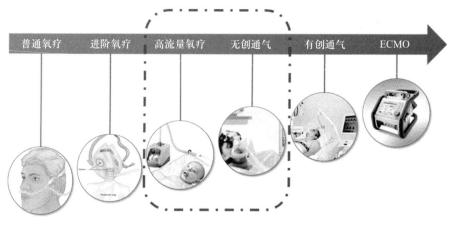

图 3-1　呼吸支持方式

相比于有创机械通气，因 NIV 和 HFNC 无人工气道，故有助于改善患者舒适度、减少镇静需求、降低院内感染发生率、减少与插管相关的并发症（气道损伤、喉头水肿、声带水肿）。相比其他氧疗措施，NIV 和 HFNC 的正压通气作用更有助于改善肺通气、减少通气/血流比值失调、改善氧合、减少呼吸做功，并且还可以通过增加胸膜腔内压、减少右心静脉回流、降低左心室跨壁压。基于这些独特优势，NIV 和 HFNC 目前已在多个临床领域广泛应用。

二、NIV 和 HFNC 的临床应用比较

关于 HFNC 和 NIV 的比较，一直是研究的热点（图 3-2），目前主要聚焦在呼吸衰

竭早期支持和拔管后呼吸支持领域，其他包括插管前预充氧、纤维支气管镜操作等。呼吸衰竭患者可区分为低氧血症型呼吸衰竭患者和高碳酸血症型呼吸衰竭患者。拔管患者可区分为重症（非手术）患者和手术术后患者，也可区分为拔管失败高危患者和低危患者。在不同人群中，NIV 和 HFNC 的临床应用倾向会有所不同。

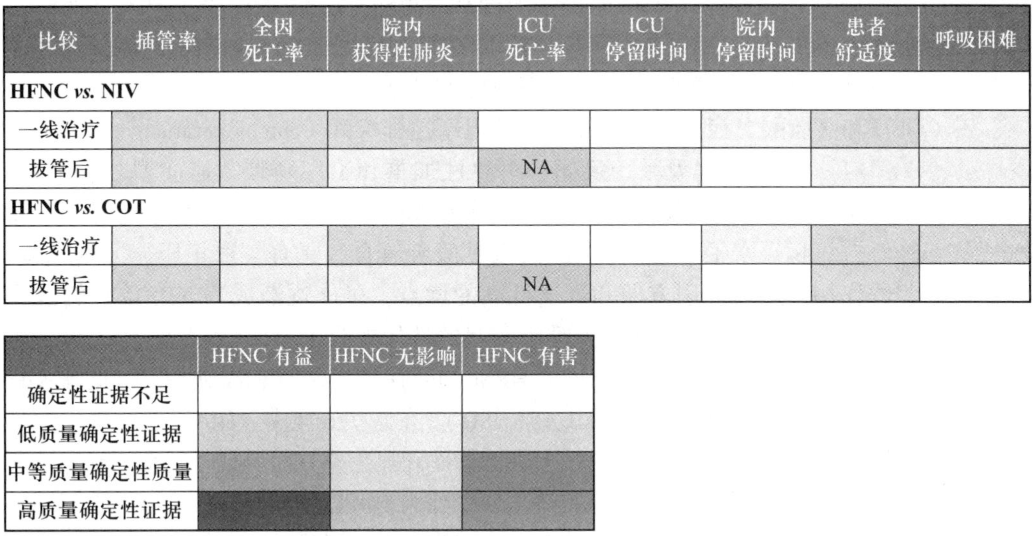

比较	插管率	全因死亡率	院内获得性肺炎	ICU死亡率	ICU停留时间	院内停留时间	患者舒适度	呼吸困难
HFNC *vs.* NIV								
一线治疗								
拔管后				NA				
HFNC *vs.* COT								
一线治疗								
拔管后				NA				

	HFNC 有益	HFNC 无影响	HFNC 有害
确定性证据不足			
低质量确定性证据			
中等质量确定性质量			
高质量确定性证据			

图 3-2　HFNC 证据地图

HFNC. 经鼻高流量氧疗；NIV. 无创正压通气；COT. 普通氧疗

1. **急性低氧血症型呼吸衰竭**（acute hypoxemic respiratory failure，AHRF）　病因有很多，包括肺部感染、慢性心脏或肺部疾病加重。AHRF 中最常用的呼吸支持是常规氧疗，包括鼻导管、储气面罩或可调式通气面罩，但其治疗失败率相对较高，这与通气支持不足、吸氧浓度（fraction of inspired oxygen，FiO_2）不稳定、缺乏温湿化以及患者自身驱动过强有关。相比于常规氧疗，HFNC 通过高流速气流与患者的吸气需求紧密匹配，可以避免呼吸驱动过强造成的肺损伤，并且 HFNC 可以提供相对稳定的 FiO_2 以及有效的温湿化，有助于增加患者的舒适度和分泌物的清除。因此，相比于常规氧疗，最新的 ERS 指南对于成人 AHRF 推荐应用 HFNC 以避免无创和有创正压通气，并降低相关的死亡风险。

NIV 有更高的压力支持，在临床上更常用于进行性或中度至重度 AHRF（$PaO_2/FiO_2 \leq$ 200 mmHg），插管和死亡风险较高的患者。但对于这部分患者，NIV 可能会导致患者延迟插管。因此，早期识别 NIV 失败对于临床十分重要。NIV 治疗 1 h 后，$PaO_2/FiO_2 < 175$ mmHg 和压力支持模式下呼气潮气量超过 9 ~ 9.5 ml/kg（预测体重）可以用于早期预测 NIV 失败。

目前有 3 项交叉试验和 5 项 RCT 研究比较了 HFNC 和 NIV 在 AHRF 患者中的应用效果，其中有 2 项 RCT 纳入的是新型冠状病毒感染（COVID-19）患者。在这些研究中，HFNC 在降低插管率方面不亚于面罩 NIV，并且 HFNC 具有更好的舒适度和耐受性。因此，最新的 ERS 指南和 ACP 指南均推荐应用 HFNC 而非 NIV 作为 AHRF 的一线治疗。

在实际临床选择中，临床医生还需要结合患者情况，判断选择 HFNC 还是 NIV。对于存在 NIV 相对禁忌的患者，如分泌物过多、解剖结构导致漏气、依从性差，HFNC 显然是更好的选择。而对于有些患者，如呼吸功增加、呼吸肌疲劳和充血性心力衰竭，

NIV 可能会产生更积极的影响。对于一些肺炎导致的 AHRF 患者，也可先尝试进行 NIV。如果患者病情恶化，则需要立即插管。在临床选择中，NIV 界面和模式、参数设置也是一个重要的考虑因素。在 HFNC 和 NIV 对比的 RCT 研究中，其中有 2 项为头盔 NIV。头盔 NIV 目前应用虽然不多，但可能会更加舒适、通气保障更充分、漏气更少、中断时间更短，其临床效果可能优于 HFNC。此外，还有 1 项 RCT 研究证实，在 (acute respiratory failure，ARF) 患者中，NIV 间歇期间应用 HFNC 相比于常规氧疗有助于降低患者的呼吸频率，缓解呼吸困难，有更好的舒适性。

2. **COPD 和高碳酸血症型呼吸衰竭** 慢性阻塞性肺疾病 (chronic obstructive pulmonary disease，COPD) 是常见的呼吸系统疾病，可急性加重和出现高碳酸血症型呼吸衰竭。在既往的指南中，COPD 和高碳酸血症型呼吸衰竭 (pH ≤ 7.35) 患者推荐应用 NIV 改善通气，降低二氧化碳水平。目前，HFNC 因其改善氧合、具有气道正压、冲刷气道、减少无效腔的作用，以及应用方便和舒适性高的优点，可能逐渐成为 NIV 治疗轻度及中度呼吸性酸中毒、慢性高碳酸血症型呼吸衰竭的替代方式。

目前有 3 项 RCT、5 项交叉试验比较了 HFNC 和 NIV 在 COPD 和高碳酸血症型呼吸衰竭患者中的应用，包括 COPD 急性加重 (AECOPD)。在这些研究中，HFNC 在改善生理学指标方面效果与 NIV 类似，舒适度更佳，但在插管率和死亡率方面仍缺乏足够的确定性证据。因此，在最新的 ERS 指南中，并不推荐 HFNC 作为 COPD 和高碳酸血症型呼吸衰竭患者的一线治疗，推荐在应用 HFNC 之前进行 NIV 试验。对于那些无法耐受 NIV 或者更喜欢 HFNC 的患者，临床医生在应用 HFNC 之前需要评估呼吸衰竭的严重程度、对治疗的反应以及患者是否可以过渡到 HFNC。此外，有 1 项随机交叉研究证实，在 NIV 间歇期间应用 HFNC 相比于常规氧疗可显著减少膈肌的活动，提高舒适度，而不影响气体交换。

3. **拔管后呼吸支持** 重症 (非手术) 患者或手术术后患者通常在满足所有撤机指标并成功通过自主呼吸试验 (spontaneous breathing trial，SBT) 后决策拔管，但临床上仍然会有 10%~20% 的患者在拔管后会出现呼吸衰竭，需要相应的无创呼吸支持以避免再插管。当拔管后选择无创呼吸支持方式时，除需要考虑患者本身因素 (如重症患者还是术后患者，拔管失败高危患者还是低危患者) 外，还要考虑拔管前 SBT 是否通过以及拔管后是否已发生拔管后 ARF，从而确定相应呼吸支持策略：促进性策略 (提早拔管并序贯应用)、预防性策略 (拔管后未出现呼吸衰竭时预防性应用) 和治疗性策略 (拔管后已出现呼吸衰竭时治疗性应用) (图 3-3)。

对于拔管失败风险低或中等的重症 (非手术) 患者，HFNC 与常规氧疗相比可预防拔管后低氧的发生，降低呼吸频率，促进分泌物清除，减少肺不张，避免升级为 NIV 或再插管。目前基于大量的 RCT 证据，最新的 ERS 指南推荐在拔除气管插管后预防性应用 HFNC。

对于拔管失败高危的重症 (非手术) 患者，如 SBT 期间可能出现高碳酸血症、合并慢性心脏病或呼吸系统疾病、高龄、肥胖等，NIV 是一种预防拔管后呼吸衰竭和再插管的有效方法，也受到指南推荐。目前有 7 项 RCT 是关于重症患者拔管后预防性应用 HFNC 与 NIV 比较，其中 2 项为高碳酸血症患者，1 项为脓毒症患者。在这些研究中，与 NIV 相比，预防性应用 HFNC 导致再次插管的风险有小幅度增加。因此，对于拔管失败风险较高的重症患者，最新的 ERS 指南推荐优先预防性应用 NIV。若患者出现 NIV 不耐受或 NIV 间歇期间，则考虑应用 HFNC。

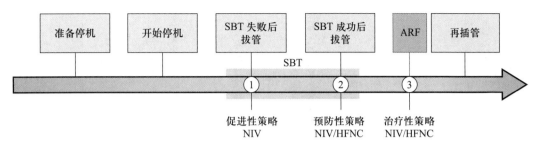

图 3-3 不同拔管时机和相应支持策略

HFNC. 经鼻高流量氧疗；HIV. 无创正压通气；SBT. 自主呼吸试验；ARF. 急性呼吸衰竭

对于手术患者，术后的呼吸支持策略通常取决于术后肺部并发症发生风险的高低。术后肺部并发症最常见于手术后的前 7 d，包括肺不张、肺炎、ARDS，其发生率与患者的基本情况（年龄、体重、基础病、吸烟等）以及手术情况（手术类型、持续时间、全身麻醉、术中机械通气、术中液体出入量等）相关。

对于术后肺部并发症发生风险较低的患者，常规氧疗是一线呼吸治疗措施，但它不能提供稳定的 FiO_2 或真正缓解呼吸做功。相比于常规氧疗，HFNC 具有冲刷无效腔、正压作用改善通气的优点，大量的 RCT 证据也证实了对于低危术后患者预防性应用 HFNC 的效果。

术后肺部并发症发生风险较高的患者，特别是胸、腹部术后患者，NIV 对术后预防或治疗拔管后 ARF 均有效，可降低插管率、医院获得性感染发生率和死亡率，缩短住院时间。因此，既往的临床指南推荐对术后出现 ARF 患者进行 NIV 治疗。但存在部分患者对 NIV 耐受性较差，并且 NIV 可能会增加吻合口瘘以及延迟伤口愈合的发生率。因此，HFNC 可能是一个比较好的替代方案。目前，针对术后应用 HFNC 和 NIV 比较的仅有 1 篇多中心 RCT，纳入了 830 例心胸外科术后患者，包含了 SBT 失败早拔管序贯的患者，SBT 成功但有拔管失败高危因素的患者，以及拔管后出现呼吸衰竭的患者。其研究结果证实 HFNC 在预防拔管后治疗失败方面不劣于 NIV。基于此，最新的 ERS 指南推荐，对于术后呼吸系统并发症高风险患者，可应用 HFNC 或 NIV。

4. **其他领域**

（1）插管前预充氧：低氧血症是危重患者气管插管时最常见的并发症之一，严重的可导致心搏骤停、神经损伤或多器官衰竭。因此，气管插管前必须进行预充氧以增加氧储备。最常用的预充氧设备包括普通面罩、球囊面罩、无创机械通气。这些方法在预充氧后必须取下面罩，以便通过口腔插入气管导管，此时是没有氧供应的。HFNC可以在插管时保持对患者进行的被动氧合，从而达到延长安全窒息时间的目的，可能降低插管后低氧血症的发生风险。但目前的 2 篇 RCT 研究，HFNC 相比于 NIV 对患者进行的预充氧并没有改善低氧血症的发生率，还需要更多的研究证实。

（2）纤维支气管镜操作：呼吸衰竭患者在接受支气管镜检查时，发生低氧相关并发症的风险会增加。既往的研究表明，对这类患者实施支气管镜检查时，NIV 有助于防止气体交换进一步恶化。目前有 2 项 RCT 研究初步证实 HFNC 可能有类似的预防效果。

（3）心源性肺水肿：最近的一项 RCT 研究中头盔 NIV 比 HFNC 在呼吸和血流动力学参数方面有更大的短期改善，插管率相似。

本节所涉研究汇总见表 3-1。

表 3-1 本节纳入研究汇总（日期截至 2022 年 8 月）

作者，年份	患者类型，数量	设计	结局
急性低氧血症型呼吸衰竭（AHRF）			
Schwabbauer N，2014	AHRF 患者，14 例	HFNC vs. NIV vs. 文丘里，交叉试验	NIV 改善氧合优于 HFNC，HFNC 耐受性优于 NIV
Vargas F，2015	AHRF 患者，12 例	HFNC vs. CPAP，交叉试验	NIV 改善氧合优于 HFNC，HFNC 和 NIV 改善呼吸困难相似
Azevedo JR，2015	AHRF 患者，30 例	HFNC 14 例 vs. NIV 16 例，随机对照试验	HFNC 和 NIV 再插管率无差异
Frat JP，2015	AHRF 患者，310 例	HFNC 106 例 vs. SOT 94 例 vs. NIV 110 例，多中心随机对照试验	再插管率无差异，90 天死亡率 HFNC 优于其他组
Spoletini G，2018	ARF 患者，47 例	NIV+HFNC 23 例 vs. NIV+COT 24 例，随机对照试验	NIV 间歇期。HFNC 相对于 COT 并没有减少 NIV 时间，但 HFNC 更舒适，并且降低呼吸频率和呼吸困难发生率
Grieco DL，2019	AHRF 患者，15 例	HFNC vs. 头盔 NIV，随机交叉试验	与 HFNC 相比，头盔 NIV 优于改善氧合，减少呼吸困难，吸气努力，具有类似的跨肺压波动，PaCO$_2$ 和舒适度
Doshi P，2018	ARF 患者，204 例	HFNC 104 例 vs. NIV 100 例，多中心随机对照试验	HFNC 72 h 治疗效果不亚于 NIV
Nair PR，2021	COVID-19 患者，109 例	HFNC 55 例 vs. NIV 54 例，随机对照试验	HFNC 与 NIV 在降低插管率和氧合方面无明显差异
Grieco DL，2021	COVID-19 患者，109 例	HFNC 55 例 vs. 头盔 NIV 54 例，多中心随机对照试验	头盔 NIV 并没有增加无需呼吸支持的天数，但降低了插管率
Coudroy R，2022	免疫抑制 ARF 患者，299 例	HFNC 154 例 vs. NIV+HFNC 145 例，多中心随机对照研究	两组死亡率没有差异，HFNC 组早期舒适度更佳
COPD 和高碳酸血症型呼吸衰竭			
Sklar MC，2018	成人肺泡囊性纤维化，15 例	HFNC vs. NIV，随机交叉试验	HFNC 降低呼吸频率和分钟通气优于 NIV

续表

作者、年份	患者类型、数量	设计	结局
McKinstry S，2019	COPD 患者，24 例	HFNC vs. NIV，随机交叉试验	NIV 降低 $PaCO_2$ 效果优于 HFNC，HFNC 耐受性优于 NIV
Bräunlich J，2019	COPD 患者，102 例	HFNC vs. NIV，多中心随机交叉试验	NIV 和 HFNC 均改善 $PaCO_2$ 水平和呼吸评分
Longhini F，2019	急性高碳酸血症患者，30 例	NIV+HFNC vs. NIV+COT，随机交叉实验	在 NIV 间歇时，HFNC 相比于 COT 可减少膈肌的活动，提高舒适度，而不影响气体交换
Doshi PB，2020	高碳酸型呼吸衰竭患者，65 例	HFNC 34 例 vs. NIV 31 例，多中心随机对照试验亚组	HFNC 和 NIV 改善血气和降低插管率和死亡率方面效果类似
Papachatzakis Y，2020	高碳酸型呼吸衰竭患者，40 例	HFNC 20 例 vs. NIV 20 例，随机对照试验	HFNC 组 $PaCO_2$ 低于 NIV 组，HFNC 优于 NIV
Cortegiani A，2020	AECOPD 患者，79 例	HFNC 40 例 vs. NIV 39 例，多中心随机对照试验	HFNC 在治疗 2 h 时降低 $PaCO_2$ 水平不劣于 NIV
Rezaei A，2021	AECOPD 患者，30 例	HFNC vs. NIV，交叉试验	HFNC 降低呼吸困难和改善呼吸窘迫于优于 NIV
拔管后呼吸支持			
Stéphan F，2015	胸心外科高危患者，830 例	HFNC 414 例 vs. NIV 416 例，多中心随机对照试验	HFNC 在预防拔管后治疗失败方面不劣于 NIV
Hernández G，2016	拔管失败高危患者，604 例	HFNC 290 例 vs. NIV 314 例，多中心随机对照试验	HFNC 在预防拔管后再插管和呼吸衰竭方面不劣于 NIV
Thille AW，2019	拔管失败高危患者，641 例	HFNC+NIV 339 例 vs. HFNC 302 例，多中心随机对照试验	HFNC+NIV 再插管率低于 HFNC
Theerawit P，2020	拔管失败高危患者，140 例	HFNC 71 例 vs. CPAP 69 例，随机对照研究	HFNC 在预防拔管后再插管和呼吸衰竭与 CPAP 类似，HFNC 舒适度优于 CPAP
Jing G，2019	高碳酸血症 COPD 患者，42 例	HFNC 22 例 vs. NIV 20 例，随机对照试验	HFNC 在改善血气和生理指标方面接近 NIV，耐受性和气道廓清优于 NIV
Tan D，2020	高碳酸血症 COPD 患者，96 例	HFNC 44 例 vs. NIV 42 例，多中心随机对照试验	HFNC 与 HIV 相比并没有导致拔管失败率增加，HFNC 的耐受性和舒适度也优于 NIV

续表

作者，年份	患者类型、数量	设计	结局
Shang X, 2021	AHRF 患者，120 例	A 组 72 例：APACHE II score < 12, HFNC 36 例 vs. NIV 36 例；B 组 48 例：12 ≤ APACHE II score < 24, HFNC 24 例 vs. 24 例，随机对照试验	HFNC 与 NIV 在预防拔管后呼吸衰竭方面无显著差异，HFNC 组腹胀发生率较低
Tongyoo S, 2021	脓毒症，222 例	HFNC 112 例 vs. NIV 110 例，多中心随机对照试验	HFNC 和 NIV 在预防拔管后 72 h 内再插管率无差异
Ramnarayan P, 2022	儿童重症患者 PICU, 600 例	HFNC 209 例 vs. CPAP 301 例，多中心随机对照试验	HFNC 组脱离呼吸支持时间长于 CPAP 组
插管前预充氧			
Jaber S, 2016	低氧患者，49 例	HFNC+NIV 25 例 vs. NIV 24 例，随机对照试验	HFNC+NIV 和 NIV 在插管相关并发症和死亡率之间没有差异
Frat JP, 2019	AHRF 患者，313 例	HFNC 171 例 vs. NIV 142 例，多中心随机对照试验	HFNC 相比 NIV 发生严重低氧血症的风险相似
纤维支气管镜			
Simon M, 2014	AHRF 患者实施纤维支气管镜，40 例	HFNC 20 例 vs. NIV 20 例，随机对照试验	NIV 在支气管镜检查前、中、后氧合方面的应用优于 HFNC，HFNC 下氧合稳定的患者支气管镜检查耐受性良好
Saksitthichok B, 2018	AHRF 患者实施纤维支气管镜，51 例	HFNC 26 例 vs. NIV 25 例，随机对照试验	NIV 和 HFNC 在预防进一步低氧方面具有相似效果
其他类型			
Pérez-Terán P, 2019	健康人群，20 例	HFNC 10 例 vs. NIV 10 例，随机对照试验	NIV 呼气肺阻抗的增加可能更高，但 HFNC 更均匀
Osman A, 2021	心源性肺水肿，188 例	HFNC 94 例 vs. 头盔 CPAP 94 例，随机对照试验	与 HFNC 相比，头盔 CPAP 在呼吸和血流动力学参数方面有更大的短期改善，插管率相似

注：HFNC. 经鼻高流量氧疗；NIV. 无创正压通气；COT. 普通氧疗；CPAP. 持续气道正压通气。

综上所述，HFNC 目前在 AHRF 中一线治疗应优先于 NIV，NIV 在 COPD 和高碳酸血症型呼吸衰竭患者中和高危重症患者拔管后预防性应用方面应优先于 HFNC，在高危术后患者中 HFNC 和 NIV 同样推荐。HFNC 还可以用于 NIV 禁忌、不耐受或 NIV 间歇期的替代治疗。在实际临床应用时，除患者病情外，设备条件和资源利用也是需要考虑的内容。

（刘　凯）

第二节　经鼻高流量氧疗的参数设置

经鼻高流量氧疗（high flow nasal cannula，HFNC）是指通过未密封的鼻导管直接将一定氧浓度的高流量空氧混合气持续输送给患者的一种氧疗方式，其流量、氧浓度及湿度稳定且在一定范围内可控。因其具有送气流速高（可高达 60 L/min）、湿化效果好（可在 21% ~ 100% 范围内精确调节氧浓度）、患者耐受性好等优点，受到临床的普遍关注，并应用于各种临床呼吸支持情况，其在改善 ARF 患者的氧合、拔除气管插管后的呼吸支持、心脏或胸部手术后高危和（或）肥胖患者术后呼吸支持方面已有明确的证据支持，并被国际临床指南所推荐。

HFNC 的生理学效应包括降低上气道阻力和呼吸功、冲刷上气道解剖无效腔、呼气末正压效应、增加呼气末肺容积效应、良好的温湿化效应以维持黏液纤毛清除功能等。为了达到上述治疗效果，需要对高流量氧疗的参数进行适当设置。市面上的高流量湿化治疗仪一般包括 3 个调节参数：氧浓度或氧流量、气体流速、温度。虽然调节参数看上去简单，但仍需要进行准确的设置才能发挥其应有的治疗作用。下面具体阐述 3 个参数设置的原则。

（1）氧浓度：总体原则为目标氧疗和滴定式调节。医护人员应秉持视"氧"为"药物"的原则，尽量在满足目标 SaO_2 的情况下调低氧浓度。通常情况下，多数 COPD 和有高碳酸血症风险（高碳酸血症型呼吸衰竭）患者的氧疗目标是 SaO_2 达到 88% ~ 92%，而没有高碳酸血症的呼吸衰竭（低氧血症型呼吸衰竭）患者的氧疗目标为 SaO_2 达到 92% ~ 96%。实践过程中，需要采用滴定式调节的方法，在调节氧浓度的过程中，不断地观察患者的血氧饱和度以达到目标氧合。此外，还应注意 HFNC 仪的氧流量计为外置还是内置：外置的氧流量计需要将设置流量调至大于外置氧流量计，而且外置的氧流量计因量程较大，氧流量调节流量和实际的流量可能也有差距，应以实际显示的氧浓度为准；内置的空氧混合仪往往更准确，能够精确地调节输出氧浓度，达到 1% 的精度，且无须加载氧电池等耗材。需要明确：HFNC 输入氧浓度不等于患者的实际吸入气氧浓度（FiO_2）。当估计患者的实际 FiO_2 时，还要考虑患者的实际吸气峰流速，通常来说，当高流量的输出流量大于患者的吸气峰流速时，实际 FiO_2 才能接近设置的氧浓度。如果 HFNC 的输出流量远小于患者的吸气峰流速，那么实际的 FiO_2 将远小于 HFNC 设置的氧浓度。

（2）气体流速：HFNC 的高气体流速能够快速冲刷掉解剖无效腔的气体，有文献报道，在流量为 45 L/min 的情况下，上气道解剖无效腔的气体可在 500 ms 内冲刷干净。因此，在这种情况下，患者吸入的氧气浓度受吸气流速影响较小，更加稳定。除此之外，HFNC 还具有治疗阻塞性睡眠呼吸暂停（obstructive sleep apnea，OSA）、ARDS 以及急性心源性肺水肿（acute cardiogenic pulmonary edema，ACPE）等疾病的作用，其机制包括：高的气流流速能够显著提高咽后壁的压力，形成一定的呼气末正压（positive end expiratory pressure，PEEP）乃至肺内正压，从而降低胸腔负压，增加肺泡压，等同于降低血管内静水压的效应。一般来说，设置的流速越高，上述效应的临床效果越明显。但随着流速设置得越高，HFNC 的副作用也凸显出来，包括黏膜干燥、皮肤刺激等。文献报道，设置流速为 60 L/min，患者吸气峰流量（peak inspiratory flow，PIF）在 40 L/min 的情况下，HFNC 所形成的 PEEP 大约为 8 cmH_2O。

推荐的流量设置原则：①提供更高的、更稳定的 FiO_2，应设置更高的流量；②为提高降低 CO_2 的疗效，应设置更高的流量；③为获得更好的 PEEP 正压效应，应设置更高的流量；④为获得更好的舒适性，应设置更低的流量。低氧血症型呼吸衰竭流量设置：初始流量设置为 30～40 L/min，患者耐受后可调至 50～60 L/min，甚至 80 L/min。高碳酸血症型呼吸衰竭流量设置：初始流量设置为 20～30 L/min，依据患者耐受性和依从性调节，如果患者的二氧化碳潴留明显，流量可设置为 45～55 L/min，甚至更高，至患者耐受的极限。

（3）温度设置：HFNC 治疗的同时必须进行湿化，一般推荐初始温度设置为 34 ℃，对温度较为敏感或不耐受的患者初始温度设置为 31 ℃；对于气管切开或气管插管使用高流量湿化氧疗的患者，可设置初始温度为 37 ℃。总体原则：根据患者的舒适度、耐受度以及痰液黏稠度适当调节。同时密切关注气道分泌物性状的变化，实时避免湿化过度或湿化不足，按需吸痰，防止痰堵窒息等危及患者生命安全的事件发生；注意管路积水现象并及时处理，警惕误入气道引起呛咳和误吸；还应注意患者鼻塞位置高度高于机器和管路水平，一旦报警，应及时处理管路中的冷凝水。

HFNC 作为一种呼吸支持技术手段，其对轻、中度低氧血症型呼吸衰竭具有积极的治疗效果，且参数设置较为简单，目前在临床应用广泛。医务人员应在掌握上述原则的情况下规范调节参数，方能使 HFNC 发挥其应有的作用。

（陈一冰）

第三节 经鼻高流量氧疗在阻塞性睡眠呼吸暂停低通气综合征中的应用

阻塞性睡眠呼吸暂停低通气综合征（obstructive sleep apnea hypopnea syndrome，OSAHS）（以下简称 OSA）是最常见的睡眠呼吸障碍，其特征是上呼吸道反复发生塌陷或阻塞，造成间歇性低氧、高碳酸血症、睡眠片段化等情况，并与各种代谢疾病的高发病率和高死亡率有关。针对 OSA 的经典治疗包括持续气道正压通气（continuous positive airway pressure，CPAP）、口腔矫治器治疗和外科手术。目前 CPAP 被推荐为 OSA 的一线治疗方法，但由于存在压力或鼻界面不耐受、鼻腔刺激、幽闭恐惧症、皮肤破损以及潜在的儿童面中部发育不良风险等副作用，其应用受到限制。

高流量、增湿、温度调节的经鼻高流量氧疗（high flow nasal cannula，HFNC）作为无创正压通气的替代方法，在重症监护、儿科和呼吸科常用于低氧血症型呼吸衰竭患者。HFNC被认为是治疗OSA的一种潜在方法，相对于CPAP，它具有侵入性小、舒适性佳的特点。

一、文献综述

在需要鼻饲管喂养的OSA合并缺血性卒中患者中开展的一项初步研究发现，当流速高达50~60 L/min时，HFNC能够显著降低呼吸暂停低通气指数（AHI）、总觉醒指数和氧饱和度指数。在儿科患者中，HFNC降低了CPAP不耐受OSA患儿的AHI，改善了氧合，降低了心率。2015年的一项研究将上呼吸道流量限制的改善归因于HFNC提高了鼻咽压力和增加了肺容量。一项HFNC治疗中国成人OSA患者的研究表明，总体而言，HFNC能够显著降低AHI。具体来看，其降低轻度至中度患者的AHI效果更好，而且50岁以上OSA患者对HFNC的治疗反应更好。上述研究说明HFNC有望成为不耐受CPAP患者的另一种选择。

另外，上述国内研究还尝试调节HFNC的流量，观察其对患者睡眠质量的影响，发现在高于20 L/min的流量条件下，患者睡眠效率将降低。当将流量从20 L/min调整到25 L/min时，增加的气流将促使呼吸暂停指数（AI）转化为低通气指数（HI），推测可能较高的气体流速增加了咽后壁的压力，使上气道不容易完全塌陷。

另一项比较HFNC和CPAP的研究表明，在治疗疑似中、重度OSA患者非心脏手术后第一晚后，HFNC和CPAP在改善术后患者夜间血氧（SpO_2下降 > 4%的次数）方面的疗效没有差异。并且73.3%的患者更偏好于使用HFNC，原因包括设备舒适性、易用性、更低的噪音水平和功效感知等。

高流量氧疗治疗睡眠呼吸暂停的原理主要是其高流速的气流可以在咽后壁形成一个正压，从而防止或减轻睡眠时因肌肉松弛造成的上气道闭塞。这一正压因流速不同而不同。研究报道，在成人志愿者闭口呼吸时，当HFNC的流量调节至60 L/min时，呼气末咽后壁的压力可达到5.4 cmH_2O（男性）或8.7 cmH_2O（女性）。在婴幼儿模型中也有类似作用，当流量达到8 L/min时，鼻咽部和气管的呼气末正压能分别达到1.306 cmH_2O和0.828~1.133 cmH_2O。研究也发现，因HFNC的导管为非闭合界面，张口呼吸可能会严重漏气，从而导致咽后壁正压下降50%。

另外，有研究注意到，HFNC治疗OSA可能造成继发的中枢型睡眠呼吸暂停事件。该病例报道中，一例37岁的男性轻度OSA患者在使用HFNC并同时进行多导睡眠图（PSG）监测时，发现了新发的中枢型睡眠呼吸暂停事件，而患者在基线PSG时中枢型睡眠呼吸暂停事件指数仅为每小时0.1次。患者在清醒时接受HFNC治疗，但过程中入睡，当HFNC流量从20 L/min增加到60 L/min时，中枢型睡眠呼吸暂停事件呈增多趋势。这一发现表明，HFNC治疗也可类似CPAP，诱发中枢型睡眠呼吸暂停，研究人员推测其机制可能与HFNC治疗后$PaCO_2$降低至低于呼吸暂停阈值有关。此外，HFNC的高流速可能会过度刺激上呼吸道中的气流敏感受体，这可能会抑制吸气努力，并导致中枢型睡眠呼吸暂停。前后交叉对比 HFNC 和 CPAP 治疗 OSA 人群的研究发现，HFNC 导致的中枢型睡眠呼吸暂停事件甚至比 CPAP 更多，尤其是在仰卧位和 NREM 睡眠期。推测其原因可能为高流量会导致通气过度，向鼻内吹入空气会冲走解剖无效腔的气体，减少二氧化碳再吸入，从而导致中枢型睡眠呼吸暂停。

除改善呼吸事件和睡眠时的血氧外，部分学者对 HFNC 治疗是否影响睡眠质量也做了研究，发现 HFNC 在改善睡眠质量方面的作用小于 CPAP。在这项研究中，除总的睡眠时间外，接受 HFNC 治疗的大部分 OSA 患者在睡眠结构方面与基线时并没有差异，包括各个睡眠期的比例。但在降低不同睡眠期的 AHI 方面，HFNC 降低 REM 期相关的 AHI 比降低 NREM 期相关的 AHI 更明显。另外一篇报道中，与基线睡眠相比，在改善睡眠效率方面，HFNC 明显不如 CPAP；而且在改善各个睡眠期比例方面，两种治疗方法没有差异。但与基线相比，HFNC 治疗除改善了 N2 睡眠期的比例外，还减少了呼吸事件相关觉醒和自发觉醒事件。

总结上述文献，HFNC 改善睡眠时气道通畅性的可能机制如下：①吸气气流增加引起的咽部压力升高，进而可能引起肺容量增加，从而改善氧气储存和上呼吸道通畅程度。②睡眠期间的通气改善可以增强睡眠期的连续性，从而稳定呼吸，减少呼吸事件。将空气吹入鼻腔的另一个好处是减少了无效腔通气。可能这些机制的个体效应整合，进而改善了阻塞性呼吸事件。

二、结论

HFNC 治疗儿童或成人 OSA 是有效的。目前的研究均显示呼吸事件能得到显著改善，降低阻塞性呼吸暂停事件和低通气事件的比率。此外，HFNC 虽不能提高睡眠效率及延长总睡眠时间，但呼吸唤醒次数明显减少。这些发现表明，HFNC 可以改善呼吸相关睡眠参数，但不能改善非呼吸相关睡眠事件。但同时仍有很多尚待解决的问题。例如，高流量在咽后壁形成的正压大小是否有限制；对不同病因的 OSA 患者（如上气道解剖异常、肥胖造成的咽腔狭窄或因年龄造成的上气道松弛）的治疗效果是否相同；HFNC 能否改善 OSA 导致的不同结果（如心血管疾病、失眠）；如何调节流量，能够在最大限度地减少呼吸事件和不影响睡眠质量之间达到平衡。这些问题都需要进一步的研究。高流量患者的依从性较好，但该方式能否成为治疗 OSA 的新选择，仍需要更多的证据来支持。

（陈一冰）

第四节　经鼻高流量雾化吸入治疗的临床应用进展

已经有不少临床研究证实，经鼻高流量氧疗（high flow nasal canula，HFNC）在改善急性低氧血症型呼吸衰竭患者的氧合和避免气管插管方面具有切实的临床疗效。但在 HFNC 治疗期间，呼吸道疾病可能需要使用雾化药物治疗，如支气管痉挛需要雾化吸入沙丁胺醇，肺动脉高压需要吸入依前列环素。另外，经鼻高流量雾化吸入治疗能够提高患者的舒适性和依从性，尤其是对儿童和需要长时间雾化治疗的患者，这一点非常重要。因此，相关研究近年来逐渐增多，下面针对经鼻高流量雾化方式的选择、雾化时 HFNC 流量的调节、雾化装置的放置位置等外部因素对雾化药物沉积率的影响，对目前的研究进展进行总结。

经鼻高流量雾化相对于传统的喷射雾化和面罩吸入雾化方式等，更符合经鼻呼吸的特点，且雾化气体温度更接近体温，同时不影响进食、进水和讲话，舒适性好，因此更易被儿童患者接受。一项全球 ICU 医护人员在 HFNC 使用期间的雾化方式选择调查结果显示：40% 的受访者会选择将振动筛孔雾化器（vibrating mesh nebulizer，VMN）放置于 HFNC 管路中，通常放置于湿化罐出气口与加热管路之间，而 28% 的受访者会选择小容量射流雾化器（jet nebulizer，JN）。在儿童和成人进行的体外和体内显像扫描研究表明，使用 HFNC 通过 VMN 输送的吸入剂量是使用 JN 的 2~3 倍。这一发现可以用 VMN 的残留量很少或没有，而 JN 的残留量为 0.5~1.5 ml 来解释，JN 的残留量导致了 25%~50% 或更多的剂量浪费。与电力驱动的 VMN 不同，JN 由压缩气源驱动以生成气溶胶，通常最小气体流量为 6 L/min，这意味着一旦 JN 与 HFNC 联合使用，HFNC 总气体流量将超过 6 L/min。这就限制了其在儿童中的使用，尤其是那些 HFNC 气体流量不能高于 6 L/min 的婴幼儿。此外，混合到 HFNC 系统中的驱动气体会改变输送给患者的 HFNC 中吸氧浓度（FiO_2）的比例，因此对于 FiO_2 有严格要求的患者（如 COPD 患者或儿童），JN 不能放置于 HFNC 中使用。因此，VMN 更适合经鼻肺气雾剂输送，尤其是儿童。

雾化药物的气道沉积率是影响疗效的重要因素，不同的雾化方式对药物的气道沉积影响不同。而关于经鼻高流量氧疗期间的雾化效果，流速的调节或成为影响药物沉积的关键因素。有体外研究文献报道，使用 VMN 通过 HFNC 输送雾化药物，在常规流量设置下，能达到与常规雾化装置相比类似的肺内沉积量。然而，当使用 HFNC 的同时再使用常规雾化装置，肺内沉积量远低于使用经鼻高流量雾化吸入或者撤离 HFNC 后单独使用常规雾化装置，这可能是因为高流量气体以高于吸气的速率持续进入鼻腔，将气溶胶从气道中冲走。因此，临床上不能采用在 HFNC 使用同时应用常规雾化装置，如空气压缩雾化装置。有研究报道，使用 VMN 在平静呼吸期间通过 HFNC 输送气雾剂时，无论体外还是体内，HFNC 流量与患者吸气峰流量的比例与气溶胶的肺内沉积量密切相关。当气体流量设置为患者吸气流量的 50% 左右时，发现吸入剂量效应达到峰值。一项随机对照临床试验表明，当 HFNC 的流量设置为患者平静呼吸时吸气峰流量的 50% 时，患者对吸入沙丁胺醇的舒张效应最佳。因此，在经 HFNC 雾化吸入药物时，应同时根据患者吸气峰流量实时调节 HFNC 流量。

类似于有创通气时的雾化装置放置对气溶胶输送效率的影响，在经 HFNC 雾化吸入时，雾化装置的位置对雾化效果仍有影响。通常来说，雾化器可以放置于靠近患者（即鼻导管和高流量仪器管路之间）或靠近湿化罐的位置。体外研究报告称，当将 VMN 放置在湿化罐入口位置时，气溶胶沉积量将大于将雾化器放置在靠近患者的位置，因为管路和湿化罐可以作为产生的气溶胶的储存器，因此 VMN 是持续产生气溶胶的，如果不能储存，将导致呼气相气溶胶的浪费。但也有例外的情况，如在气体流量极低 [≤ 0.25 L/（kg·min）] 的婴儿中，雾化器放置在距离患者较近的地方将更有效。

此外，患者使用经 HFNC 雾化的呼吸形式，如张口呼吸或闭口呼吸，也对吸入药物的剂量有影响，且与吸入气体和流量设置有关。Réminiac 及其同事报道，在使用 HFNC 经鼻气雾剂输送过程中，当气流设置为高于患者的吸气流量时，张口呼吸与闭口呼吸相比减少了吸入剂量。Li 等在其最近的儿科体外模型研究中发现了类似的结果。有意思的是，当气流低于患者的吸气峰流量时，张口呼吸导致的吸入剂量高于闭口呼吸。其可能的机制是，在通过口腔呼气时，鼻腔收集的低气体流量下气溶胶持续累积，并在下一次吸气时被吸入。相比之下，较高的气体流量会将气雾剂从鼻咽冲洗出来，从而减少下一次吸入时的药物量。

鉴于最近的新型冠状病毒感染流行，即通过接触、飞沫和空气传播，有人担心 HFNC 的高流速会增加患者感染生物气溶胶的传播风险。但多项证据已表明，HFNC 并不会增加房间内气溶胶的浓度，而且当患者在使用 HFNC 时佩戴外科口罩，能有效地降低气溶胶浓度，从而最大限度地减少使用 HFNC 期间的传播风险。在经 HFNC 进行雾化吸入时，嘱患者佩戴外科口罩也能明显降低房间内气溶胶的浓度。

综上所述，HFNC 气溶胶输送与传统气溶胶输送对于成人和儿童患者的临床疗效相似。由于其舒适性，经鼻气雾剂给药尤其适合幼儿等对冷气溶胶敏感和需要长期吸入雾化药物的患者。相比于射流雾化器或定量雾化器，振动筛孔雾化器的气溶胶沉积量更多，尤其是当其放置在 HFNC 加湿器的入口处时。当 HFNC 气体流速设置低于患者吸气流量时，气溶胶沉积高于将 HFNC 气体流速设置超过患者吸气流速时的气溶胶沉积。因此，在条件允许的情况下，建议在经鼻气雾剂输送过程中进行 HFNC 气体流量滴定。另外，在经鼻 HFNC 使用的同时，嘱患者佩戴外科口罩，可能会减少气溶胶的扩散。

（李　洁　陈一冰）

第五节　如何利用床旁简易指标评估无创通气失败

无创通气失败率高，且无创通气失败也会增加患者死亡风险，采用 HACOR 指数可以快速识别无创通气失败的高风险患者。对于无创通气失败高风险患者，尽早插管能避免延迟插管带来死亡风险的进一步增加。

一、无创通气失败率高

随着无创通气的发展及循证医学证据的积累，无创通气的使用率逐年增加。在 ICU 中，无创通气作为呼吸衰竭患者的首选治疗方案，占比达 24%。国内外指南也强烈推荐将无创通气用于 COPD 急性加重、急性左心衰竭、免疫抑制等患者，也可选择性用于重症肺炎、ARDS 等患者。但无创通气本身具有一定的失败率，在 COPD 等高碳酸血症型呼吸衰竭患者中，无创通气失败率为 15%～24%。在重症肺炎、ARDS 等低氧血症型呼吸衰竭患者中，无创通气失败率更高，可达 25%～59%。由此可见，无创通气的失败率仍然很高。

二、无创通气失败增加死亡风险

以 COPD 为代表的高碳酸血症型呼吸衰竭患者中，无创通气失败者的院内死亡率反而比初始即直接气管插管行有创通气的患者更高（27% vs.23%，P < 0.01）。在重症肺炎等低氧血症型呼吸衰竭患者中，无创通气失败者的院内死亡率也比初始即直接气管插管有创通气的患者高（38.4% vs.31.3%，P < 0.01）。由此可见，无创通气失败增加患者死亡风险。

三、未能早期识别无创通气失败，进一步增加死亡风险

在无创通气失败气管插管的高碳酸血症型呼吸衰竭患者中，如果插管时间在上无创通气初始 24 h 内，患者死亡率为 5.6%；如果插管时间超过 24 h，患者死亡率为 68%（P < 0.01）。在无创通气失败气管插管的低氧血症型呼吸衰竭患者中，存活者从使用无创至气管插管的时间是 32 ± 24 h，而死亡者为 78 ± 65 h（P=0.01）。由此可见，未能早期识别无创通气失败将导致患者死亡风险显著增加。

四、心率、酸中毒、意识、氧合和呼吸频率组成的 HACOR 指数可快速识别无创通气失败

笔者带领的团队在 2017 年开发了以心率、酸中毒（pH 评估）、意识（格拉斯哥昏迷评分）、氧合情况（PaO_2/FiO_2 评估）、呼吸频率 5 个变量在低氧血症型呼吸衰竭患者中建立预测无创通气失败的量表（表 3-2）。5 个变量［心率（heart rate）、酸中毒（acidosis）、意识（consciousness）、氧合情况（oxygenation）、呼吸频率（respiratory rate）］组成 HACOR 指数。该量表预测患者无创通气失败的 AUC 在无创通气 1 h、12 h、24 h 和 48 h 分别为 0.89、0.87、0.88、0.87。以 HACOR 指数 5 分作为判断阈值，> 5 分预示患者无创通气失败风险高。对于高失败风险患者，早期插管较延迟插管显著降低了患者的院内死亡率（66% vs.79%，P=0.03）。

表 3-2　笔者团队研发的 HACOR 指数预测低氧血症型呼吸衰竭患者无创通气失败赋值评分表

变量	范围	赋值
心率（次/分）	< 120	0
	≥ 121	1
pH（酸中毒）	≥ 7.35	0
	7.30 ~ 7.34	2
	7.25 ~ 7.29	3
	< 7.25	4
GCS（意识）	15	0
	13 ~ 14	2
	11 ~ 12	5
	≤ 10	10

续表

变量	范围	赋值
PaO₂/FiO₂（mmHg） （氧合情况）	≥ 201	0
	176 ~ 200	2
	151 ~ 175	3
	126 ~ 150	4
	101 ~ 125	5
	≤ 100	6
呼吸频率（次/分）	≤ 30	0
	31 ~ 35	1
	36 ~ 40	2
	45	3
	≥ 46	4

在以 COPD 为代表的高碳酸血症型呼吸衰竭患者中，笔者同样以心率、酸中毒、意识、氧合情况和呼吸频率建立无创通气失败的预测量表（各个变量赋值列于表 3-3）。与低氧血症型呼吸衰竭患者的 HACOR 指数比较，COPD 患者的 HACOR 指数纳入的是相同变量，但二者各个变量的赋值权重不同，详细赋值列于表 3-2 和表 3-3。与低氧血症型呼吸衰竭类似，分值越高，预示患者无创通气失败的风险越大。与低氧血症型呼吸衰竭患者相同，以 HACOR 指数 5 分为判断阈值，> 5 分即为无创通气失败高风险患者。对于高失败风险患者，早期插管较延迟插管显著降低了患者的院内死亡率（36% *vs.*75%，*P* < 0.01）。在非 COPD 的慢性呼吸衰竭急性加重患者中，HACOR 指数也表现出较高的预测敏感性和特异性。

表 3-3 笔者团队研发的 HACOR 指数预测 COPD 等高碳酸血症型
呼吸衰竭患者无创通气失败赋值评分表

变量	范围	赋值
心率（次/分）	< 100	0
	100 ~ 119	1
	120 ~ 139	2
	≥ 140	3
pH （酸中毒）	≥ 7.35	0
	7.30 ~ 7.34	2
	7.25 ~ 7.29	3
	7.20 ~ 7.24	5
	< 7.20	8

续表

变量	范围	赋值
GCS （意识）	15	0
	14	2
	13	4
	12	6
	≤ 11	11
PaO$_2$/FiO$_2$（mmHg） （氧合情况）	≥ 150	0
	101 ~ 149	1
	≤ 100	2
呼吸频率（次/分）	< 30	0
	30 ~ 34	1
	35 ~ 39	2
	≥ 40	3

综上所述，无创通气失败率高，采用 HACOR 指数可以快速识别无创通气失败的高风险患者。对于高失败风险患者，尽早插管能避免延迟插管带来死亡风险的进一步增加。

（段　均）

第六节　家用呼吸机压力滴定

家用呼吸机的应用指征包括各种原因引起的慢性呼吸衰竭，如慢性呼吸系统疾病、神经肌肉疾病及睡眠呼吸暂停。在慢性呼吸衰竭患者中，呼吸机为支持方式，而对于睡眠呼吸暂停患者，使用呼吸机则为一线治疗方式。在慢性呼吸衰竭患者中，合并睡眠呼吸暂停的比例约为 50%。

一、家用呼吸机的不当使用会增加死亡风险

"医生说要用，就用嘛，用了总比不用好，最多就是没效果嘛"。这是笔者在开设呼吸治疗门诊前开展的小范围调研期间听到的患者家属最常说的话。但实际上，家用呼吸机在不适当使用的情况下会增加死亡率，引发不良事件。

2015 年发表在 *NEJM* 上的 SERVE-HF 研究纳入了 1325 例左室射血分数 < 45%，且合并中枢型睡眠呼吸暂停的患者，试验组使用适应性伺服通气，对照组不使用呼吸机。对所有研究对象随访 1 年后发现，试验组患者的全因死亡率（*HR* 1.28；95%CI 1.06 ~ 1.55；*P*=0.01）和心血管相关死亡率均高于对照组（*HR* 1.34；95%CI 1.09 ~ 1.65；*P*=0.006）。

另一项研究仅进行了 1 周，该研究在心力衰竭合并中枢型睡眠呼吸暂停患者中使用了经鼻高流量氧疗，在研究纳入 5 例研究对象时，研究者就发现有 3 例研究对象报告使用期间发生了心悸。出于安全考虑，研究被迫提前终止。

上述 2 项研究均在学界引发了热烈讨论，对结果的解读涉及很多方面，患者自身病理生理变化、呼吸机品牌及算法问题、患者依从性问题等均会影响呼吸机的使用效果。但无论背后的原因是什么，这些结果都提醒我们，家用呼吸支持手段不可以随意使用，否则会增加患者的死亡风险和不良事件发生的风险。

二、压力滴定和随访是成功的关键

家用呼吸机在某些患者中应用失败，不意味着这是一种失败的治疗方式。防止失败的关键，一是在使用之前进行压力滴定和全面的监测；二是进行密切的随访。

睡眠呼吸暂停的压力滴定可以在睡眠监测室进行。然而慢性呼吸衰竭的家用呼吸机压力滴定开展的困境很多，其中包括无法准确抓取患者的呼吸相关信息、家用呼吸机无法提供准确的呼吸监测参数、无创呼吸机的压力滴定需要兼顾呼吸与睡眠等。

有很多患者，尤其是 COPD、神经肌肉疾病、肥胖低通气患者，都是直接从 ICU 或呼吸科病房出院，在医生建议下开始使用家用呼吸机。细心的患者和家属会拍下病房里医用呼吸机的参数，回家之后按照这个参数使用。然而，医用呼吸机的参数并不能等同于家用呼吸机的参数。同时，家用呼吸机的参数设定更为复杂。ICU 或呼吸科病房的条件远远达不到监测和滴定的要求。

若想单纯滴定一个可以帮助慢性呼吸系统疾病患者维持较好的呼吸状态的参数并不难，可以通过患者清醒期间进行呼出气二氧化碳、经皮二氧化碳、指脉搏氧饱和度、动脉血气监测等，直接在 ICU/ 呼吸科病房里进行白天家用呼吸机参数滴定。但是，50% 的慢性呼吸衰竭患者合并睡眠呼吸障碍，对于这部分患者，其白天和夜间的呼吸机参数是不同的。我们曾遇到一位肥胖低通气（5 级）的患者，在病房设置的医用呼吸机参数为 IPAP 17 cmH_2O，EPAP 6 cmH_2O。这个参数在 ICU/ 呼吸科病房中非常常见。在病房中并没有发现问题，但当患者在睡眠监测室进入睡眠状态之后，我们发现在这个参数下，患者反复发生睡眠期间的中枢型睡眠呼吸暂停，每次长达 90 s 以上。中枢型睡眠呼吸暂停在 ICU/ 呼吸科病房中并不少见。研究显示，在夜间使用 PSV 过夜的 16 例患者中，有 2 例出现了中枢型睡眠呼吸暂停，但在没有监测呼吸努力和开启背景频率的情况下，较难被发现。

虽然家用呼吸机能够提供一些监测数据，帮助医生判断患者睡眠期间的状况，但前期的研究发现，其监测结果极不准确，监测的呼吸事件比手动分图每小时减少了 10 次，尤其是在心衰、脑卒中患者中比较常见的中枢性呼吸暂停 / 低通气，最容易被遗漏（图 3-4）。另一项研究显示，各个品牌呼吸机间的监测能力大相径庭。所以，不应单纯地基于家用呼吸机给出的数据来直接给这类患者设置参数。极少数呼吸机品牌中的一些型号的家用呼吸机会提供气流 / 压力波形，可以帮助医生做出更加准确的判断。

另外，家用呼吸机的压力滴定目标不仅仅是血气和呼吸状态。家用呼吸机的使用是长年累月的，睡眠质量是呼吸学科背景的临床医生最容易忽略的问题，往往在病房 /

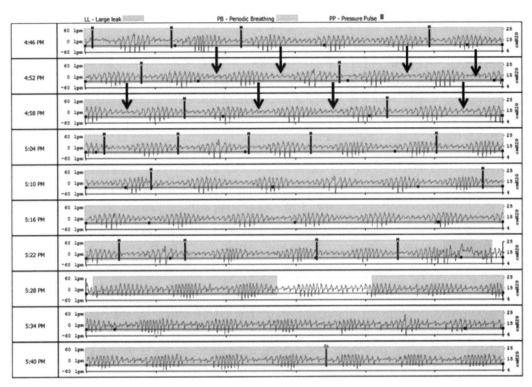

图 3-4　某患者的呼吸机流量波形图

注：图中垂直直线代表呼吸监测到的呼吸事件，箭头代表部分被呼吸机漏掉的呼吸事件。
（图中没有标记每一个呼吸事件）

呼吸科 ICU 中设置参数时，医生追求的是呼吸相关指标的正常。短时间内的睡眠质量受影响带来的后果可能不容易被注意到。但不适当的参数设置对睡眠质量的影响会增加患者心血管事件的发生风险，影响全身每一个器官，最终导致死亡率上升。

一些呼吸机模式（如双水平正压通气和 ASV）会引发人机不同步，其中，人机不同步引发的频繁微觉醒被认为是 ASV 导致死亡率增加的原因之一。人机不同步导致患者频繁觉醒的问题，如果不经过多导睡眠图的监测，被发现的可能性很小。研究显示，如果使用多导睡眠图对稳定期使用家用无创呼吸机的患者进行连续两晚的滴定，可显著改善人机同步性。

因此，夜间使用多导睡眠图及呼出气二氧化碳监测来指导夜间家用呼吸机参数的设定是十分必要的。

三、家用呼吸机也应该有"处方"，由专业人士进行设置和随访

笔者曾遇到一位睡眠呼吸暂停患者，经过人工压力滴定后，报告显示，打开上气道的最佳压力为 13 cmH$_2$O。患者通过网络购买家用呼吸机并开始使用。但是在呼吸治疗门诊随访时，患者自述呼吸机使用效果不好。在排除了一系列因素之后，我们询问他 CPAP 压力设置为多少，患者信誓旦旦地告诉我们，设置了"2"档。我们随即让患者回家取来他的呼吸机，开机检查后发现，患者的 CPAP 压力初始设置值为 4 cmH$_2$O。

对于专业人士来说，家用呼吸机的参数设置操作虽然如同电视机换频道一样简单，但患者在专业术语面前感觉是很无力的。因此，由专业的团队进行呼吸机参数设置，并对呼吸机使用注意事项进行宣教，十分必要。

在睡眠呼吸暂停中，因没有及时随访而及时发现呼吸机治疗效果不佳，引发患者心律失常的事件屡见不鲜。复杂性睡眠呼吸暂停是命名者在接手另一名医生因退休而转诊过来的患者时，对诊断阻塞性睡眠呼吸暂停（OSA）并使用呼吸机之后，发生了心律失常的患者进行深入研究而发现的。同时，笔者也在美国遇到一个因随访管理不到位而引发的事件。一例 COPD 合并睡眠呼吸暂停使用双水平正压通气的患者，其淘气的孩子在玩耍时调节了患者的呼吸机压力至最低水平。患者呼吸机不耐受，依从性下降，因高碳酸血症型呼吸衰竭入院。呼吸机数据显示，睡眠呼吸暂停低通气指数（AHI）为 87 次 / 小时。即使在医疗条件比较好的美国，患者使用的是自动传输呼吸机监测数据与气流波形图至随访系统的呼吸机，仍然没有足够的人力来及时发现问题。

关于家用呼吸机的随访，要求医生在有限的时间内结合有限的信息判断呼吸机的疗效、患者需不需要进行进一步处置、治疗效果不佳的原因及下一步治疗方案，由于篇幅有限，本节不再赘述。

国内的家用呼吸机的品牌有上百个，线下商铺和网购是主要购买渠道，几乎没有医院出售家用呼吸机。只有极少数的患者经过专业人士在密切监测下进行过压力滴定，按照"呼吸机处方"使用家用呼吸机。

总之，家用呼吸机处方的制订需要医生对呼吸机各种模式及工作原理有深刻的认识，对各种慢性呼吸衰竭患者的病理生理变化和呼吸治疗目标有足够的了解，还需要有睡眠医学的基础。在哈佛医学院，慢性呼吸衰竭患者家用呼吸机的处方开具和随访工作由同时经过 ICU 专科培训和睡眠专科培训的医生带领团队拟定具体方案。希望未来我国的家用呼吸机应用也能越来越规范。

（倪越男　梁宗安）

第七节　睡眠呼吸暂停中家用呼吸机的呼吸监测

睡眠呼吸暂停（sleep-related apnea，SBD）是由解剖因素和非解剖因素共同导致的疾病。使用呼吸机是 SBD 的一线治疗方式。但是由于呼吸机仅针对 SBD 中的解剖因素，部分患者使用呼吸机后仍存在大量的呼吸事件。因此，SBD 的治疗过程不是以患者开始使用呼吸机为终点，而是需要进行长期随访，判断呼吸机的疗效，并不断调整治疗计划。

随访时判断 SBD 患者中呼吸机的疗效有很多种方法，多导睡眠图（PSG）监测是判断疗效的金标准。但由于人力、空间、经济成本很高，多导睡眠图监测不适合应用于患者的随访。虽然一些简易的睡眠监测方式，相较于 PSG，可极大地降低成本，但仪器借出与归还、费用等问题，仍使得这些监测方式无法大规模应用于患者的随访中。

因此，依靠呼吸机监测的数据，判断呼吸机的治疗效果，是最简便的方式，在门诊即可做到。但是，呼吸机监测的数据真的能反映患者真实的呼吸事件情况吗？答案是否定的。

一、呼吸机监测的准确性

笔者前期在临床上观察到，很多患者使用家用呼吸机的监测结果，如呼吸暂停低通气指数（AHI）、周期性呼吸（PB）比例，与提供的呼吸机波形显示出来的完全不相符，很多呼吸事件都无法被家用呼吸机准确监测到。因此笔者进行了一项队列研究，对 195 例患者进行了长达 1 年的随访。在使用呼吸机治疗后的每个月，我们都提取了呼吸机监测的 AHI 等数据和呼吸机提供的波形，并对波形进行手动分图。我们发现，呼吸机监测的 AHI 和手动分图之间的差值高达 10.72 次 / 小时，且这个差值不会随着患者呼吸机使用时长的增加而有大幅度的改变。也就是说，呼吸机监测的患者呼吸事件远低于真实值。对患者的人口学特征、PSG 监测结果等进行分析，我们确定了几个影响呼吸机监测呼吸事件准确性的因素。

1. **患者存在大量的不稳定呼吸** 不稳定呼吸（图 3-5）指的是睡眠期间反复出现，每个事件周期都极为相似的呼吸形态，通常见于心衰患者、高环路增益患者。不稳定呼吸中，通常包含的是一系列的低通气事件，尤其是因呼吸中枢调控出现异常导致的低通气，而非呼吸暂停事件。如何准确判读低通气是由单纯的上气道阻塞问题导致还是呼吸中枢调控异常导致，一直是 SBD 领域一个很有争议的话题。学界公认美国睡眠医学会（AASM）关于中枢性低通气的判读标准不准确，但一直没有探索出更好的判读方式。在这个有争议的问题上，呼吸机的监测算法没有办法准确地监测低通气，这也在情理之中。

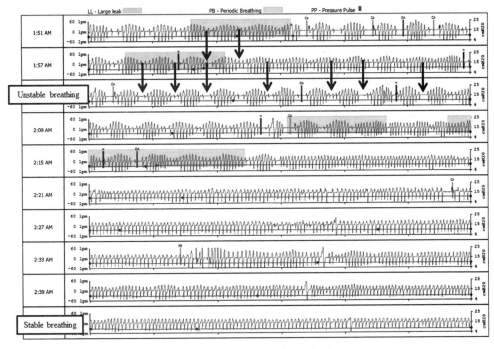

图 3-5 稳定呼吸与不稳定呼吸示意图

2. **患者使用呼吸机时存在大量的觉醒**　低觉醒阈值是 SBD 的一个病理生理变化。低觉醒阈值的患者即使是在使用呼吸机的情况下，仍会存在睡眠碎片化。患者在觉醒时，通气量会显著增加。笔者观察到，在这种情况下，呼吸机会将这样的事件标记为呼吸努力相关微觉醒（RERA），而没有被记入 AHI（图 3-6）。同时，通气量的增高导致 $PaCO_2$ 降低，引发中枢性低通气。如上文所述，呼吸机对中枢性低通气的监测能力低下。

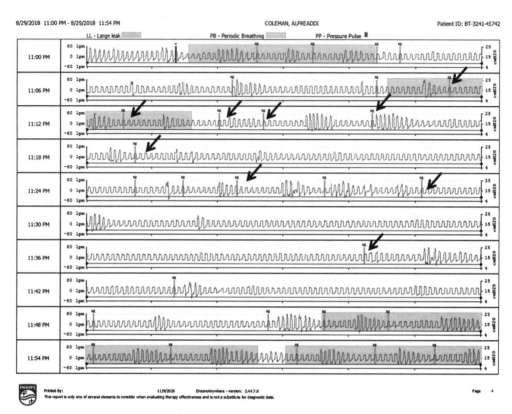

图 3-6　呼吸事件被标记为 RERA，而非计入 AHI 示意图

3. **性别的影响**　男性的环路增益值比女性高，复杂性睡眠呼吸暂停、心衰引发的周期性呼吸的发生率均比女性高。在研究中发现，男性患者中整晚不稳定呼吸的比例高于女性（11.76 % vs.6.82 %，P=0.016）。同时，男性患者觉醒时通气量的改变也比女性高，引发中枢性低通气的可能性较高。

4. **漏气的影响**　大量漏气会冲刷无效腔中的 CO_2，引发呼吸中枢不稳定而导致一系列呼吸事件，尤其是中枢性低通气（图 3-7）。同时，由于目前很多患者用的是 Auto-CPAP 模式，大量漏气会导致压力在短期内有较大幅度的变化，引发觉醒，进一步增加呼吸机监测的不准确性。

在某些情况下，患者呼吸完全正常，但是呼吸机仍标记了呼吸事件（图 3-8）。因为涉及商业问题，各大呼吸机厂家均未公布其监测呼吸事件的算法，我们没有办法准确推测出背后的原因。但笔者猜测，在患者呼吸频率较低的情况下，如服用阿片类药物导致呼气期延长，会导致呼吸机的误监测。

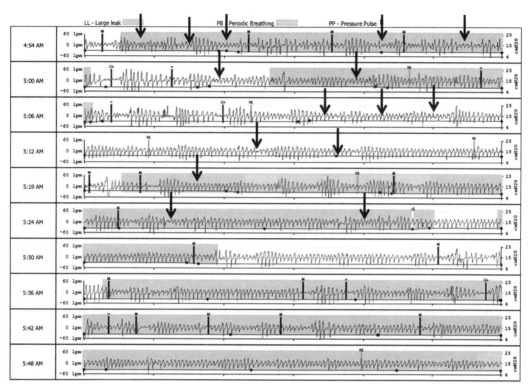

图 3-7　大量漏气导致呼吸机无法准确监测呼吸事件

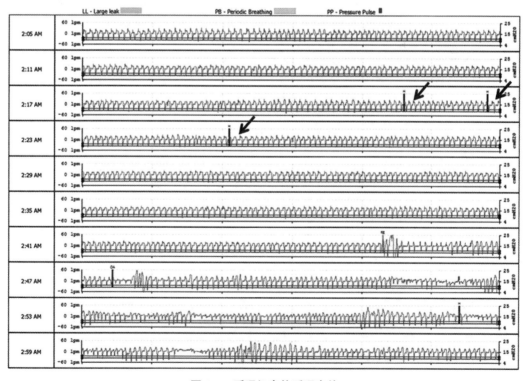

图 3-8　呼吸机高估呼吸事件

二、除了 AHI，我们还能关注什么？

当时，在市场上占额比较大的呼吸机品牌中，只有一个品牌的呼吸机提供了呼吸机波形图，因此我们只用了这一个品牌的呼吸机进行这项研究。我们比较担心研究发表之后对该品牌呼吸机及其整个随访系统带来不良影响。但实际上，该随访系统对随访工作提供了极大的便利，虽然监测的参数准确性不佳，临床工作者可以浏览其提供的波形，准确判断出呼吸机的治疗效果，并根据经验判断治疗效果不佳的原因。波形能够提供的信息远比几个参数提供的信息更加丰富且有指向性。

比如，虽然呼吸机波形都显示患者存在残留的睡眠呼吸暂停，但其中的病理生理变化却完全不同。图 3-9 中，患者呼吸事件呈渐弱渐强样改变，每个周期大致是 50 s，提示患者存在充血性心力衰竭；图 3-10（彩图 6）中，患者是由于呼吸机压力不够，没有开放上气道导致的残留的呼吸事件；图 3-11（彩图 7）是由于患者服用了阿片类药物导致的呼吸不规则，从而导致呼吸机治疗失败。

在不同的患者残留 AHI 完全一致的情况下，其背后的原因可以完全不同，对应的解决方式自然也不同，所以查看呼吸机波形图有助于医生探索其背后的原因，确定下一阶段的治疗方式。

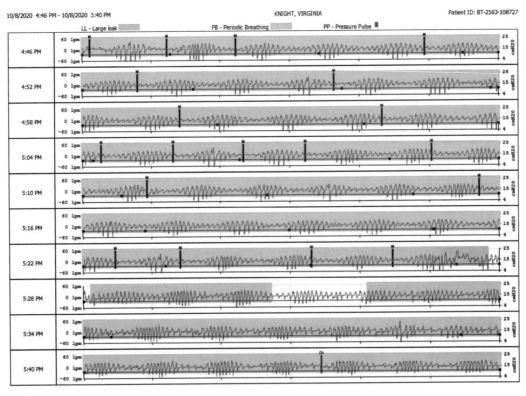

图 3-9 一例充血性心力衰竭患者的呼吸机波形图

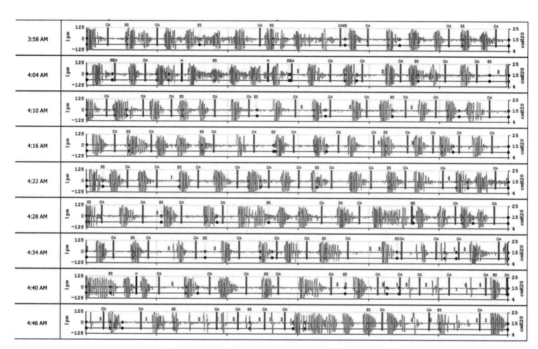

图 3-10（彩图 6） 一例因呼吸机提供的压力没有打开患者的上气道而
患者反复出现阻塞性睡眠呼吸暂停的呼吸机波形图

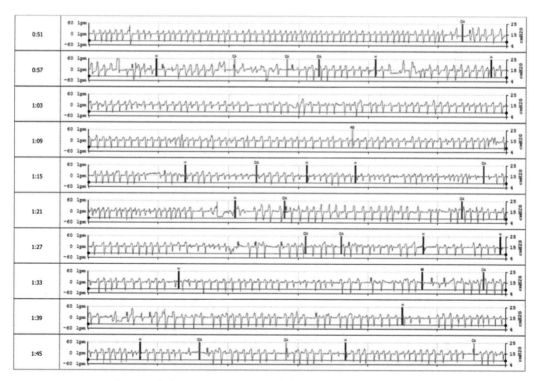

图 3-11（彩图 7） 一例使用阿片类药物患者的呼吸机波形图

三、不同呼吸机品牌的监测效果

上文提到，我们的研究只使用了一个品牌的呼吸机，由于缺乏呼吸机波形图，其余品牌呼吸机的监测能力未能在我们的研究中进行比较。而另一个研究团队对比了不同品牌呼吸机之间的监测准确性。该研究发现，不同品牌呼吸机之间的监测差值约在0.68次/小时。产生这样的监测误差的原因，一是在随访中对疗效判断的影响不大；二是相较于呼吸机监测结果和手动分析结果的差值，这个误差微不足道。

综上所述，家用呼吸机在SBD中对呼吸事件的监测准确性不高，各个品牌呼吸机都存在这个问题。不稳定呼吸的存在，反复觉醒、大量漏气和患者性别均会影响呼吸机对呼吸事件的监测准确性。查看呼吸机波形图是一种非常简便的评估呼吸机疗效的方式，同时也可以获取患者病理生理变化等信息。SBD中呼吸机随访数据的记录和随访系统建立的初衷，很大程度上是为了配合国外的医保政策，但后来我们发现，通过呼吸机记录的数据和波形可以为我们评估呼吸机长期疗效提供极大的便利，尤其是后者。提高对呼吸事件的监测能力、建设可提供呼吸机波形图的远程随访平台是笔者作为一名临床工作者对未来家用呼吸机发展方向的期望。

（倪越男）

第八节　无创通气促进有创机械通气的撤机

一、理论基础

有创呼吸机的使用为大量的呼吸衰竭患者治疗各种引起呼吸衰竭的原发病赢得了时间，当患者呼吸衰竭纠正以后，撤机便是其主要任务。但是，什么时候患者能成功撤离有创机械通气，对于临床医生来说却较难把握。如果患者没有达到成功撤离有创机械通气的标准而过早地拔出人工气道撤离有创机械通气，就会导致大量患者面临再次插管接受有创机械通气的风险。而再次插管的患者中，呼吸机相关性肺炎的发生率、ICU病死率、机械通气时间、住院时间都将显著增加。如果患者达到撤离有创机械通气的标准，而没有及时地拔出人工气道撤离有创机械通气，又会不必要地延长机械通气使用时间。而且呼吸机使用时间越长，患者发生呼吸机相关性肺炎和呼吸机相关性肌肉萎缩也就越严重。所以找到提前撤机和延迟撤机的平衡点至关重要。目前，国内外通用的评估方法是自主呼吸试验，以评估患者自主呼吸能力是否恢复，是否可以撤离有创机械通气。其实施包括每日筛查和自主呼吸试验两部分，即每日对所有的有创机械通气患者进行筛查，以发现潜在的可以撤机的患者。当患者通过每日筛查以后，就做自主呼吸试验。一般来说，通过自主呼吸试验以后，就可以停机拔管。

有创机械通气与无创机械通气同属于正压通气，其区别在于是否需要建立人工气道进行通气。有创机械通气需要建立人工气道，并打上气囊后才能实施正压通气。这类患者上气道的温化、湿化、免疫防御功能基本上完全丧失，而且由于封闭的气囊上方大量分泌物的聚集，成为感染的重要来源。另外，气囊的压迫常常导致气道黏膜充血、水肿，甚至坏死，出现气管食管瘘。在有创通气过程中，患者因上呼吸道绕道，暂时不能进行语言交流，给整个治疗带来诸多不便。而无创通气保留了患者上气道防御功能、温湿化功能、语言交流功能、吞咽功能等，故能较好地避免有创通气的诸多缺点。但是，无创通气并不能完全代替有创通气治疗，其呼吸支持强度比有创通气要低，患者在严重呼吸衰竭阶段是不适合使用的。当引起呼吸衰竭的原发病控制以后，而患者的呼吸肌力、耐力尚未恢复时，无创机械通气便有用武之地了。

二、以肺部感染控制窗作为从有创切换到无创的切换点

我国学者提出在 AECOPD 有创机械通气的患者中，当患者出现肺部感染控制窗时即拔出气管导管而序贯无创通气。此法可以缩短患者的机械通气时间，缩短住 ICU 时间，降低呼吸机相关并发症（尤其是呼吸机相关性肺炎）的发生率。AECOPD 的主要原因是肺部感染，以肺部感染控制窗作为有创到无创的切换点恰好符合患者的病理生理，此时患者的感染已经控制，无需强有力的有创机械通气支持。但患者呼吸肌力、耐力尚未恢复，故需要无创通气予以过渡。此法虽好，但临床医务工作者却较难把握感染控制窗的时机。

肺部感染控制窗大多出现在有创机械通气 5 ~ 7 d，可通过以下几项标准进行判断：① T < 38 ℃；② WBC < 10×10^9/L 或与之前相比下降 2×10^9/L；③痰量减少、变白、变稀薄；④胸部 X 线片或胸部 CT 显示病变较之前有所吸收。当患者出现肺部感染控制窗时，并不意味着一定能拔管序贯无创通气。此时，还需要考虑患者是否满足无创通气的基本要求。具体参数包括患者咳嗽能力尚可、气道分泌物不多、意识清楚等。

三、一次或多次自主呼吸试验失败作为从有创切换到无创的切换点

Nava 等和 Girault 等提出，在慢性呼吸衰竭气管插管患者中，当患者通过每日撤机筛查试验，但 30 ~ 120 min 的自主呼吸试验失败时，即在此时拔出人工气道而立即使用无创通气，可以显著缩短患者的机械通气时间和住 ICU 时间。但在 Trevisan 等的研究中，慢性呼吸衰竭患者的比例为 35%，仍以一次自主呼吸试验失败作为有创到无创通气的切换点，并不能缩短患者的机械通气时间和住 ICU 时间，但可以减少呼吸机相关性肺炎的发生率。Ferrer 等提出，当患者连续 3 次的自主呼吸试验都失败，在第 3 次自主呼吸试验失败后就拔出患者的人工气道而立即用无创通气，可以显著缩短患者的机械通气时间和住 ICU 时间，降低气管切开的概率，增加患者 ICU 内生存率。此研究的慢性呼吸衰竭患者占比为 44%。

以自主呼吸试验失败作为从有创切换到无创的切换点，主要集中在慢性呼吸衰竭患者中，尤其是在 COPD 患者中应用较多。这些患者都是通过了每日的撤机筛查试验，说明患者引起呼吸衰竭的原发病已经控制，而只是自主呼吸试验未通过，患者的呼吸肌力和耐力尚不足以维持没有支持下的自主呼吸。故在此时拔出人工气道而立即使用无创通气，较好地把握疾病转归的生理，是合理、可行的。现有的循证医学证据表明，在慢性呼吸衰竭患者中，拔管后立即用无创通气可以缩短机械通气时间，减少呼吸机相关并发症，为 A 级推荐。

四、在低氧血症型呼吸衰竭中，尝试使用无创通气促进有创机械通气撤机

2012 年 Vaschetto 等首次报道在低氧血症型呼吸衰竭的气管插管患者中采用无创机械通气促进有创机械通气的撤机，以减少患者机械通气使用时间的探索性研究。当患者达到以下条件时，就可以拔管后序贯无创通气。①有创机械通气使用时间超过 48 h；②采用自主呼吸模式（PSV 模式），且总的气道支持压力 < 25 cmH$_2$O（PEEP+PSV ≤ 25 cmH$_2$O）；③在 FiO$_2$ ≤ 0.6 的情况下，PaO$_2$/FiO$_2$ 在 200～300 mmHg；④pH ≥ 7.35，PaCO$_2$ ≤ 50 mmHg；⑤T < 38.5 ℃；⑥改良的 GCS 评分为 11 分（语言项默认为 1 分）；⑦患者有自主咳嗽能力，且每小时吸痰次数小于 2 次；⑧患者血流动力学稳定，休克已纠正；⑨患者无严重心律失常或心肌梗死；⑩患者不存在 2 种以上器官功能衰竭。此研究得出结论：提前拔管序贯无创机械通气可以缩短患者的有创机械通气时间，亦可缩短总的机械通气时间。虽没有达到统计学差异（P=0.13），但临床意义较大。

随后，该团队开展了大规模的多中心临床研究，进一步证实低氧血症型呼吸衰竭患者提前拔管使用无创通气撤机可以减少镇静药的使用，缩短有创通气时间和住 ICU 时间。进一步的 meta 分析也提示，低氧血症型呼吸衰竭患者使用序贯无创通气还可以降低呼吸机相关性肺炎的发生率。所以无创通气辅助机械通气撤机是可以应用于低氧血症型呼吸衰竭患者中的。

综上所述，无创通气辅助有创通气撤机在 COPD 等慢性呼吸衰竭急性加重患者中应用较为成熟，从有创通气切换到无创通气的切换点可以是肺部感染控制窗，也可以是在自主呼吸试验失败时。但是，对于低氧血症型呼吸衰竭患者应用需谨慎，现有的证据主要来自具有丰富无创机械通气使用经验的 ICU。如果国内部分 ICU 的无创机械通气使用经验不足，不建议盲目使用。

（段　均）

第九节　无创通气辅助气管切开有创机械通气患者的撤机

临床工作中经常遇到气管插管患者，由于短时间内无法脱离有创机械通气，为减少长期插管的相关并发症而实施气管切开。此类患者中大部分是因为困难撤机而实施的气管切开，气管切开后患者仍然面临着困难撤机的问题，只是气管切开方便了患者气道分泌物的引流，减少了插管对咽喉、口腔（经鼻插管为鼻腔）的压迫而已。这类患者是否也可使用无创通气加速其撤机进程？近年来国内外学者在此方面进行了积极的探索。

一、拔出气管切开套管后立即使用无创通气

与传统的经口 / 经鼻气管插管类似，对于气管切开患者，拔出气管切开套管后，仍然可以应用无创机械通气进行辅助撤机。但与插管患者不同的是，对于气管切开套管患者，拔管后需要封闭气管切开口。如果气管切开口封闭不好，可能导致气管切开口漏气，影响无创机械通气的实施。

在气管切开的困难撤机患者中，很大一部分患者即使能通过自主呼吸试验，也很难成功撤掉呼吸机。通常的做法是每日延长患者停用有创通气的时间，直到患者能完全撤离有创机械通气。近年来有国内学者开展的探索性研究揭示，对于困难撤机的气管切开患者，只通过自主呼吸试验，但不能长时间停用有创通气时，拔出气管切开套管后序贯无创通气。采用此方法可以缩短患者撤机时间和住 ICU 时间。但是，探索性研究纳入的病例数量有限，仅有 22 例，需要更大样本量的研究加以证实。

二、保留气管切开套管在气道内实施有创 - 无创双模式闭环通气撤机技术

笔者提出的有创 - 无创双模式闭环通气撤机技术（图 3-12）也是针对困难撤机的气管切开有创通气患者。当患者已经气管切开而经历多次撤机尝试仍然不能撤离有创机械通气，且不存在应用无创通气的相关禁忌证（但不包括咳嗽排痰能力差），便可实施有创 - 无创双模式闭环通气撤机。当然，上气道水肿或狭窄患者是该技术的禁忌人群，可通过气囊漏气试验予以判断。实施前，应向患者做好解释工作，以利于患者顺利配合无创通气。需将床头抬高 30°～45°，以防止反流和误吸。充分吸引气道内的分泌物，尤其是气囊上方的分泌物。

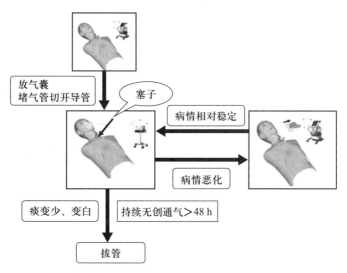

图 3-12　有创 - 无创双模式闭环通气撤机示意图

实施时，将患者的气管切开套管堵住，然后放掉气囊，行经鼻或口鼻面罩无创通气。应注意，无创呼吸机初始的参数应根据患者的耐受程度从低到高缓慢调节，氧浓度调节以维持患者 SpO_2 95% 左右为宜。实施过程中需要密切监测患者的生命体征和动脉血气，以便动态调节无创呼吸机参数。因患者气管切开套管已经堵上，尤其对于咳嗽能力差、痰多的患者，需要特别注意气道管理，以防止分泌物过多引起窒息。在实施初期，可以每 2 h 给患者实施气道内吸痰，如果痰液较多，吸痰频率应更加频繁。

在实施无创通气的过程中，如果患者病情加重，达到从无创通气转为有创通气的条件，随即打开封堵的气管切开套管并封闭气囊行有创通气。从无创切换到有创的条

件如下：①心率＞140次/分，持续时间超过10 min；②呼吸频率＞35次/分，持续时间超过10 min；③ $PaCO_2$ ＞80 mmHg；④在吸氧浓度超过60%的情况下 PaO_2 ＜60 mmHg；⑤收缩压＞180 mmHg或＜90 mmHg；⑥患者出现大汗淋漓、胸腹矛盾呼吸、三凹征等呼吸困难的表现。出现以上情况并不是马上切换到有创通气，而是在对症处理后患者仍然不缓解的情况下才切换到有创通气。当患者切换到有创通气，以上原因得以纠正且稳定24 h以上时，即可再次切换到无创通气。

在无创通气的情况下，患者持续堵管超过48 h，且未打开气管切开口吸痰，患者咳嗽能力尚可，可拔出气管切开套管。在堵管或拔管行无创通气的过程中，患者病情稳定，可逐渐下调无创呼吸机参数，直至患者成功脱离无创通气。此方法的优点是患者可以根据病情变化在有创通气和无创通气之间转换，有创通气的目的是保证患者安全，无创通气的目的是对患者的呼吸肌力、耐力进行训练，最终达到撤离呼吸机的目的。此方法可以缩短患者总的机械通气时间和住ICU时间，降低肺部感染发生率。但这是一项探索性研究，纳入病例仅有32例，在使用时仍需要进一步探索和完善。

三、无创通气在气管切开的神经肌肉疾病患者中的应用

神经肌肉疾病患者主要表现为呼吸肌萎缩、外周呼吸肌驱动无力。此类患者肺部往往是没有病变的，只需要呼吸机维持通气即可。在急性期，此类患者需要有创机械通气的辅助。而实施有创机械通气往往是在ICU内，患者短时间内是很难脱掉有创呼吸机的，甚至需要终生使用。如果一直住在ICU，且长时间使用有创呼吸机，由于ICU内耐药菌较多，增加了患者院内感染的机会；且ICU内治疗费用昂贵，治疗时间较长，大多数家庭往往难以承受。故有学者提出在缓解期采用无创通气来替代有创通气，甚至在患者家中使用无创通气。现有研究表明，对于肌萎缩侧索硬化患者，在患者病情稳定后，经气管切开套管使用无创通气安全、有效，且患者远期存活率较高。但该研究纳入的病例也仅有16例，临床应用此法撤机需谨慎。在大规模应用此法撤机之前，需要大样本多中心的研究证实其有效性。

（段　均）

第四章 有创通气技术

第一节 机械通气相关性肺损伤

机械通气是危重症患者重要的呼吸支持和治疗手段，为疾病的诊断和治疗赢得了时间。1952 年，丹麦哥本哈根脊髓灰质炎大流行期间，机械通气的应用将瘫痪型脊髓灰质炎患者的死亡率从 80% 以上降至约 40%，证实了通气支持必不可少。尽管该疗法获益显著，但有许多患者采用机械通气治疗后，在动脉血气结果正常的情况下仍然死亡。

这种死亡是由多种因素造成的。作为一种反生理的呼吸支持手段，大家越来越意识到正压通气使用不当也会伴随严重并发症的发生，尤其是机械通气相关性肺损伤（ventilation-associated lung injury，VALI）。目前已有大量研究结果证实，VALI 不仅会进一步加重呼吸功能恶化，甚至会增加危重症患者的病死率。因此，明确 VALI 的发生机制并采取针对性的防治策略，对于提高危重症患者的救治水平具有十分重要的临床意义。

一、机械通气相关性肺损伤类型

1. **气压伤** 早期 Macklin 等在实验中观察到，当肺泡与血管鞘间的压力瞬间增高时，空气可能会沿着支气管肺泡鞘扩散进入肺泡以外的部位，从而导致间质性肺水肿、纵隔气肿、皮下气肿、气胸、心包积气等，由于这种肺泡外气体的逸出常于气道压较高的情况下出现，故称之为气压伤。Dreyfuss 在大鼠实验研究中发现，当气道峰压达到 $30 \sim 45$ cmH$_2$O 时，数分钟的机械通气即可导致弥漫性肺泡微血管通透性改变，肺泡轻度液体积聚。Tsuno 等认为体型较大的动物可能需要更长时间的机械通气才会引起肺损伤，如当气道峰压达到 30 cmH$_2$O 时，绵羊需要数小时才发生 VALI。

2. **容积伤** Dreyfuss 等发现，与小潮气量相比，大潮气量可导致肺水肿的发生。将大鼠的胸廓束缚住以后，虽然此时大鼠的气道压与大潮气量组相似，但并未发生肺水肿。Bouhuys 于 1969 年也在 *Nature* 上报道过，吹小号时气道开口压力可达150 cmH$_2$O 左右，但并不会造成肺损伤。容积伤是由于吸气末高肺容积引起肺泡过度膨胀而致的肺损伤。大量动物实验发现，高潮气量机械通气可导致肺泡毛细血管通透性增加，甚至内皮细胞破裂，出现肺水肿。但也有人对容积伤提出了异议，因为从呼吸力学的角度而言，压力变化是容积变化的原因，决定肺容积变化的实际压力是跨肺压，即肺泡压与胸腔压之差。

因此，目前认为，是否发生肺损伤的关键在于是否存在过度的机械牵张使肺泡承受较大的应力（stress）而产生较大的应变（strain），即"肺泡应力损伤"的概念，以便更加准确地描述 VALI 发生的力学机制，此时跨肺压即为应力，而肺容积的相对变化即为应变。

3. 剪切伤 / 萎陷伤 剪切力在肺损伤形成过程中也发挥了很重要的作用，尤其是对于肺部病变不均一者，剪切力导致肺损伤的作用更加明显。

正常的肺组织结构均一，所有肺组织共同分担外力并产生相同的应力和应变。但在很多情况下，肺的病变是不均一的。在机械通气过程中，过度膨胀的肺组织与正常肺组织之间、反复开闭的肺组织与正常肺组织之间以及扩张程度不同的肺组织之间，都会产生较大的剪切力。

Webb 和 Tierney 的动物实验结果显示，高气道压且呼气末正压为 0 时，大鼠的肺泡水肿和间质水肿都很明显，但相同气道压情况下，加用了 10 cmH₂O 的 PEEP 的大鼠并未发生肺水肿，提示过低的呼气末肺容积可能导致肺损伤。Muscedere 等在离体无灌注大鼠实验中发现，由于肺泡及小气道的反复开放，即使在生理性潮气量（5~6 ml/kg）及低气道压机械通气时，大鼠的肺也出现了毛细血管通透性增加、肺顺应性下降等肺损伤表现。McCulloch 等在兔实验中也发现，保持适当的气道压和肺容量能减轻机械通气引起的肺损伤。之后，大量的离体和在体实验也证实，如果呼气末肺容积处于较低水平，或存在终末气道反复开闭的情况，机械通气均会导致明显的肺损伤。基于这些认识，Slutsky 提出了肺萎陷伤的概念。肺萎陷伤特指由于呼气末肺容积过低导致终末气道反复开闭而形成的肺损伤。

Mead 等通过肺模型推算，如果施加 30 cmH₂O 的跨肺压于萎陷肺泡，使其肺容积增加至复张前的 10 倍，则会对萎陷肺泡附近的正常肺泡产生高达 140 cmH₂O 的剪切力。剪切力公式：$F = P_L \times (V_0/V)^{2/3}$（注：F 表示剪切力，$P_L$ 表示跨肺压，V_0 表示最初容积，V 表示复张后容积；如果 $P_L = 30$ cmH₂O，$V_0/V = 1/10$，则 F = 140 cmH₂O。）

4. 高氧性肺损伤 自从 Scheele 和 Priestley 在 1770 年发现氧气以来，使用氧气已经成为医学上应用非常广泛且有效的廉价治疗手段。但是，在 1899 年，Lorrain 首次发现了氧的肺毒性效应，人们才了解到高浓度氧其实对肺部也有损伤作用。

高氧性肺损伤是一种以弥漫性肺细胞损伤为基础，肺水肿和肺微不张为病理特征，并可迅速影响气体交换功能的肺部炎症。肺纤维化是高氧性肺损伤发展的最终结果。尽管吸入高浓度氧能否引起人体 VALI 尚未得到充分肯定的答案，但动物实验证实，高浓度氧确实可以引起肺内中性粒细胞募集和肺泡水肿。

5. 生物伤 近年来，有学者提出机械通气可以引起复杂的生物学变化，包括炎性介质的释放和抗炎介质的释放，局部和全身炎症反应介导肺损伤的观点。其实早在 1987 年，Kawano 等就注意到在机械通气条件下发生了 VALI 的肺组织中有中性粒细胞明显增多的表现。但在中性粒细胞缺乏的动物中重复研究发现肺损伤明显减轻，以确凿的证据证实了炎症机制参与 VALI 的发生。

1998 年，Tremblay 和 Slutsky 正式提出了生物伤的概念，之后越来越多的研究者开始关注生物伤，并进行了大量的基础和临床研究。目前认为，机械通气过程中如肺组织承受较大的应力和剪切力，除直接损伤肺泡外，还可通过刺激受损细胞直接分泌或者通过细胞信号通路的活化而导致大量细胞因子、趋化因子和其他炎性介质释放。有研究者将此机械信号向化学信号的传递称为"机械传导"。尽管对这些信号传导途径提出了多种假设，并且进行了大量研究，但其确切机制仍不清楚。

6. 机械伤 目前，关于 VALI 机制的研究大部分集中于某一个生物力学指标，如前所述的潮气量、平台压、PEEP、呼吸频率和流量，但各参数之间的交互关系以及对肺组织的共同影响仍不明确。

其实，肺组织是在呼吸机提供的一定能量作用下运动的，而上述所有生物力学指标可以综合反映呼吸机提供的能量大小。单次呼吸机提供的能量是由压力 - 容量曲线的吸气支与其纵轴（容量）构成的面积决定的，即压力与容量的乘积。机械功率是指每分钟肺组织所受能量的大小，即呼吸频率乘以每次呼吸的能量大小，目前可以通过对压力 - 容积曲线的测量或数据模型计算得出。机械功率会直接作用于肺组织，使肺组织的细胞外骨架以及依附于该骨架的内皮细胞和表皮细胞发生形变，最终导致生物学的改变。

机械功率计算公式如下：

$$\text{Power}_{rs} = RR \cdot \left\{ \Delta V^2 \cdot \left[\frac{1}{2} \cdot EL_{rs} + RR \cdot \frac{(1+I:E)}{60 \cdot I:E} \cdot R_{aw} \right] + \Delta V \cdot PEEP \right\}$$

Cressoni 等在健康肺组织的猪模型中发现，潮气量或呼吸频率均不是导致 VALI 发生的唯一机械通气因素，若肺组织所受的机械功率小于 12 J/min，即使此时潮气量很大（38 ml/kg），VALI 也不容易发生。另外，Samary 等在小鼠 ARDS 模型中发现，与驱动压和能量相比，机械功率是影响肺组织炎症反应和肺泡应力水平的最主要因素。

由此可见，机械功率可能是影响 VALI 发生的一个非常可靠的指标，虽然目前该结论仅来源于动物实验，但加深了我们对 VALI 机制的认识，其临床价值有待进一步探讨。

二、总结

大量研究表明，机械通气不仅是重要的呼吸衰竭治疗方式，更是一把双刃剑，在提供有效呼吸支持治疗的同时，还可能导致肺损伤。VALI 是普遍存在的，只是程度、持续时间不同，有些肺损伤临床上不易观察到，也很难区分原有的肺部病变和 VALI。目前 VALI 越来越受到重视，人们对它的表现形式和发生机制已经有了一定的认识，提出了机械通气新策略，以预防和治疗 VALI。

（杨莉敏　段开亮）

第二节　膈肌保护性通气

机械通气是一把双刃剑。长期以来，大家都极为关注机械通气对肺带来的损伤。但自 2000 年前后提出并推广肺保护性通气策略以来，机械通气相关性肺损伤的发生率及严重程度出现了显著的下降，而撤机困难成为了当前机械通气过程中新的痛点和难点。膈肌作为最主要的吸气肌，决定了患者在应对呼吸负荷时维持通气的能力。近年来的研究发现，机械通气也可以通过多种机制导致膈肌功能受损，称为机械通气相关性膈肌功能障碍（ventilation-induced diaphragmatic dysfunction，VIDD），并进一步影响呼吸机撤离，延长机械通气时间以及增加患者死亡率。

一、膈肌受损机制

机械通气会导致膈肌损伤和萎缩。实验和临床数据均表明，机械通气本身会使膈肌发生明显的急性结构改变，导致急性肌无力和脱机失败。这些不良改变是在开始机械通气后 2~3 d 内发生的，膈肌损伤程度与机械通气时间有关（图 4-1）。

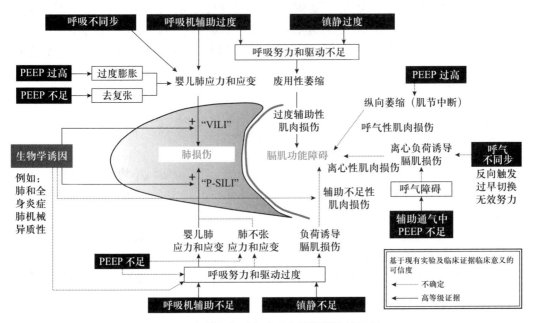

图 4-1　机械通气过程中肺和膈肌损伤的机制

注：VILI. 机械通气相关性肺损伤；P-SILI. 患者自戕性肺损伤。

1. **过度去负荷（失用性萎缩）**　机械通气引起膈肌功能障碍最重要的生理机制是抑制吸气努力而导致的失用性萎缩。萎缩的速度和程度与抑制呼吸努力的程度密切相关。18~69 h 的完全膈肌不活动和机械通气相结合，可导致人类膈肌肌纤维明显萎缩。而在机械通气时保持一定程度的吸气努力可以减轻萎缩，且低水平的肌肉活动可以防止线粒体功能障碍。

2. **向心性膈肌负荷过重**　膈肌收缩和缩短时，肌纤维内产生的水平张力（称为向心负荷）过高，可导致膈肌受损。正常情况下，引起膈肌损伤的向心负荷阈值通常相对较高，但由于重症患者受到全身性炎症反应等的打击，使得肌细胞膜受损，受损的肌细胞膜承受的向心负荷阈值明显降低，容易产生向心负荷过度导致的膈肌损伤。研究显示，脓毒症患者的膈肌对负荷的耐力较无脓毒症患者下降约 50%。向心性膈肌负荷过重的常见原因有过度吸气阻力增加、呼吸驱动过强和人机不同步。

3. **离心性膈肌负荷过重**　离心收缩是指肌肉伸长时产生的收缩。离心收缩比向心收缩具有更大的危害。离心性膈肌负荷过重的常见情况包括：肺不张导致呼吸负荷增加时，呼气期的膈肌收缩（即呼气制动）对抗肺不张；无效触发和反向触发期间，膈肌可能会出现离心收缩，促使患者在肺容量减少和延长的呼气时间段产生吸气。

4. **呼气性肌萎缩**　最近发现了另外一种影响肌纤维长度的急性膈肌损伤（肌节数

目减少），称为纵向萎缩，这可能是由于机械通气时应用的呼气末压力过大造成的。当呼气末正压作用于肺，呼气末肺容积增加时，膈肌保持较短的长度，试验结果显示，这似乎会导致纤维长度的急性缩短，以保持每个肌节的最佳长度，类似于COPD中观察到的膈肌长度的慢性缩短。因此，在脱机试验期间，急性降低呼气末正压可能导致膈肌过度拉伸超过其最佳长度，损伤膈肌功能。

二、膈肌损伤风险的监测

膈肌损伤风险可通过呼吸力学及相关指标进行评估和监测，指导临床医生进行安全的机械通气。

1. **食管内压（Pes）监测** 是检测呼吸努力和呼吸做功的重要工具。当使用Pes进行监测时，可评估以下相关指标。

（1）跨肺压（PL）：可接受的PL高限目前尚无定论，吸气相PL过高时需要引起警惕。此外，由于肺通气异质性和气体摆动的存在，所测量的PL值会低估局部肺所受到的应力。动态改变的PL（ΔPL）更能反映自主呼吸过程中的损伤风险。

（2）呼吸肌压（Pmus）：对应的是呼吸肌产生的所有力量。虽然膈肌是最重要的吸气肌，但在用力吸气时，辅助呼吸肌（肋间肌、胸锁乳突肌和斜角肌）也参与其中，特别是在膈肌功能障碍的情况下。Pmus可由胸廓的弹性回缩力（Pcw）和Pes计算获得（Pmus=Pcw−Pes）。辅助通气中的最佳Pmus水平并不明确，目标ΔPes为$3\sim8$ cmH$_2$O，可以认为与正常的Pmus为$5\sim10$ cmH$_2$O相当。

（3）压力-时间乘积：吸气努力测量的金标准是Pmus和吸气时间时长的乘积，即压力-时间乘积（PTP）。PTP和吸气肌能量消耗密切相关，PTP的值在$50\sim100$ cmH$_2$O/（s·min）可能反映了合适的氧耗和可接受的吸气努力。

（4）跨膈压：使用双球囊导管时，可通过测定吸气时Pes和胃内压（Pga）的改变监测膈肌产生的压力，即跨膈压（Pdi）。客观、准确测量获得的Pdi是诊断膈肌麻痹的金标准。但即使在同一个体中，Pdi也有很大的变化。为尝试避免该问题，可在不依靠患者自身用力的情况下测量Pdi，即通过电刺激膈神经，测量颤搐性Pdi。

2. **呼吸阻断**

（1）吸气末阻断：在被动机械通气中，吸气末短暂阻断是广泛使用的测量平台压（Pplat）的方法。通过计算Pplat和PEEP之间差值，得到驱动压（ΔP），反映的是动态肺应力和肺损伤风险，与ARDS患者病死率密切相关。Bellani等发现，在辅助通气过程中，短暂吸气末阻断也能可靠地测量Pplat。辅助通气吸气阻断时，患者吸气末原本收缩的吸气肌舒张，Paw升高，这在呼吸机波形上能够轻易检测到。当过度辅助后，患者吸气努力较低时，Paw在阻断时降低。较高的Pplat和ΔP需要考虑过度充气和肺损伤。Bellani等最近报道了辅助通气吸气阻断测量ΔP和顺应性能够预测死亡率，提示这种测量方式的可行性和可靠性。

这种测量方式存在一些局限性。第一，压力是在半静态的情况下测得的，可能会低估P-SILI和气体摆动机制带来的局部肺损伤风险。第二，医生需要仔细评估阻断时Paw的稳定性，确定测量过程中是否存在腹肌的收缩所导致的Paw快速升高。

（2）呼气末阻断：在被动通气患者中通常用于测定内源性PEEP，或在辅助通气患者中，在最大自主吸气努力过程中测定最大吸气压力。然而，最新的研究显示，在呼气末短暂而随机地阻断（约为 1 个呼吸周期）测量的气道压力变化能够用于评估吸气努力。在阻断的状态下，气道压的变化为胸膜腔内压变化所致。因此，阻断时的气道压力变化（$\Delta Pocc$）能够用于评估患者呼吸努力所带来的胸膜腔内压改变及其大小。基于此，只要患者平静呼吸的呼吸驱动未发生改变，呼气末单次、短暂、非预期的阻断所测得的 $\Delta Pocc$ 能够用于预测呼吸周期的 ΔPes、Pmus 和 ΔPL。对于辅助呼吸的患者，短暂的呼气末阻断是一种实用而无创的常规测定呼吸努力和 PL 是否过度或不足的方法。

（3）气道闭合压（$P_{0.1}$）：能够用于测定患者的呼吸驱动。$P_{0.1}$ 参考范围为 1.5 ~ 3.5 cmH$_2$O，可简单地指导医生在辅助通气中的通气参数调节。$P_{0.1}$ 低于 1.5 cmH$_2$O 提示呼吸努力不足，而 $P_{0.1}$ 大于 3.5 cmH$_2$O 提示呼吸驱动过高。但 $P_{0.1}$ 在同一患者身上具有明显的变异度，因此需要数次重复测量，以获得稳定的数据。另外，在过度通气的患者中，内源性 PEEP 导致 Paw 下降迟缓，最终 $P_{0.1}$ 被低估。Conti 等建议，在这种情况下，应测量当呼气流速归零后 100 ms 的 $P_{0.1}$。

3. 膈肌电活动　使用具有肌电图导联的特殊导管能够连续监测膈肌电活动（EAdi）。EAdi 被证明与跨膈压具有可比性，并且比体表肌电图（EMG）更为实用。作为一种电信号，EAdi 体现的是呼吸驱动输出（中枢神经系统激动膈肌），而不是膈肌力量的产生（努力）。由于 EAdi 的变异率很大，机械通气时很难明确目标 EAdi。EAdi 能够用于估计在不同的呼吸机支持水平下 Pmus 的大小。考虑电活动和压力产生的偶联在一段时间内保持不变（呼气阻断测得神经 - 机械偶联 =Pmus/EAdi），EAdi 可以用于评估正常的呼吸周期下每一次呼吸下的 Pmus。

4. 膈肌超声　是一种无创、易行、可复制的技术。呼吸周期中的膈肌厚度变异率［增厚分数（TFdi）］和产生的吸气压力及 EAdi 相关，可用于评估膈肌无力。最大吸气努力下的 TFdi 值小于 30% 提示膈肌无力，具有很高的敏感性。每日测量呼气末膈肌厚度能够检测出呼吸肌的结构改变。在机械通气患者中，膈肌厚度随着时间增加而增加，提示吸气努力过度可能代表了辅助不足的肌肉损伤。平静呼吸状态下，TFdi 维持在 15% ~ 30% 和膈肌厚度稳定与最短时间机械通气相关。超声并不适合连续性监测，常用于间断性监测。膈肌保护相关力学指标列于表 4-1。

表 4-1　膈肌保护相关力学指标

技术	参数	安全自主呼吸可能目标范围
食道压	跨肺压（PL）	≤ 20 cmH$_2$O
	动态改变的 PL（ΔPL）	≤ 15 cmH$_2$O
	呼吸肌压（Pmus）	5 ~ 10 cmH$_2$O
	食道压变化（ΔPes）	3 ~ 8 cmH$_2$O
	跨膈压变化（ΔPdi）	5 ~ 10 cmH$_2$O
	压力 - 时间乘积（PTP）	50 ~ 100 cmH$_2$O/（s · min）
气道阻断动作	平台压（Pplat）	≤ 30 cmH$_2$O
	吸气阻断测驱动压（ΔPaw=Pplat–PEEP）	≤ 15 cmH$_2$O

技术	参数	安全自主呼吸可能目标范围
	呼吸肌压 Pmus	$5 \sim 10 \ cmH_2O$
	气道闭合压（$P_{0.1}$）	$1.5 \sim 3.5 \ cmH_2O$
肌电图	膈肌电活动（EAdi）	不确定

三、膈肌保护性机械通气的临床对策

膈肌保护性机械通气是基于膈肌损伤提出的新的机械通气概念。膈肌负荷的加载量与机械通气参数的设置直接相关，机械通气过度支持、支持不足或人机对抗均会导致膈肌损伤。优化机械通气参数和膈肌负荷，减少人机不同步，可减轻或避免膈肌损伤，缩短机械通气时间。膈肌保护通气的要点如下。

（1）机械通气早期开始实施膈肌保护：膈肌萎缩和损伤在插管后机械通气 2~3 d 内的早期即可发生，因此只要进行机械通气，就需尽早实施膈肌保护性机械通气。

（2）机械通气期间动态监测膈肌功能：机械通气期间保持膈肌恰当的负荷，避免机械通气辅助过度或辅助不足。

（3）避免人机对抗：由于人机不同步，导致有害的膈肌负荷，监测和保持人机同步是实施膈肌保护性通气策略的有效手段。

（4）呼吸机设置：如何应用和监控通气模式可能比模式本身的选择更重要。理论上，比例辅助通气模式通过改善患者与呼吸机的交互来减少不同步，有助于达到膈肌保护的目标。此外，神经调节的通气辅助与膈肌功能的改善有关。对于临床医生而言，在设置呼吸机时，了解患者努力的决定因素至关重要。

（5）镇静：对呼吸驱动的影响需要特定的监测，镇静深度与膈肌活动的相关性很差，不能作为呼吸驱动的替代指标。尽管有足够的镇痛或呼吸机滴定，过度的呼吸努力仍可能存在，镇静药可能有助于减轻潜在的、伤害性的驱动力和努力。尽管常用于治疗不同步，但有专家小组认为，镇静给药缓解不同步仅适用于过度呼吸驱动导致的患者 - 呼吸机相互作用不良以及已解决其他呼吸驱动来源（如峰值流量和压力设置、PEEP、代谢性酸中毒、疼痛）。通过减轻镇静以获得自主呼吸节律可缓解反向触发。

（6）辅助疗法：可能需要额外的干预措施来控制病情更严重患者的呼吸驱动。体外 CO_2 清除可减少呼吸驱动和努力，可能促进自主呼吸期间的肺保护和膈肌保护通气。部分神经肌肉阻滞可以减弱对呼吸机滴定或镇静无反应的过度呼吸努力，而不完全消除膈肌活动，但长期维持部分神经肌肉阻滞的可行性尚不清楚。如果不能解除镇静以获得自发性膈肌活动，膈神经刺激允许在呼吸驱动最小或不存在时控制膈肌的激活。

（王尔山　段开亮）

第三节　机械通气撤离的理论和实践

机械通气是危重症患者重要的呼吸支持和治疗手段，为疾病的诊断和治疗赢得了时间。但当患者病情改善后，我们却发现，在撤机过程中面临着很多窘境。

一、想撤不能撤

在欧洲，根据撤机难度将撤机分为简单撤机、困难撤机和延迟撤机。简单撤机是指首次撤机尝试［自主呼吸试验（SBT）］即能成功撤离呼吸机；困难撤机是首次撤机失败，但在 3 次撤机尝试或首次撤机 7 d 内成功撤机；延迟撤机则是 3 次撤机尝试失败或首次 SBT 后需要 7 d 以上时间。研究发现，困难撤机的发生率为 26% ~ 39%，延迟撤机的发生率为 6% ~ 14%。因此，"想和呼吸机说分开有时真不容易"。

二、撤机和拔管失败率高

有时费了九牛二虎之力才撤掉了呼吸机，结果患者很快出现呼吸衰竭，需要再次插管。国外研究报道，12% ~ 14% 计划性拔管患者在拔管后 48 ~ 72 h 需要再次插管，国内撤机失败率可能更高。而撤机失败的原因可能是多方面的，具有以下情况的患者撤机失败风险相对较高：咳嗽力弱、频繁吸痰、浅快呼吸指数 > 58、拔管前 24 h 存在液体正平衡、初始插管的原因为肺炎、年龄 ≥ 65 岁、有严重慢性心血管系统或呼吸系统疾病。

三、意外拔管

不论是医生、护士，还是呼吸治疗师，ICU 内常担心发生的事件之一就是气管插管意外拔出。尽管医护人员会向患者宣教、会约束、会使用各种镇痛药及镇静药，但气管插管毕竟是一种侵入性且难以耐受的治疗措施，因此机械通气过程中气管插管意外拔出不足为奇，发生率为 3% ~ 12%。但在意外拔管发生后，我们却发现大约 50% 的患者并不需要重新插管，说明对于这些患者来说，撤机决策不够及时。

规范化的撤机流程可以帮助医务人员更准确地识别哪些患者适合撤机并提高撤机成功率。

ACCP/AARC/SCCM 撤机指南的主要内容如下。

（1）时机：机械通气的原因去除后，应开始进行撤机筛查试验，评估哪些患者应开始撤机。

（2）方法：建议将 SBT 作为常规撤机方法。常见的 SBT 方法包括 T 管、5 cmH$_2$O 的 CPAP 和低水平 PSV（5 ~ 8 cmH$_2$O）。与 SIMV 和 PSV 逐渐降低呼吸支持相比，SBT 可显著提高撤机效率。

（3）拔管前评估：对于通过 SBT 的患者，应评估气道开放程度和保护能力。临床建议使用气囊漏气试验（CLT）对上气道通畅程度进行评估，漏气量 < 110 ml 或 15% 相对值，作为 CLT 阳性标准。CLT 阳性患者拔管后出现上气道阻塞的风险显著增加，但应避免医源性因素导致假阳性的可能性。而 CLT 阴性的患者，还应该通过 GCS 评

分、咳嗽能力和分泌物评价患者的气道保护能力。

对于反复撤机失败的患者，需要再次评估导致呼吸衰竭的原发疾病是否控制，或是否出现新的原因导致呼吸衰竭。

在再次撤机尝试之前，应识别并处理这些因素。引起反复撤机失败的原因常可分为呼吸、心脏、呼吸回路、代谢和心理五大类。

（1）呼吸：在呼吸过程中，需要评估呼吸能力和呼吸负荷。当呼吸能力下降、负荷增加且呼吸能力低于呼吸负荷时，患者将出现呼吸衰竭。而经过临床治疗后，呼吸能力改善、呼吸负荷降低且呼吸能力大于呼吸负荷时，才能成功撤离呼吸机。因此，对于撤机困难的患者，应充分评估患者的呼吸能力和呼吸负荷。

（2）心脏：在 SBT 过程中，由于自主呼吸做功增加，心肌需求也相应增加，可导致易感患者出现心肌缺血，并可使有基础心功能不全的患者出现肺水肿。心肌缺血和（或）肺水肿又会进一步增加呼吸做功，形成恶性循环。

（3）呼吸回路：可增加气道阻力、通气无效腔，并最终导致 SBT 失败。在撤机成人患者中，当人工气道导管型号 < 7#、使用金属螺纹导管、使用人工鼻和延长管时，应尤其注意排查。

（4）代谢：营养不良通常不是撤机困难的唯一因素。但危重疾病引起的蛋白质分解代谢可导致呼吸肌质量、力量及耐力下降，可能进一步增加脱机难度。

（5）心理：抑郁、焦虑、谵妄、疼痛等心理问题可显著阻碍成功脱机。研究发现，大约 40% 的长期机械通气患者存在抑郁状态。当患者存在导致撤机困难的心理问题时，应积极专科会诊并及时干预，包括使用药物治疗、良好的沟通和宣教、保证充足的睡眠和提供舒适的环境等。

在识别并处理了上述因素后，患者可再次尝试撤机。在撤机之前，建议患者选择舒适的体位并清理气道内分泌物以降低额外的负荷。撤机方法仍然首选 SBT，但由于 PEEP 对心力衰竭有治疗作用，怀疑心功能不全的患者建议 PEEP 水平尽量低或使用 T 管法。此外，延长 SBT 时间可提高对呼吸耐力的评估。对于不能耐受 SBT 的患者，一方面应避免过度疲劳，另一方面也需要警惕呼吸机过度支持会进一步加重呼吸肌失用性萎缩，可使用 SIMV 或 PSV 逐步降低呼吸支持。此外，NAVA、PAV+、序贯撤机、气管切开、语音阀和其他呼吸康复措施可能具有改善患者撤机的作用。

需要注意的是，即使严格遵循撤机指南和撤机流程，仍然有一部分患者难以撤离呼吸机，需要长期保留人工气道和进行呼吸支持。

（段开亮）

第四节　重症哮喘的呼吸力学特征及机械通气策略

因哮喘入院的患者中，约有 10% 进入重症监护室，2% 接受气管插管，对于危重症哮喘患者的管理具有相当大的挑战性。与此相关的并发症包括低氧血症、支气管痉挛加重、张力性气胸、动态肺过度充气、低血压及心律失常等。本节简述重症哮喘患者的呼吸力学特征及机械通气策略。

一、呼吸力学特征

急性重症哮喘可引起呼吸力学的显著改变，其特征是呼气流量严重受限，从而导致过早的气道关闭、肺和胸壁动态恶性充气和高内源性 PEEP。这些异常的呼吸方式可导致呼吸肌疲劳和危及生命的呼吸衰竭。在这种情况下，实施机械通气时，我们主要担忧的是肺部恶性充气加重（引起气压伤）和血流动力学不稳定的风险。

二、内源性 PEEP

急性重症哮喘的特点是肺部过度充气，在非常严重的情况下，呼气末肺容积的增加可达正常值的 2 倍，这主要是由两个因素引起的。第一，由于机制不明的肺弹性回缩力异常降低，以及呼气时吸气肌持续努力产生的胸壁异常高的向外反冲力，导致呼气的驱动力降低。第二，由于气道口径严重缩小，气流阻力显著增加。这些特殊情况导致呼吸系统的时间常数明显增大，呼气时间明显延长，在达到静态平衡之前就开始吸气。因此，呼气末肺泡压仍为正值，这种现象称为内源性 PEEP。非均匀阻塞条件下正压机械通气期间潮气量的预期分布如图 4-2 所示。

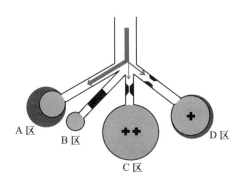

图 4-2　非均匀阻塞条件下正压机械通气期间潮气量的预期分布

内源性 PEEP 的水平和过度充气的程度与潮气量、呼吸系统的时间常数及呼气时间有关。由于支气管阻塞在解剖学上（由于分泌物、水肿、支气管痉挛）和动力学上（由于呼气时胸内正压对远端气道造成外部压迫）分布不均，在急性严重哮喘期间，肺部是极不均匀的。从结构上看，哮喘患者的肺可以被描述为 4 个区域：A 区代表没有支气管阻塞，也没有过度充气的部分肺；B 区中，气道在整个呼吸周期中完全被阻塞（黏液堵塞）；C 区中，阻塞仅出现在呼气时，引起肺泡过度充气和高内源性 PEEP；D 区中，整个呼吸周期中存在气道部分阻塞，导致肺泡过度充气和内源性 PEEP 的程度低于 C 区。在这样一个以可变时间常数为特征的系统中，正压通气提供的大部分潮气量都进入了 A 区，A 区代表了顺应性和气道阻力几乎正常的肺实质。由于这种正常区域仅占整个哮喘肺的一小部分，这些情况类似于用大潮气量过度扩张一个微小的正常肺（类似"婴儿肺"的概念），可能带来严重的后果，包括：①由于血液灌注转移到正常通气的肺区，导致通气/血流比值分布异常；②增加了气压伤的风险；③静脉回流受阻，导致血流动力学受损、休克和心搏骤停。

三、机械通气策略

1. **无创正压通气（HIV）**　是治疗 ARF 患者的常用方法。然而，支持 HIV 用于急性重症哮喘患者的证据尚不清楚。部分针对成人和儿童的小型研究表明，HIV 可能通过改善呼吸肌做功，降低呼吸频率，从而降低气管插管率。总的来说，HIV 的使用耐受性良好，不良事件较少。但必须密切关注呼吸形态和患者神志，定时复查血气。必要时行有创机械通气。

2. **插管指征** 插管的决定通常是基于临床判断的。尽管优化了最大限度的治疗，但患者仍会逐渐出现呼吸衰竭，同时伴有意识水平的改变，这些都是插管的指征。在没有呼吸骤停的情况下，即使在非常严重的哮喘患者中，通过吸氧能够维持基本氧合，即使伴有高碳酸血症，也不一定要插管。在患者能够配合的情况下，也可以考虑 NIV。

3. **关于呼吸机管理的建议** 重点必须是避免过度的气道压力和尽量减少肺部过度膨胀。为了实现这一目标，往往需要对患者采取控制性通气策略，从而允许高碳酸血症的发生。这种策略最初由 Darioli 和 Perret 于 1984 年提出，被称为"控制性低通气"或"允许性高碳酸血症"。

表 4-2 总结了哮喘患者使用呼吸机的初始设置。尽量减少过度充气的方法主要是保持每分通气量下降（即一般成人患者 ≤ 10 L/min）和呼气时间增加（4 ~ 5 s）。

表 4-2 插管哮喘患者的初始呼吸机设置

通气参数	设置
模式	VCV
每分通气量	< 10 L/min
潮气量	6 ~ 10 ml/kg
呼吸频率	10 ~ 14 次 / 分
平台压	< 30 cmH$_2$O
吸气流量波形	减速波形
吸气流量	60 ~ 80 L/min
呼气时间	4 ~ 5 s
PEEP	0
FiO$_2$	SaO$_2$ > 90%

在确定的潮气量和呼吸频率下，增加吸气流量可以减少吸气时间，从而增加呼气时间。在这方面，60 ~ 80 L/min 是最佳值，而更高的吸气流量只能带来微小的收益（例如，如果吸气流量从 60 ~ 80 L/min 增加至 100 ~ 120 L/min，呼气时间增加量 ≤ 1 s，这基本上不足以对肺过度充气产生明显的影响）。

4. **通气模式** 插管后，通常需要深度镇静（避免人机不同步）和进行控制性通气（避免通气不足）。关于以后应该使用何种通气模式，目前还没有共识。通常倾向于采用容量控制的通气方式，不建议压力控制的方式，原因如下：在高气道阻力和内源性 PEEP 波动的情况下，压力控制会带来潮气量变化的风险，有时会出现低肺泡通气。此外，在这种模式下，如果气道阻塞迅速缓解，可能会出现过度通气和气压伤。

对于使用容量控制通气的哮喘患者来说，最佳的吸气流量波形并不完全清楚。在潮气量、吸气时间和平台压（Pplat）水平相同的情况下，方波比减速波的吸气峰压（Ppeak）更高。因此，过高的 Ppeak 可能会导致阻力较小的支气管肺泡（即 A 区）过度膨胀，致使气体分布不均。因此这类患者更建议采用减速波。

5. **过度充气的监测** 在实际应用中，Pplat 仍然是监测一般机械通气过程中肺部过度膨胀的推荐变量，特别是在哮喘患者中。与 Pplat 相比，Ppeak 对于评估哮喘患者肺部过度充气并不准确，因为它在很大程度上取决于气道阻力和吸气流量设置。总之，Pplat 的测量（注意使用足够长的吸气末暂停）可能是对严重哮喘患者机械通气时的过度充气和气压创伤风险的最佳评估方法。

6. **外源性 PEEP 的作用** 有关试验表明，外源性 PEEP 从 5 cmH$_2$O 逐渐增加到 15 cmH$_2$O，吸气末肺容积和功能残气量明显增加，Pplat 也在上升，同时心输出量和血压随之降低。在哮喘发作阶段，气流阻力增加主要位于中央的、不可塌陷的气道，外源性 PEEP 的实施只会增加呼气末肺容积，而不会减低内源性 PEEP。

相反，低水平外源性 PEEP（≤ 8 cmH$_2$O）在哮喘恢复阶段可能是有用的。在这一阶段，中央气道的阻力首先恢复正常，而外周气道存在部分阻塞。因此，当患者自主呼吸触发时，外源性 PEEP 可以减少触发呼吸机所需的肌肉做功。总之，在控制性通气期间，外源性 PEEP 通常对急性重症哮喘没有适应证。相反，一旦选择了可以使患者自发触发呼吸机的通气模式，可以适当应用外源性 PEEP，但必须根据患者的舒适度及人机同步性进行滴定。

四、总结

重症哮喘患者的机械通气管理需要对患者的肺部呼吸力学特征有充分的认识，主要原则是降低内源性 PEEP 和避免肺部过度充气的发生。这是一个系统化的管理过程，也包括限制性通气策略、允许性高碳酸血症，避免并发症的发生。

（周晓林 段开亮）

第五节 急性脑损伤患者的通气和氧合

ICU 收治的急性脑损伤（acute brain injury，ABI）患者常因气道保护能力丧失或呼吸驱动力下降而发生呼吸衰竭，并有发生肺炎、ARDS 等肺部并发症的风险，需要机械通气支持。正压通气引起胸膜腔内压、中心静脉压（CVP）和颅内腔室之间复杂的相互作用，可能会对大脑产生不利影响。在危重患者中广泛应用的肺保护性通气策略并非适用于所有颅脑损伤患者。

正常情况下，即使平均动脉压（MAP）在一定范围内（50～150 mmHg）波动，脑血流系统可以通过自动调节来维持足够的脑血流量。脑损伤患者的自动调节功能受损后，随着 MAP 的升高，脑血容量增加，颅内压升高，而 MAP 的下降又会导致脑缺血或灌注不足。所以脑血流量的优化对于 ABI 患者尤为重要。

由于 CO$_2$ 升高可能会引起脑血管扩张，脑血流量增加，导致颅内压增高，进行机械通气的 ABI 患者应避免出现高碳酸血症。反之，过度通气时，PaCO$_2$ 降低，从而引起脑血管收缩、脑血容量减少和颅内压降低。研究表明，过度通气引起颅内压降低呈现时间相关性，颅内压可在短时间（60～80 min）内恢复至基础值，但同时发现脑血流量会持续减少，导致脑组织继发缺血性损伤的可能。脑血管收缩也可能增加细胞外乳酸和谷氨酸水平，导致继发性脑损伤，临床结局恶化。

小潮气量通气伴允许性高碳酸血症是降低 ARDS 患者死亡率的主要策略之一，但不适用于某些 ABI 患者，尤其是存在颅内高压的患者。ARDS 合并颅内高压患者机械通气的关键是避免高碳酸血症，以避免脑血流量和颅内压增加。2020 年欧洲关于 ABI 患者机械通气的共识推荐，$PaCO_2$ 的最佳目标范围是 $35 \sim 45$ mmHg；不应常规使用过度通气手段来降低颅内压，过度通气仅作为一种临时性干预手段来帮助解决颅内压危象（如脑疝）。建议对所有 ABI 患者进行呼气末二氧化碳（$ETCO_2$）监测。

关于 PEEP 对脑血流的影响，一方面，高水平 PEEP 可能增加平均气道压和胸膜腔内压，阻碍颅内静脉回流，从而增加颅内压，降低脑灌注压，使脑组织氧代谢恶化，引起继发性脑损伤。一项回顾性研究显示，在重度肺损伤患者中，PEEP 与颅内压之间存在有统计学意义的正相关关系，PEEP 每增加 1 cmH_2O，颅内压升高 0.31 mmHg。另一方面，在回顾性研究中发现，PEEP 可以安全地用于大多数机械通气的重型颅脑损伤患者。研究发现，在严重 ABI 患者中，应用 PEEP 对无严重肺损伤患者的颅内压或脑灌注压均无影响。

之所以会有上述矛盾的结果，可以用斯塔林（Starling）阻力器原理来解释，即 PEEP 对颅内压的影响取决于 CVP 与颅内压的关系。若由 PEEP 引起 CVP 增高并且超过颅内压，由此脑内静脉压高于颅内压（即 Starling 阻力器腔内压力高于腔外压力），从而导致脑血容量增加，颅内压增高（即 PEEP 的压力通过增高的 CVP 传导至颅内），特别是颅脑顺应性降低的患者容易发生。若 PEEP 引起 CVP 增高但未超过颅内压，由于颅内压高于 CVP，脑血容量并不会进一步增加，即 Starling 阻力器的"瀑布效应"，PEEP 产生的压力不会通过增高的 CVP 传导至颅内，因而颅内压无明显变化。

研究表明，合并 ARDS 的创伤性脑损伤患者使用 PEEP 似乎可以显著改善脑组织氧合。在处理创伤性脑损伤患者的 ARDS 时，甚至可以应用高达 $15 \sim 20$ cmH_2O 的 PEEP 以及适当地应用 APRV 模式，关键是需要进行颅内压监测。所以，2020 年欧洲共识推荐，在伴有 ABI 和 ARDS 的机械通气患者中，如果没有临床显著的颅内压升高，应采用肺保护性机械通气策略（强烈推荐）。

ABI 合并 ARDS 患者是否进行肺复张的研究发现，肺复张尤其是使用 CPAP 模式维持持续气道正压的方法，导致颅内压显著增高，MAP 和脑灌注压显著降低，且复张后氧合没有改善。所以，对于同时患有 ARDS 和 ABI，无论伴或不伴颅内压升高的机械通气患者，不建议行常规肺复张（不推荐，支持证据非常少）。

保守性氧疗是 ABI 患者机械通气的氧合目标。Girardis 等的研究结果表明，保守性氧合目标（PaO_2 目标分别为 $70 \sim 100$ mmHg，SpO_2 为 $0.94 \sim 0.98$）可能降低机械通气危重患者的 ICU 病死率。多项回顾性研究表明，低氧血症（$PaO_2 < 60$ mmHg 或 P/F < 300 mmHg）和高氧血症（$PaO_2 > 300$ mmHg）均会增加 ABI（包括脑损伤、脑卒中和蛛网膜下腔出血）患者的住院病死率。2020 年欧洲共识推荐，无论是否存在颅内压升高，ABI 患者 PaO_2 的最佳目标范围为 $80 \sim 120$ mmHg（强烈推荐）。

综上所述，对于急性重症颅脑损伤伴或不伴 ARDS 的患者，机械通气是非常重要的支持和治疗手段。在维持通气和氧合的过程中，应进行肺保护通气，同时应关注到这些患者的颅脑顺应性变差，脑血流自动调节功能下降，机械通气参数会影响颅内压、灌注压、脑组织的代谢和氧利用等情况。为了避免出现继发性脑损伤，机械通气过程中脑保护也尤为重要，可同时进行中枢神经系统和呼吸系统监测，避免并发症的发生，为患者提供最佳的治疗方案。

（王吉梅　段开亮）

第六节　儿童呼吸机参数设置

呼吸支持的目的是帮助患儿维持适当的呼吸系统功能，以完成适当的气体交换，维持适当的氧合和通气功能，替代患儿因疾病而丧失的呼吸动力和呼吸控制功能。因此，正确与合理地应用呼吸支持方法是治疗的关键。专业人员在应用机械通气技术时，除应掌握一般技能外，还应考虑小儿的特点，如年龄差别、各年龄阶段本身呼吸系统生长发育、呼吸生理和呼吸功能的特点，如对气管插管和机械通气设置的要求等。在进行呼吸支持和机械通气治疗的同时，不仅要观察呼吸支持的疗效，还应注意这些治疗方法可能对患儿生理产生的不良影响，以及因此而产生的并发症。婴幼儿肺组织娇嫩易损，机械通气时容易发生并发症，在应用中应注意预防。

一、肺发育

微管期和囊泡期相当于胎儿 24~26 周，由于支气管分支已经达到 20 级以上，伴随肺泡结构出现，同时有丰富的毛细血管在肺泡隔出现，加上肺表面活性物质开始合成，在此阶段出生的早产儿具备了生存的基本条件，在此阶段以前出生的早产儿一般不可能存活。出生后，肺的发育分为两个阶段：第一阶段可持续至出生后 18 个月，此阶段内，毛细血管容积的增加远快于气腔容积的增加，而气腔容积的增加又远快于固体组织体积的增加。这些变化主要是通过肺泡分隔过程来完成的。第二阶段主要表现为已存肺泡容积的增加，虽然仍能形成新的肺泡，但其作用大致可忽略不计。肺泡和毛细血管表面扩张与躯体的生长同步，身长较长的人肺容积也会较大。

二、小儿呼吸系统的解剖及生理特点

小儿各年龄阶段的呼吸系统具有不同的解剖及生理特点，这些特点与呼吸系统疾病的发生、预后及防治有着密切的关系。

（一）解剖特点

1. 上呼吸道

（1）鼻与鼻窦：婴幼儿鼻与鼻腔相对短小，后鼻道狭窄，缺少鼻毛，鼻黏膜柔嫩，富含血管组织，故易受感染。此外，小儿鼻泪管较短，开口部的瓣膜发育不全，在上呼吸道感染时易侵犯眼结膜，引起结膜炎症。婴幼儿鼻窦发育未成熟，上颌窦及筛窦出生时已形成，鼻窦炎以筛窦及上颌窦最易感染。

（2）咽与咽鼓管：小儿咽部相对狭小及垂直，鼻咽部富含集结的淋巴组织，其中

包括鼻咽扁桃体与腭扁桃体，前者在 4 个月开始发育，如增殖过大，称为增殖体肥大。因此，扁桃体炎多发生在年长儿，而婴幼儿则较少见到。小儿咽后壁间隙组织疏松，有颗粒型的淋巴滤泡，1 岁内最明显，以后逐渐萎缩，故婴儿期发生咽后壁脓肿最多。婴幼儿咽鼓管较宽，短而直，呈水平位，故上呼吸道感染后容易并发中耳炎。

（3）喉：小儿喉部相对较长，喉腔狭窄，呈漏斗形，软骨柔软，声带及黏膜柔嫩，富含血管及淋巴组织，容易发生炎性肿胀，由于喉腔及声门狭小，患喉炎时易发生梗阻而致吸气性呼吸困难。

2. 下呼吸道

（1）气管与支气管：小儿气管与支气管较成人短且狭小，软骨柔软，缺乏弹性组织。支气管以下分为叶间支气管、节段支气管及毛细支气管。婴幼儿毛细支气管无软骨，平滑肌发育不完善，黏膜柔嫩，血管丰富，黏液腺发育不良，分泌黏液不足而较干燥，黏膜纤毛运动差，清除吸入的微生物等作用不足。因此，不仅易感染，而且易引起呼吸道狭窄与阻塞。儿童气管位置较成人高，由于右侧支气管较直，故支气管异物多见于右侧，引起右侧肺段不张或肺气肿。

（2）肺：发育尚未完善，弹性组织发育较差，肺泡数量少且肺泡小，气体交换面积不足，但间质发育良好，血管组织丰富，毛细血管与淋巴组织间隙较成人宽，造成含气量少而含血量多，故易于感染。

（二）生理特点

1. 呼吸频率与节律　小儿呼吸频率较成人快，年龄越小，呼吸频率越快（表 4-3）。婴幼儿因呼吸中枢发育不完善，呼吸运动调节功能较差，迷走神经兴奋占优势，易出现呼吸节律不齐、间歇呼吸及呼吸暂停等，尤以新生儿明显。

表 4-3　不同年龄小儿每分钟呼吸次数

年龄	每分钟呼吸次数
新生儿	40 ~ 44
29 日龄 ~ 1 岁	30
1 ~ 3 岁	24
3 ~ 7 岁	22
7 ~ 14 岁	20
14 ~ 18 岁	16 ~ 18

2. 呼吸形式　婴幼儿胸廓活动范围受限，辅助呼吸肌发育不全，故呼吸时肺向横膈方向移动，呈腹式呼吸。随着年龄增长，膈肌和腹腔脏器下降，肋骨由水平位变为斜位，胸廓体积增大，逐渐转化为胸腹式呼吸，7 岁逐渐接近成人。

三、儿童呼吸机参数设置

儿童呼吸衰竭的原因可分为上气道梗阻、下气道梗阻、肺实质疾病、呼吸控制问题。不同疾病，呼吸机参数设置有所不同。

1. 潮气量　使用 AC-VC 或 SIMV（容量控制）+PS 模式时，根据患儿理想体重计算潮气量，6~10 ml/kg。使用 A/C-PC，SIMV（压力控制）+PS 模式时，不能直接设置潮气量，而需要通过调整 △P 或 PIP 来控制潮气量。连接患儿通气后，观察呼吸机监测到的潮气量，并及时调整压力至潮气量维持在理想体重所需水平，然后根据血气结果再次调整。机械通气初期，如果用较大的潮气量和较高的吸氧浓度，可抑制自主呼吸。这是由于缺氧和二氧化碳潴留改善后，使外周化学感受器的刺激减弱和肺扩张后牵张感受器受刺激而将冲动传至中枢，抑制了呼吸。在 ARDS 时，需遵循肺保护性通气策略，潮气量为 4~6 ml/kg。

2. PEEP　肺实质疾病（如重症肺炎）时易引起间质性炎症、肺不张及坠积性肺炎。由于肺弹性纤维组织发育差，肺膨胀不够充分，肺泡内渗出增多，易发生肺不张，因此需要较高的 PEEP 维持肺泡扩张，改善氧合，一般 PEEP 在 6~10 cmH_2O。先天性心脏病患儿发生心衰多是由于感染导致，尤其以肺部感染最常见，除肺部炎症外，伴有左心功能不全导致的肺水肿时，也需要较高的 PEEP 促进肺水肿的吸收，以改善氧合。同时，正压通气会降低左心收缩时需要克服的阻力，即左心室的跨壁压，在一定程度上增加心输出量。对于 ARDS 患儿，PEEP 较前更高，可进行 PEEP 滴定，寻找最佳 PEEP，同时需要结合俯卧位通气。对于下气道梗阻的患儿，例如支气管肺发育不良（BPD），肺内气体不能完全呼出，形成内源性 PEEP，表现为呼气性呼吸困难。但是这类患儿往往也存在三凹征，即吸气性呼吸困难。这是因为内源性 PEEP 存在时，肺泡内压高于气道压，患儿吸气时需要用力收缩肌肉，使胸膜腔内压下降，从而使肺泡内压下降，直至肺泡内压低于气道压时才会产生吸气气流。为了缓解内源性 PEEP 造成的吸气性呼吸困难，需要设置一定的外源性 PEEP，这样患儿吸气时只需要肺泡内压低于外源性 PEEP 即可产生气流，降低呼吸做功，改善人机同步，原理上为了减少做功，外源性 PEEP 可以等于或者大于内源性 PEEP，实际上，呼吸机测得的内源性 PEEP 是一个平均值，阻塞气道肺泡内源性 PEEP 高，非阻塞气道肺泡内源性 PEEP 低，因此为了减少非阻塞气道肺泡的过度膨胀，一般设置的外源性 PEEP 为内源性 PEEP 的 80%。而对于哮喘患儿，是否需要外源性 PEEP 予以对抗内源性 PEEP，存在争议。哮喘患儿内源性 PEEP 是由于小气道炎症、平滑肌痉挛等因素导致，首先应平喘，解除小气道痉挛。呼吸阻力无明显增加的患儿也会因为过快的呼吸频率而造成呼气时间缩短，形成 PEEPi，此时应调整吸气时间或吸呼比，适当延长呼气时间。对于只存在上气道梗阻或呼吸控制障碍的患儿，由于其肺部病变并不严重，PEEP 一般设置为 5 cmH_2O。

3. **吸入气氧浓度（FiO_2）**　氧的生理学效应如下。

（1）呼吸调节：婴儿和儿童对低氧刺激的反应与成人存在区别，婴儿往往不是依靠提高通气量来维持呼吸的，而是将通气量降低到原来水平以下。当通气量降低时，二氧化碳水平并未升高，这就表明此时的通气量满足其代谢需求。婴儿对低氧的这种反应可以看成介于胎儿和成人之间的中间状态。当遇到低氧刺激时，胎儿停止所有呼吸运动以应对，而成人则表现为过度通气。

（2）肺血管：影响肺血管阻力最重要的因素是肺血管直径，它与血管平滑肌张力直接相关。与全身其他血管系统不同，肺血管在肺泡 PaO_2 50~60 mmHg 或以下时发生血管收缩反应。需要注意的是，肺泡缺氧比肺动脉缺氧对肺血管阻力的影响更大。这种肺血管收缩是一种适应性调节，可防止血液流向肺缺氧区域，从而改善通气 / 血流比值。血液中二氧化碳水平升高会增加肺血管阻力。

（3）动脉导管：正常情况下，婴儿啼哭，开始自己呼吸，肺血管阻力迅速下降，右心室泵出的血液进入肺，并进行气体交换，氧气透过呼吸膜进入血液，而血液中的二氧化碳透过呼吸膜进入肺内，排出体外。随着血液中氧含量的增加，动脉导管收缩而阻止血流通过，一般出生后 24 h 内就能完全阻止血流。导管依赖型先天性心脏病患儿体循环和肺循环必须通过动脉导管的连接才能相互存在，否则体循环或肺循环就没有血液来源。因此这类患儿用氧应该慎重，因为动脉导管在氧的作用下会快速关闭，而这些患儿是依靠动脉导管生存的。对于这类患儿，应即刻复查心脏超声，停止吸氧，尽快请外科介入。

（4）吸收性肺不张：肺不张可继发于支气管阻塞、胸膜腔内压升高、肺泡表面张力异常和神经肌肉疾病等。吸收性肺不张可能随着吸入气氧浓度升高而发生。由于吸入 100% 氧气时静脉血中 PaO_2 仅增加 10～15 mmHg，肺泡内混合气体中的分压总和超过静脉血中的分压，此时气体可以迅速从肺泡扩散到血液中，导致肺泡迅速塌陷。肺泡塌陷最有可能发生在肺底部。

（5）氧中毒：目前没有明确的氧中毒相关的 FiO_2 阈值，仍然认为不可接受长时间 50%～60% 的 FiO_2 的高氧浓度支持。

（6）早产儿视网膜病变：是指在妊娠 36 周以内、低出生体重、长时间吸氧的早产儿，其未血管化的视网膜发生纤维血管瘤增生、收缩，并进一步引起牵拉性视网膜脱离和失明。这种疾病是导致美国和欧洲患儿视力障碍的主要原因，包括屈光不正、斜视、颜色辨别力受损和视网膜脱离。

综上所述，儿童的用氧应该慎重，不同疾病类型，氧疗目标不同，应以最低的吸氧浓度维持患儿的氧合目标，避免低氧血症的发生，也要避免高氧带来的并发症。

4. 呼吸频率　呼吸频率的初始设置应考虑患儿的年龄、自主呼吸能力、通气模式、潮气量、动脉血二氧化碳分压等因素。当使用 A/C 模式时，初始频率应接近患儿的生理呼吸频率（表 4-3）。

当使用 SIMV 模式时，初始频率设置可与 A/C 模式相同，然后再根据患儿的病情、镇痛及镇静程度以及自主呼吸能力进一步降低呼吸频率。

调整患儿呼吸频率时，应考虑解剖无效腔量和肺泡通气量，口鼻至终末细支气管内不参与气体交换的气体量称为解剖无效腔。出入肺泡但未进行气体交换的气体量称为肺泡无效腔。两者之和等于生理无效腔。新生儿和婴幼儿的解剖无效腔为 1.5～2.5 ml/kg，肺泡无效腔为 0～0.5 ml/kg，肺泡通气量为 110～160 ml/（kg·min）。呼吸越浅，有效肺泡通气量越少。因此，当进行机械通气，想要解决二氧化碳潴留的问题时，首先应确认患儿是否有合适的潮气量，不能无限提高呼吸频率。

5. 吸呼比（I/E）或吸气时间（Ti）　呼吸频率设置确定之后，再设置吸呼比或吸气时间。部分呼吸机（如 Drager 呼吸机）是设置吸气时间，部分呼吸机（如 Maquet 呼吸机）是设置吸呼比。儿童的吸气时间是根据年龄进行设置的，新生儿一般为 0.5～0.6 s，婴幼儿为 0.6～0.8 s，年长儿为 0.8～1.2 s。吸呼比通常设置为 1：2～1：1.5。但设置的吸呼比并不一定是患儿的实际吸呼比，如同设置的呼吸频率并不一定是患儿的实际呼吸频率。1：2～1：1.5 是正常生理状态下的值，当患儿出现呼吸衰竭时，吸呼比通常也会发生改变。例如支气管肺发育不良（BPD）及哮喘患儿以小气道病变为主，呼气受限，呼气时间需要适当延长，吸呼比应更小。

设置吸呼比的最终目的是控制患儿的吸气时间，在 A/C 模式下，设置了吸呼比以及呼吸频率，吸气也就确定了。无论患儿是否有自主呼吸，吸气时间始终不变。当患儿没有自主呼吸时，患儿的实际呼吸频率与设置的相同，其实际吸呼比也与设置的完全相同。当患儿有自主呼吸，总的呼吸频率高于设置频率时，患儿的吸气周期变短，但由于吸气时间是固定的，呼气时间就会相应缩短，吸呼比就会变大，尤其对于喘息严重的患儿，若不及时调整吸呼比，常出现反比通气，呼气时间缩短，导致气体陷闭，二氧化碳潴留加重。因此，对于小气道病变、哮喘、BPD、喘息性支气管炎患儿，可以设置吸呼比为 1 ∶ 3 ～ 1 ∶ 2。

6. **触发灵敏度** 目前，呼吸机吸气触发机制有压力触发和流量触发两种。根据初步的临床研究以及实践经验，流量触发似乎更友好，患儿更为舒适。儿童的触发灵敏度也应根据患儿的年龄、肌肉力量等进行设置。初始一般设置为 0.5 ～ 2 L/min 较为合适。当患儿有自主呼吸时，应根据呼吸机波形以及患儿呼吸状态检查触发灵敏度是否合适。如图 4-3 所示，红色标记处存在无效触发，即患儿有自主呼吸，但未触发呼吸机送气，因此应降低触发流量，患儿更易触发。当触发灵敏度设置得更为灵敏时，需要护士和呼吸治疗师及时处理回路中的冷凝水，确保积水杯在低位，防止回路冷凝水导致误触发。

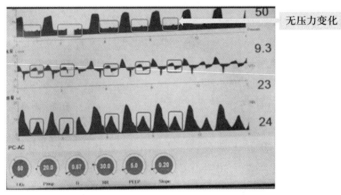

图 4-3 无效触发

四、总结

以上内容是笔者根据自己的临床经验结合相关资料总结而得的，仅供参考。儿童机械通气原理与呼吸机参数设置的原则与成人相同，儿童的特殊之处在于儿童处于快速生长发育阶段，呼吸生理随着生长发育不断变化，不同年龄阶段所需要的潮气量、呼吸频率等各不相同，气管导管型号以及呼吸回路型也有所不同，因此儿童初始参数需要根据患儿年龄、体重等进行个体化设置。同时，患儿的疾病种类与病情严重程度各不相同，除个体化初始设置外，还应该结合病情、呼吸波形、呼吸力学等进行精细化调节。

（黎小庆）

第五章　ECMO

第一节　ARDS 患者体外生命支持的应用时机及模式选择

急性呼吸窘迫综合征（acute respiratory distress syndrome，ARDS）是由肺内原因（重症肺炎、严重误吸、严重肺挫伤、淹溺和有毒物质大量吸入等）和（或）肺外原因（全身严重感染、严重多发伤、大量输血、急性重症胰腺炎等）引起的以肺泡 - 毛细血管膜弥漫性损伤、顽固性低氧血症为特征的临床综合征，病死率高达 40% 左右。近年来，体外生命支持在 ARDS 患者中的应用越来越广泛，也改善了部分患者的预后。然而，什么时候开始体外生命支持以及选择何种支持模式，仍有不少医生存在困惑。

ECMO 作为一种可以替代肺和心脏功能的呼吸循环支持技术，近 10 年来，其在各种危重症患者呼吸和（或）循环衰竭中的应用逐渐增多，并已成为许多中心常用的治疗手段之一。ARDS 患者使用 ECMO 的目的是在提供体外气体交换的同时，可以实施肺保护性通气策略，从而使肺得到休息并最终恢复。

一、ARDS 患者 ECMO 的启动时机

ARDS 患者病情进展快，如果患者经过规范的 ARDS 标准治疗仍然难以改善低氧状态，建议在缺氧造成多器官损伤之前及时启动 ECMO。结合既往相关临床研究及国际体外生命支持组织推荐建议，参考任何原因引起的低氧血症型呼吸衰竭（原发性或继发性）ECMO 时机，建议当患者死亡风险达到或者超过 50% 时，考虑使用 ECMO；当患者死亡风险达到或者超过 80% 时，建议启动 ECMO 治疗。

在最优的通气条件下（$FiO_2 \geq 0.8$，潮气量为 6 ml/kg，$PEEP \geq 10$ cmH_2O），如果无禁忌证，且满足以下条件之一即可启动 ECMO：

（1）使用机械通气时间 < 7 d。

（2）$PaO_2/FiO_2 < 50$ mmHg 超过 3 h，或 $PaO_2/FiO_2 < 80$ mmHg 超过 6 h。

（3）FiO_2 1.0，$PaO_2/FiO_2 < 100$ mmHg。

（4）呼吸频率 > 35 次 / 分，且平台压 > 30 cmH_2O 超过 6 h，动脉血 pH < 7.25 且 $PaCO_2 > 60$ mmHg。

（5）合并心源性休克或心搏骤停。

若患者原发性疾病为类似新型冠状病毒感染等急性肺部改变所致 ARDS，且疾病具有自限性，其重症及危重症患者 ECMO 指征和时机应前移。

二、ECMO 使用的禁忌证

ECMO 作为目前高级体外生命支持手段之一，其应用指征随着临床中开展例数的增多而逐渐变宽，且没有绝对的禁忌证。然而，仍有一些与 ECMO 预后不良相关的情

况出现，临床上认为是 ECMO 的相对禁忌证。

（1）合并无法恢复的疾病，如不可逆的脑损伤或恶性肿瘤终末期。

（2）存在抗凝禁忌，严重出凝血功能障碍、大出血、近期或扩大的颅内出血等。

（3）在较高机械通气设置条件下（$FiO_2 > 0.9$，$Pplat > 30\ cmH_2O$），机械通气时间超过 7 d。

（4）年龄：无特定年龄禁忌证，但考虑随着年龄增长，死亡风险增加。

（5）伴有严重多器官功能衰竭。

（6）药物免疫抑制（中性粒细胞绝对计数 $< 400/mm^3$）。

（7）存在周围大血管解剖畸形或病变，无法建立 ECMO 血管通路。

三、ARDS 患者 ECMO 模式的选择

ECMO 在临床上主要有 VV（静脉 - 静脉）、VA（静脉 - 动脉）和 VAV（静脉 - 动脉 - 静脉）三种模式。VV-ECMO 适用于单纯呼吸衰竭患者，ARDS 患者多选择此模式。VA-ECMO 可以同时提供循环支持和呼吸支持。因此，当 ARDS 患者出现循环衰竭时，应判断其原因，以决定采取何种 ECMO 模式。

1. VV-ECMO　ARDS 患者以呼吸衰竭为突出表现，其心功能往往基本正常，因此 VV-ECMO 为 ARDS 患者呼吸支持的首选模式。通常使用股静脉和颈内静脉血管通路（股静脉作为引流通路，颈内静脉作为灌注通路）。右侧股静脉以及右颈内静脉走行相对较直，常作为 VV-ECMO 置管首选通路。插管尖端分别置于上、下腔静脉与右心房交界处。位置放置不正确容易增加再循环，将氧合后的血液再次引流至体外，降低了 ECMO 的氧合效率。所以，在插管过程中，往往需要通过超声调整插管位置以减少再循环。

VV-ECMO 将下腔静脉的血液引流至体外完成氧合及去除二氧化碳后，以同等容量再次回输至上腔静脉到达右心房。因此 VV-ECMO 仅仅提供了患者气体交换，没有提供直接的血流动力学影响，患者机体的灌注仍然依靠自身心脏的泵功能。所以在 VV-ECMO 时，应严密监测右心功能，当患者出现右心衰竭经保守治疗无效时，可改为 VA-ECMO 模式。

2. VA-ECMO　VA-ECMO 是选用股静脉和股动脉作为血管通路，将下腔静脉的血流引流至体外完成氧合及去除二氧化碳后再回输至动脉系统，可以为循环血流直接提供动力，从而为严重心源性休克以及失代偿性心衰提供循环支持。因此，当 ARDS 患者合并心源性休克或出现心搏骤停时，需要启用 VA-ECMO 模式。然而，VA-ECMO 氧合血往往很难供应机体上半身，导致机体出现上半身缺氧。静脉插管选择颈内静脉或股静脉，插管尖端位于右心房中部，可以部分缓解上半身缺氧。如仍不能缓解，可以进行 VAV-ECMO 辅助。

3. VAV-ECMO　VA-ECMO 出现上半身缺氧、VV-ECMO 出现严重心源性休克或失代偿性心衰均是建立 VAV-ECMO 的适应证。通常需要在右颈内静脉及股动脉同时插管，与 ECMO 动脉环路相连接。这种模式中经 ECMO 氧合后的血液被分成两部分，分别回输至右心房和主动脉系统，相当于联合了 VA-ECMO 和 VV-ECMO 在同一个环路中，同时提供心肺支持。应用时，应分别监测这两部分灌注管路流量，以达到心肺同时支持的目的。

总之，对于原发疾病可逆以及病程具有自限性疾病所致的 ARDS 患者，建议在没有明显禁忌证并具备辅助指征的情况下，及时启动 ECMO 治疗，并正确理解不同 ECMO 模式所提供的支持和氧的差异性分布，以及充分评估患者心脏和呼吸功能并合

理选择辅助模式，能够提高 ARDS 患者的救治成功率。

（刘　刚　李　琦）

第二节　VAV-ECMO 的应用

ECMO 主要有循环功能和呼吸功能支持两大功能，其能够维持机体血液及氧气供应，使心脏、肺得到充分休息，有效地改善低氧血症，为心肺功能恢复赢得宝贵的时间。ECMO 包含多种模式，文献显示，VAV-ECMO 可用于治疗脓毒性心肌病，似乎能够改善 ARDS 患者的预后。

一、ECMO 基本模式

ECMO 的基本模式为 VV 和 VA。VV-ECMO 为肺的支持，而 VA-ECMO 则为肺和心脏的支持。但从疾病角度出发，会有不同的选择。例如，对于暴发性心肌炎或体外心肺复苏（ECPR）患者，首选 VA-ECMO；对于 ARDS 患者，如合并右心功能不全患者，倾向于选择 VA-ECMO，但如果患者血流动力学稳定且心脏代偿良好，为单纯 ARDS，则可选择 VV-ECMO。

二、ECMO 混合模式

除基础模式外，还有多种其他混合模式［图 5-1（彩图 8）］，其中不乏规律性。以 V-AV 模式为例，"V"说明有 1 根引血管，即股静脉，"AV"说明有 2 根回血管，即股动脉和颈内静脉。图 5-1 中 D 图较为经典，在国内较常见。

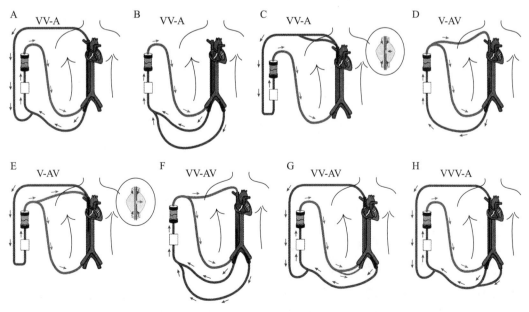

图 5-1（彩图 8）　ECMO 的混合模式

三、VAV-ECMO 的技术要点

VAV-ECMO 主要利用股静脉进行引血。血液通过氧合器之后一分为二，一部分回到颈内静脉，进行肺支持；另一部分回到股动脉，进行心脏支持。

VAV-ECMO 较常规 VV 和 VA 多了1 个 Y 形管、1 个 Hoffman 管钳及 1 个流量监测器 [图 5-2（彩图 9）]。Y 形管的主要作用是连接增加的管路用于分流；Hoffman 管钳的作用是控制和调节血流量；流量监测器主要用于流量的准确监测。

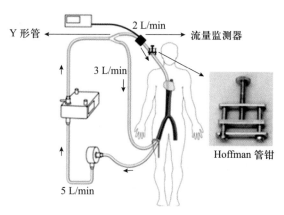

图 5-2（彩图 9） VAV-ECMO 装置

四、VV 及 VA ECMO 转换为 VAV-ECMO

（1）VV-ECMO 转换为 VAV-ECMO：需要增加股动脉回血或 VV-ECMO 患者继发出现左心衰竭、右心衰竭和全心衰竭，需由 VV 转换为 VAV。1+2 → 1+2+3 [图 5-3（彩图 10）]。

（2）VA-ECMO 转换为 VAV-ECMO：增加了颈内静脉回血，VA-ECMO 患者继发出现肺功能差、上半身缺氧，则由 VA 转换为 VAV。1+3 → 1+2+3 [图 5-4（彩图 11）]。

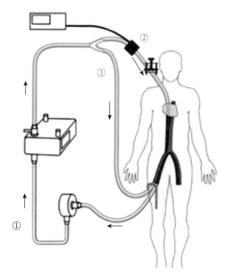

图 5-3（彩图 10） VV-ECMO 转换为
VAV-ECMO

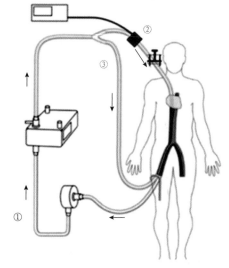

图 5-4（彩图 11） VA-ECMO 转换为
VAV-ECMO

五、VAV-ECMO 的临床应用

2018 年，Perfusion 发表了一篇关于 VAV-ECMO 治疗脓毒症心肌病的文章。该文章回顾性分析了 2014 年 1 月 1 日—2017 年 12 月 20 日该中心救治的 12 例患者的临床资

料，其插管方式包括引流（左股静脉）、回流（右颈静脉、右股动脉）、股动脉放置转流管。建立 VAV-ECMO 之前，呼吸系统：Pplat 31 cmH$_2$O，PEEP 15 cmH$_2$O，P/F 67 mmHg；循环系统：MAP 66 mmHg，NA 0.77 μg/（kg·min），Lac 5.0 mmol/L。建立 VAV-ECMO之后，患者对 NA 的需求量逐渐减少，Lac 水平也逐渐下降，循环得以维持稳定。结果显示：患者心功能恢复早于肺功能；VAV-ECMO 治疗脓毒性心肌病的预后优于预期；VAV-ECMO 对于部分脓毒症合并心脏、肺功能衰竭的患者是一种可行的抢救策略。

2015 年，*Interact Cardiovasc Thorac Surg* 刊发的一篇文献显示，VAV-ECMO 可作为治疗呼吸衰竭合并血流动力学不稳定的一种方法。

2011 年，*Interact Cardiovasc Thorac Surg* 刊发了一篇回顾性研究文献。2006—2008 年，30 例患者因严重的 ARDS 而接受不同模式的 ECMO 治疗。最终结果显示，VV-ECMO 患者死亡率为 63%（7/11）；VA-ECMO 患者死亡率为 75%（6/8）；VAV-ECMO 患者死亡率为 27%（3/11），$P=0.057$。

该研究对 VAV 模式治疗 ARDS 预后较好的原因进行了分析：氧合较好的血液同时供给肺循环和体循环。①肺循环：降低肺血管阻力，减少分流；②体循环：维持脑、冠状动脉、外周器官充分的氧供，避免器官衰竭，稳定了血流动力学。

六、小结

ECMO 的基本模式主要为 VV-ECMO 和 VA-ECMO。ECMO 的混合模式常见为 VV-A 模式、V-AV 模式、VV-AV 模式及 VVV-A 模式。VAV-ECMO 包括 Y 形管、流量监测器、Hoffman 管钳。对于心功能不全患者，可尝试 VV 模式转换为 VAV 模式。对于上半身缺氧患者，需由 VA 模式转换为 VAV 模式。VAV-ECMO 用于脓毒性心肌病，ECMO 治疗 ARDS 似乎能改善预后。

（王 睿）

第三节　清醒 ECMO 在严重 ARDS 患者中的应用

结合中日友好医院呼吸中心近两年临床尝试的清醒 ECMO 的经验和教训，本节从应用指征、呼吸驱动的监测与调节、流量管理、联合辅助通气方式、镇痛及镇静的实施以及局限性几个方面探讨清醒 ECMO 相关的特殊临床问题。

严重 ARDS 的呼吸支持一直以来是临床关注的焦点问题。近年来，临床医生在制定和实施临床决策时，将关注的重点逐步从单纯器官功能支持聚焦到器官功能保护上，力求避免治疗相关再损伤的发生。因此，由人工气道、有创机械通气以及与之相伴的镇痛、镇静甚至肌松等相关治疗所带来的并发症引起越来越多的重视，其中主要包括呼吸机相关性肺炎（ventilator-associated pneumonia，VAP）、机械通气相关性肺损伤（ventilation-associated lung injury，VALI）以及机械通气相关性膈肌功能障碍（ventilation-induced diaphragmatic dysfunction，VIDD）等。基于此，VV-ECMO 也从应用初期主要作为"挽救性"支持方式逐渐扩大应用指征，成为一种重要的"保护性"支持手段，其目的是使心肺充分"休息"。

目前，不少动物实验及临床研究均支持在 VV-ECMO 支持下实施超保护性甚至"近窒息"机械通气策略，即低潮气量、低频率、低平台压、低驱动压以及低机械功，以减少 VALI 的发生，但 VV-ECMO 应用过程中是否可以完全脱离人工气道以及有创机械通气，即实施清醒 ECMO，目前尚无充足的证据，尤其是清醒 ECMO 在严重 ARDS 中的探索应用，国内外仅有散在的个案报道，结合本中心近两年临床尝试的经验及教训，本节将从以下几个方面进行综述，探讨清醒 ECMO 相关的特殊问题。

一、清醒 ECMO 的应用指征

清醒 ECMO 最早应用于等待肺移植患者呼吸功能恶化的桥接支持，该类患者通常不伴有其他器官功能不全，单纯 VV-ECMO 支持下呼吸衰竭显著改善，清醒 ECMO 在该类患者中的应用优势还表现在有利于术前呼吸康复锻炼，改善围手术期存活率。近年来，不断有清醒 ECMO 用于严重 ARDS 的个案报道或小样本量的回顾性研究，包括围手术期肺损伤、多发伤、病毒性肺炎（包括流行性感冒及新型冠状病毒感染）以及肺孢子菌肺炎。笔者所在中心的初步探索在患者筛选及临床结局上均与其他中心报道相类似。考虑 ECMO 仍为高风险、资源密集型支持技术，需充分评估原发病可逆性、获益/风险比并与患者家属充分沟通。待选患者需满足传统 VV-ECMO 应用适应证中的氧合水平、影像学严重程度等标准，并同样遵循 PRESERVE 评分或 RESP 评分对临床结局的预判，但建议清醒 VV-ECMO 的启动时机较指南或共识中推荐的传统 VV-ECMO 有所提前，患者具有更高的氧合水平、更少的气道分泌物、更小的影像学受累面积以及合并更少的肺外其他器官受累，似乎更能从中获益。

免疫抑制是接受 VV-ECMO 支持呼吸衰竭患者病死率的独立预测因素之一。一项综述汇总了 271 例接受 ECMO 支持的免疫抑制 ARDS 患者，总体病死率为 61.1%，显著高于总体人群的病死率，因此免疫抑制在各预后评分系统中均作为增加病死风险的重要积分项目之一。但有趣的是，清醒 ECMO 在严重 ARDS 中的尝试仍多在免疫抑制患者中进行，其可能的原因包括：

免疫抑制在此主要包括血液系统疾病缓解期、实体器官移植术后、自身免疫病等接受激素和（或）免疫抑制剂治疗以及人类免疫缺陷病毒（HIV）阳性患者，此类群体罹患机会性感染的风险高，病原体以肺孢子菌、巨细胞病毒等常见，而肺孢子菌肺炎常表现为呼吸系统单一受累，出现脓毒症、休克以及急性肾损伤等累及其他器官的概率相对更低，且该病原体感染的特点为气道分泌物少、大面积肺实变不常见，以上均是清醒 ECMO 开展的有利因素。

既往研究大多基于 ECMO 联合有创机械通气支持的人群，其病死率主要归因为医院获得性感染，如 VAP、泌尿系感染、导管相关血流感染、脓毒性休克，其中以 VAP 发生率最高，患者的预后其实与 ECMO 技术本身无关，因此可以尝试通过避免开放气道及有创机械通气来降低医院获得性感染的发生率，并改善临床结局。

另一个需慎重考虑的是严重 ARDS 的诱发因素，感染是加重既往已有肺部病变甚至诱发新的弥漫性肺泡损伤的重要始动因素，而感染本身（尤其是病毒感染）亦可诱发肺组织纤维增生，导致部分肺部病变进展后不可逆转，即使感染得到有效控制，但在较长时间内原生肺的通气和（或）弥散功能持续不改善，面临 ECMO 撤离困难的窘境，除非桥接至肺移植，预后仍不理想。但目前尚无充足的临床经验或研究证据有助于准确预判肺部病变急性加重的可逆转性或可恢复程度，依据现有的临床实践观察及有限的个案报道，在常见易累及肺的结缔组织疾病（如抗合成酶综合征、类风湿关节炎、干燥综合征）基础上合并肺孢子菌或病毒性肺炎所致的呼吸衰竭，清醒 ECMO 的临床获益可能不如其他未合并肺间质病变的免疫抑制（HIV 阳性、实体器官移植术及血液系统疾病缓解期等）合并感染的情况。针对清醒 ECMO 患者筛选的问题，仍需进行谨慎的临床探索并开展研究，以获得质量更高的循证医学证据。

二、呼吸驱动的监测与调节

近年来，关于自主呼吸在 ARDS 患者中的利弊被反复探讨和论证。一方面，保留适当水平自主呼吸可以更好地提高氧合，改善通气 / 血流比值失调，避免膈肌功能障碍；另一方面，不少研究已证实过强的自主呼吸可能在 ARDS 已有病变基础上继发 P-SILI，其生理机制主要为跨肺压剧烈波动引起的肺损伤加重以及跨血管压力剧烈变化引起的肺水肿加重。

生理状态下，呼吸驱动主要通过大脑皮质控制调节、代谢反馈和化学反馈三方面进行调节，其中以血 $PaCO_2/pH$ 和 PaO_2 水平参与的化学反馈起主导作用。但在临床实践中，即使 VV-ECMO 可有效改善氧合及通气，呼吸窘迫的症状并不能得到显著缓解。同样的情况在 Stefania Crotti 的研究中得到印证：仅有 27%（8/30）的 ARDS 患者可以实施清醒 VV-ECMO，而且其中仅有 50% 的患者可以通过增加膜肺 CO_2 清除来降低呼吸频率以及减少食道压波动。有学者认为，其他机制也参与形成 ARDS 过强的呼吸驱动，包括存在于肺或胸廓上生理状态未激活的感受器因炎症、不张或微血栓形成而被激活，中枢呼吸驱动曲线（brain curve）与实际通气曲线（ventilation curve）分离引起的呼吸控制失调，以及无效腔通气增加引起的代谢曲线（metabolic hyperbola）平移。基于此，在实施清醒 VV-ECMO 过程中，对自主呼吸驱动的监测与调节是影响成败的关键环节。

接受有创机械通气的患者可在床旁快速而准确地监测呼吸频率、潮气量、分钟通气量、吸气流速、食道压、膈肌电活动（EAdi）、气道闭合压（$P_{0.1}$）等指标，以评估呼吸驱动的强弱，但在未放置人工气道的清醒患者中，部分指标的获取及其准确性受到限制。随着床旁超声的广泛应用，临床还能通过超声评估膈肌活动度、膈肌厚度变化率来间接评估呼吸驱动强度。

三、流量管理

临床常以股静脉 - 颈内静脉双穿刺点的方式置管，21 ~ 23 Fr 引流管所能获得的血流量足以达到 60% 以上心输出量水平，虽然目前尚无证据证明多级侧孔引流导管与前端引流导管的优劣，但从临床上可以观察到，在有效血容量相对不足的状态下（下腔静脉直径小、变异度大），多级侧孔引流受到一定程度的影响。当然，国外文献推荐应用双腔静脉导管（多为 27 ~ 31 Fr）颈内静脉置管，若定位良好，可以更好地保证血流量并减少再循环的发生，同时能使清醒 VV-ECMO 患者实现主动早期活动。

ELSO 指南及国内专家共识推荐股静脉引流管前端置入至下腔静脉第 10 胸椎水平、

膈肌水平或接近右心房开口处，以上均基于机械通气条件。在正压通气条件下，一方面，呼气末肺容积相对自主呼吸时更大，膈肌位置相对更低（靠近腹侧）；另一方面，吸气相胸膜腔内压增加、下腔静脉扩张，两方面因素均有利于更好的静脉引流。而对于清醒 VV-ECMO 患者，尤其在 ECMO 建立初期，由于体外膜肺很大程度上改善了患者为代偿缺氧所致的高通气状态，临床上表现为潮气量和呼吸频率降低、肺容积减少，甚至出现肺不张，膈肌位置相对上移（靠近头侧），引流管前端距离右心房开口更远处，加之 ARDS 集束化管理中相对保守的液体管理策略以及心肺交互作用的影响，自主呼吸引起的胸膜腔内压剧烈变化使下腔静脉在吸气相显著塌陷，易造成血流量不稳定。流量下降本身不仅使患者缺氧加重，因缺氧引起的呼吸窘迫症状反过来又影响下腔静脉插管的引流，此恶性循环最终可能导致清醒 VV-ECMO 的实施失败。因此，血流量的保证不仅需要关注管路的选择以及置管过程，更需要考虑心肺交互作用相关的流量动态变化。

四、联合辅助通气方式

在生理状态下，肺泡周期性开放、闭合不仅完成气体交换功能，同时还参与肺水的调节与转运。在某些病理状态下，肺泡在一定水平进行的周期性开闭有助于肺组织的修复与再生。虽然 VV-ECMO 可以替代原生肺的通气及弥散功能，但原发病引起的肺组织不均一病变，加上 ECMO 建立后因呼吸驱动下降造成的肺实变进一步加重，以及体外环路本身引起的炎症反应，均不利于肺组织的修复与再生。此外，肺容积降低引起的肺血管阻力增加在一定程度上可能削弱甚至抵消因 ECMO 改善低氧所带来的降低肺循环阻力的益处，从而削弱 VV-ECMO 对右心系统的保护作用。值得关注的是，无论是上述的超保护性或是近窒息有创机械通气，均保留了一定水平 PEEP（10～20 cmH$_2$O），其目的是维持一定的肺泡开放状态，降低剪切损伤。基于上述考虑，ARDS 启动自主呼吸的时机（联合其他呼吸支持方式的选择）值得重点关注，清醒 ECMO 实施时是始终避免建立人工气道，或在 ECMO 建立后 24～48 h 内拔除气管导管，还是应用气管切开作为过渡，各中心做法不一，目前尚未能比较其对患者生存结局或 VAP 发生率的影响。同样，无论 VV-ECMO 启动时联合何种通气方式，当不再保留人工气道，是应用经鼻高流量氧疗（HFNC）、无创机械通气，抑或是完全脱离其他氧疗方式，目前也无循证医学推荐。笔者所在中心通过综合评估患者 VALI 风险、肺部病变性质及病程分期、气道分泌物水平以及心功能来综合决策使用其他氧疗的方式，以 HFNC 常用，间断应用 NIV 提供正压支持。

五、镇痛及镇静的实施

如何选择合理的镇痛、镇静方案不仅在清醒 ECMO 初期实施置管操作过程中十分关键，同时在清醒 ECMO 维持过程中也发挥重要的作用。对于重度 ARDS 患者，通常由于低氧、全身炎症反应等多种原因而导致呼吸窘迫，充分的镇痛、镇静不仅有利于保障置管过程顺利，同时能减少系统氧耗，并降低心肺交互作用引起的血流量波动。但应注意避免过度镇痛、镇静对自主呼吸的抑制及血流动力学的不良影响。

目前已有的研究表明，ECMO 元件及人工管路不仅增加了药物的表观分布容积，同时由于管路对药物的"螯合"作用，多种药物的药代动力学均发生了改变，尤其是脂溶性及蛋白结合率高的药物，包括芬太尼、咪达唑仑、丙泊酚在内的大部分镇痛药及镇静药均受到影响。在给药初期存在药物有效剂量不足的风险，但重症患者同时存在急性肝、肾损伤等其他影响药物代谢的因素，因此在缺乏药物浓度监测的情况下，给药剂量难以把握。相比之下，吗啡及氢吗啡酮受到环路"螯合"作用相对更小，可以作为镇痛药的优先选择，但长期应用需注意药物成瘾问题。另外，清醒 ECMO 的优势是保留患者适当水平的自主呼吸，因此右美托咪定可以考虑作为镇静药的选择之一。

六、局限性

相较于传统有创机械通气联合 ECMO 的方式，清醒 ECMO 作为一种新的呼吸支持形式具有多种优势，但也有部分研究报道清醒 ECMO 可能增加管路脱落或移位的风险，这种潜在风险如果缺乏有效的应急预案，可能造成严重后果，管路的反复位置变化也可能增加导管相关血流感染的风险。另外，俯卧位在改善 ARDS 不均一性方面具有独特优势，但在清醒 ECMO 患者中联合实施俯卧位通气在临床操作中存在一定难度。

综上所述，我们对清醒 ECMO 在严重 ARDS 中的应用充满期待，但目前就上述关键问题仍缺乏成熟的临床经验或高质量的循证医学证据可供参考，每一次尝试均需严格而谨慎地选择合适的患者，实施过程中在保证稳定的血流量的基础上需关注患者原生器官与 ECMO 的相互作用，同时避免并发症的发生，真正实现器官保护与器官休息。

（于 猷 李 敏 顾思超 詹庆元）

第四节 ECMO 期间镇痛和镇静治疗研究进展

ECMO 作为一种重要的体外生命支持技术，可暂时用于传统疗法无法治疗的心脏功能不全和（或）呼吸功能不全患者。ECMO 患者往往因自身严重疾病需进行各种有创诊治操作，面临着疼痛、焦虑及躁动等问题。另外，ECMO 期间需避免患者自主拔管及体位改变，因其可能会影响 ECMO 血流，因此，镇痛和镇静是 ECMO 患者管理的关键组成部分。目前成人 ECMO 期间镇痛和镇静的最佳管理无明确定义。本节就国内外关于成人 ECMO 期间镇痛和镇静治疗的研究进展进行综述。

ECMO 是对传统疗法干预无效的呼吸或心脏衰竭危重患者的支持手段。在 ECMO 支持期间，因为病情危重和置管，ECMO 患者需要镇痛和镇静治疗，目前尚不清楚镇痛、镇静方案是否对 ECMO 患者预后有影响。但在非 ECMO 人群中的研究表明，深度镇静与更多的并发症和较差的预后相关。持续镇静是延长机械通气时间、ICU 和住院天数的独立危险因素。另外，ECMO 是一套复杂的体外循环装置，这套装置会通过导管和氧合器吸附药物干扰镇痛药、镇静药的药代动力学，增加分布容积和影响药物代谢。本节拟对成人 ECMO 期间镇痛和镇静治疗进展进行综述，希望能够为成人 ECMO 的镇痛和镇静管理提供帮助。

一、成人 ECMO 镇痛、镇静治疗现状

目前成人 ECMO 患者镇痛和镇静治疗现状的调查研究仅限于 VV-ECMO。2013 年 Buscher 等报道了一项 VV-ECMO 镇静实践的国际调查（包含 102 名来自世界各地经验丰富 ECMO 中心的受访者）。58% 的受访者表示 ECMO 患者较非 ECMO 患者需要更高的镇静需求，尽管有 51% 的受访者表示镇静水平为 Ramsey 评分 3 分（患者仅对命令有反应）。近 90% 的受访者在阿片类药物中选择吗啡和芬太尼。在苯二氮䓬类药物中，79% 的受访者选用咪达唑仑。66% 的受访者表示应用 α_2 受体激动剂，但仅有 36% 的受访者应用丙泊酚。受访者中，43% 的受访者表示每天减少或停止使用镇静药对患者进行神经系统检查，49% 的受访者在临床活动中使用镇静评分。2017 年 Marhong 等对 ARF 患者应用 VV-ECMO 镇静实践做了一项国际调查（包含 209 名来自世界各地经验丰富 ECMO 中心的受访者），97% 的受访者表示在应用 VV-ECMO 开始 48 h 内静脉输注镇静药和（或）镇痛药。调查者将镇静程度分成 4 个等级（平静、镇静、非常镇静、完全不能唤醒），59% 的镇静目标为镇静或非常镇静。咪达唑仑（48%）和丙泊酚（19%）是最常用的镇静药；芬太尼（44%）和吗啡（20%）是最常用的阿片类药物；51% 的受访者采用每日镇静中断；82% 的受访者表示应用疼痛评估，其中最常用（20%）的疼痛评分量表是重症监护疼痛观察量表（CPOT）；89% 的受访者表示应用镇静评估，其中最常用（48%）的镇静评分量表是 Richmond 躁动 - 镇静评分（Richmond agitation-sedation scale，RASS）。

二、成人 ECMO 期间镇痛、镇静的时机及方法

体外生命支持组织（ELSO）针对所有体外生命支持患者镇痛和镇静治疗的通用指南建议，在置管过程中和 ECMO 置管后前 12～24 h，患者应彻底镇静至浅麻醉。当 ECMO 稳定后，所有的镇静药或麻醉药应该停用一段时间，以进行彻底的神经系统检查，然后根据患者的焦虑和不适程度恢复镇痛和镇静。镇静治疗的同时或之前给予镇痛治疗。

现有研究镇痛药和镇静药的给药方式多选择静脉输注。吸入镇静药因其稳定性、安全性及对患者和临床工作者的潜在风险使用受限，Rand 等针对 VV-ECMO 患者小潮气量吸入镇静研究表明，吸入异氟醚的浓度与肺衰竭患者镇静深度有关，使用挥发性麻醉药进行靶向镇静是可行的，并且存在剂量 - 反应关系。

三、成人 ECMO 期间镇痛药及镇静药选择

目前，没有完美的镇痛药和镇静药可以适用于所有 ECMO 患者，这主要是由于 ECMO 支持的临床适应证不同、支持方式不一及器官的潜在功能难以准确评估。理想的镇静药应该为短效且易于滴定，能够提供剂量依赖的催眠和健忘，并且对血流动力学和呼吸参数无影响，对肾和肝代谢排泄的依赖程度也较低。对于接受 ECMO 支持的患者来说，没有单一的药物可以满足这些条件，但大多数情况下可以通过联合用药来满足。目前，常用镇痛药包括阿片类药物芬太尼及其衍生物、氢吗啡酮和氯胺酮。镇静药包括苯二氮䓬类药物、丙泊酚和右美托咪定。

1. **芬太尼及其衍生物** 芬太尼因其很高的脂溶性和蛋白结合率，会影响在 ECMO

回路中的隔离。Harthan 等的一项研究显示，芬太尼在 ECMO 回路中 15 min 剩余量为基线值的 81%，24 h 后仅为基线值的 32.6%。因此，芬太尼应避免长期应用。舒芬太尼药效更强，同样具有高脂溶性和高蛋白结合率，目前针对舒芬太尼在 ECMO 患者中药代动力学的研究有限。有研究表明，其清除率与体温和血浆蛋白浓度相关。瑞芬太尼起效速度快，维持时间短，近年来在非 ECMO 患者中的研究发现其能够明显缩短机械通气时间及 ICU 住院天数。在 ECMO 患者中研究较少，Yang 等的一项研究表明，其清除率可能与性别和 ECMO 泵速有关。

2. **氢吗啡酮**　具有低脂溶性和低蛋白结合率的优点，在 ECMO 患者中药代动力学改变较少，且在 ECMO 回路中药物隔离减少。Martin 等的一项研究表明，与芬太尼相比，接受氢吗啡酮治疗的患者需要更少的吗啡毫克当量（MME），在镇静需求或 48 h Richmond 躁动 - 镇静评分方面无差异。

3. **氯胺酮**　可能是一种很有前途的镇痛及镇静辅助药物。主要作用是 N- 甲基 -D- 天冬氨酸（NMDA）非竞争性受体拮抗剂、μ 及 δ 受体，能够提供血流动力学相对稳定的镇痛。近年来，有研究表明低剂量氯胺酮联合阿片类药物不会增加不良反应，并可能改善患者的预后。目前，氯胺酮在 ECMO 患者中的应用只有少数研究中报道，在 ECMO 患者中，接受低剂量氯胺酮输注可能维持或降低阿片类药物或镇静药的输注率。

4. **苯二氮䓬类药物**　咪达唑仑是最常用的苯二氮䓬类镇静药，通过激动中枢神经系统 γ 氨基丁酸受体达到镇静、遗忘、催眠和抗焦虑的作用。近年来，针对非 ECMO 患者的多项研究表明，咪达唑仑容易引起体内蓄积、延长机械通气时间及住院天数。在 ECMO 患者中，多项体外研究表明，ECMO 环路可吸附咪达唑仑，降低药物浓度，造成这种现象的原因可能是聚氯乙烯（PVC）管路。因此，在应用 ECMO 初期，需要更加频繁地镇静监测，以防因镇静药不足导致的治疗失败。

5. **丙泊酚**　是一种亲脂性镇静药，具有起效速度快、疗效短暂的特点。Lemaitre 等一项以全人血为基础的体外试验证实，其血药浓度随时间而下降，24 h 后浓度几乎测不到。因其具有亲脂性，丙泊酚被认为会改变氧合器的气体交换性能，而后的研究报道丙泊酚在氧合器上的吸附程度相当大，但没有观察到任何气体交换障碍。由于其在 ECMO 回路中吸附，长时间应用有发生丙泊酚输注综合征的风险，尤其是在 ECMO 撤离后。在应用丙泊酚作为镇静药时，要密切监测甘油三酯水平变化，且应避免长时间应用。

6. **右美托咪定**　是选择性 α 受体激动剂，具有减轻交感兴奋风暴、抗焦虑、镇痛、镇静作用，没有抗惊厥作用。考虑右美托咪定的亲脂性，药物可在 ECMO 回路中吸附。目前针对右美托咪定在 ECMO 患者中的临床应用的研究尚缺乏。在用药期间，应关注患者血流动力学指标，可能会出现低血压和心动过缓。

四、成人 ECMO 期间镇痛、镇静的监测

危重患者恰当的镇痛治疗依赖于对患者进行疼痛评估，定时进行疼痛评估可以减少镇痛药的使用剂量。常用评分方法包括数字分级评分法（numeric rating scale，NRS）、面部表情评分表（face pain scale，FPS）、行为疼痛量表（behavioral pain scale，BPS）及重症监护疼痛观察量表（critical-care pain observation tool，CPOT）等。对于能够自主表达的患者，目前较常用的方法是 NRS。Rahu 等的一项前瞻性研究表明，使用机械通气

治疗且能够自主表达的患者，NRS 具有较好的疼痛评价效果。因 ECMO 患者的特殊性，NRS 常常受限，可选择 BPS 和 CPOT 进行疼痛评估。

为了达到镇静目的，保持 ECMO 患者处于安全的镇静状态，需要定时评估患者的镇静程度，以调整镇静药及剂量。目前，有关 ECMO 镇静的报道多选用 Richmond 躁动 - 镇静评分（RASS），DeGrado 等研究应用 RASS 联合脑电双频指数（bispectral index，BIS）进行镇静监测，另外也有报道应用镇静 - 躁动评分（sedation-agitation scale，SAS）进行镇静监测。

五、镇痛药及镇静药相关不良反应

在 ECMO 患者应用镇痛药、镇静药期间，应加强对器官功能的监测。多种镇痛药、镇静药均可引起呼吸抑制，并且特点不一，阿片类镇痛药引起的呼吸抑制通常为呼吸频率减慢，潮气量不变，丙泊酚则表现为潮气量降低和呼吸频率增加。ECMO 患者要额外关注镇痛药、镇静药对血流动力学的影响，警惕低血压的发生。建议多模式镇痛，镇静集束化管理，每日间断唤醒以及早期运动以减少镇静药、镇痛药的使用，从而减少药物相关不良反应。

六、展望

随着临床工作者对 ECMO 认识的逐渐深入，ECMO 临床应用逐渐增多，ECMO 期间的管理是影响患者预后的关键因素，其中包括恰当的镇痛和镇静治疗。目前，指导镇痛和镇静治疗的数据有限，但 ECMO 管路会影响镇痛药、镇静药的药代动力学的观点是明确的。在获得进一步数据之前，选择药物时要考虑其药代动力学改变，加强镇痛、镇静监测，根据现行指南对危重患者提供镇痛和镇静支持。但仍迫切需要前瞻性随机对照试验来研究 ECMO 患者最佳的镇痛和镇静治疗方案。

（谭营帅　邢丽华）

第五节　ECMO 患者的容量管理进展

随着 ECMO 在重症患者中的广泛应用，改善 ECMO 患者的存活率和预后成为人们关注的焦点。越来越多的研究发现，ECMO 患者的容量状态对预后产生影响。2022 版国际体外生命支持组织（ELSO）指南指出，液体过负荷和急性肾损伤（acute kidney injury，AKI）在 ECMO 婴儿、儿童和成人患者中是普遍现象，且与患者的预后息息相关。本节对 ECMO 患者容量特点及处理进行综述，探究 ECMO 患者容量管理的实践方式。

一、ECMO 患者早期容量特点

ECMO 患者早期阶段经常出现血流动力学不稳定，大多数要经历全身炎症反应，发生血管舒张和全身毛细血管渗漏，恶化其低血容量状态。为了保证 ECMO 的流量，就不得不给患者进行大剂量容量复苏，常采取补液、输血和使用血管活性药物维持血压。其中出血是 ECMO 抗凝的显著并发症,有研究报道出血与 28 d 病死率呈正相关,常需要输血来纠正贫血或凝血相关问题。

ELSO 指南指出,ECMO 患者的液体处理目标是维持正常的细胞外液体容积、足够的血细胞比容,来优化氧输送、无液体过负荷、正常的血容量。ECMO 期间血容量需要维持在足够的水平以维持右心房压为 5 ~ 10 mmHg,出血端导管阻力小,有利于保证足够的血量引出。当低血容量时,ECMO 血流量就会出现不足,导致频繁的 ECMO 抖管和 ECMO 运行时间缩短,而且引流的高负压会导致溶血发生。一项回顾性研究纳入重症肺炎接受 ECMO 治疗的儿童患者,发现频繁抖管是患儿死亡的显著危险因素。另外一项研究纳入 172 例接受 ECMO 治疗的成人患者,发现接受连续性肾脏替代治疗(CRRT)和 ECMO 联合治疗的患者出现更频繁的抖管,患者的病死率也随之增加。

二、容量过负荷对 ECMO 患者的危害

容量过负荷在 ECMO 患者中极易发生,在 ECMO 儿童患者中普遍存在,其延长 ECMO 上机时间、恶化患者的预后,还可能反映疾病的严重程度,增加病死率。液体容量过负荷是心肾综合征的一个关键元素,对于合并心功能不全的 ECMO 患者尤为明显。另外,液体过负荷可能导致肾性水肿、增加间质压力、减少肾血流量,继而促进 AKI 的形成,而液体过负荷本身是否导致 AKI 仍有待研究证实。

ECMO 早期阶段的急性炎症反应增加毛细血管通透性,加重渗漏和组织水肿,继而导致器官损伤。过多的晶体液输注增加液体容量过负荷的可能性,另外,合并或继发 AKI 也容易加剧患者的液体过负荷。在 ECMO 早期阶段,液体过负荷能明显影响患者预后。液体过负荷可直接导致细胞水肿和微循环失调,增加肺水肿的风险,加重肺损伤,增加多器官功能衰竭的发生率。既往报道总结出早期液体正平衡是成人 ECMO 患者 90 d 病死率的独立预测因子,甚至有研究报道 ECMO 治疗第 3 日的液体正平衡也是与患者病死率独立相关的。有研究发现,ECMO 初期 3 d 内过多的累积液体平衡增加死亡风险,不论患者是否有心血管疾病或肺部疾病、不论是否使用 VV-ECMO 或 VA-ECMO。有报道称,在因心血管原因而启动 ECMO 的患者中,仅当累积液体量 > 82.3 ml/kg,死亡风险显著增加。在因呼吸系统疾病原因而启动 ECMO 的患者中,累积液体量 > 189.6 ml/kg,病死率明显增加。在 ECMO 支持的呼吸衰竭婴儿中,体内液体量和水肿的情况是肺恢复和 ECMO 持续时间的重要决定因素。对于 ECMO 患儿,液体过负荷与病死率增加和 ECMO 治疗时间长短有关。为了改善患者的预后,避免液体过负荷是改善 ECMO 患儿预后的一个潜在干预目标。ELSO 指南推荐恢复细胞外液容积至正常(干体重)并维持,其中限液、袢利尿药和 CRRT 清除体内液体是常用的容量处理方式。

三、保守液体策略在 ECMO 患者中的作用

研究表明,保守的液体策略对于 ARDS 包括接受 ECMO 的 ARDS 患者预后很重要。2006 年,ARDS 协作网发表的一项随机对照研究发现,对急性肺损伤患者实施保守液体策略能够改善肺功能、缩短机械通气时间和住 ICU 时间,在儿童患者中也得到了类似的结论。因此,目前一致主张对 ARDS 患者实施保守的液体策略。但液体限制可能减少最佳的能量摄入,可能对于改善患者总体预后也不利。

VV-ECMO 患者的血流动力学状态取决于一些相互作用的因素，例如胸膜腔内压、心脏功能、肺血管阻力、血管张力和再循环、血管内容量。但在 VA-ECMO 患者中，胸膜腔内压、心脏功能和肺血管阻力对于维持血流动力学状态的作用不是很大，而更易受到血容量的影响。减少容量过负荷与 ECMO 婴儿、ARDS 成人患者或需血滤的儿童患者预后改善相关。这意味着临床医生应当实施保守的液体策略，通过持续性利尿和 CRRT 来实现液体负平衡。ECMO 患者第 3 日更大程度的液体负平衡可以更好地改善患者 90 d 病死率。

四、利尿药在 ECMO 患者容量管理中的作用

ELSO 指南推荐利尿药可作为早期液体清除的处理手段。为了治疗和预防液体过负荷，可能需要激进地使用利尿药，而利尿药的过度使用可能恶化肾衰竭患者的预后。目前，间歇性呋塞米给药是常见的处理方法，连续输注呋塞米和托拉塞米等利尿药也是如此，但指导实践的临床研究数据很少。呋塞米负荷试验使用单剂呋塞米推注负荷和评估肾小管的完整性，使用单剂呋塞米后尿量减少预示进行性 AKI。在此情况下，不应再使用利尿药负荷利尿，而应选择限制液体入量，也可以考虑早期 CRRT 干预。

五、CRRT 在 ECMO 患者容量管理中的作用

CRRT 是 ECMO 患者早期液体清除的常见方法。液体过负荷是 ECMO 患者行 CRRT 干预的靶标。CRRT 的理论优势提示了 CRRT 的潜在益处、液体平衡的改善，例如增强炎症介质的清除、允许更积极的干预（营养支持和完成更快速、更佳的能量摄入）。在接受 ECMO 和 CRRT 的儿童患者中，ECMO 启动时液体过负荷程度与病死率相关。有一篇系统综述提到 ECMO 联合 CRRT 的存活患者总体液体平衡低于非 CRRT 的存活患者。

ECMO 的重症患者面临 AKI 形成的高风险，有报道称 ECMO 患者 AKI 的发生率超过 70%。而 AKI 会造成液体过负荷和损害氧输送，增加死亡风险。ECMO 期间 AKI 形成的因素包括发病前的合并症、急性炎症和免疫介导的过程、体外循环的血液暴露、不稳定的血流动力学、凝血状态、溶血、肾毒性物质的暴露。CRRT 是处理 ECMO 患者严重 AKI 的重要工具，当合并轻度 AKI 但对利尿药效果差时，也可以启动 CRRT。

CRRT 使 ECMO 的液体管理更加精确，改善液体平衡和纠正电解质代谢紊乱。只要 VV-ECMO 支持的患者能够耐受，有的 ICU 将 CRRT 作为液体过负荷预防和液体清除标准实践。早期 CRRT 预防液体过负荷可能降低病死率和改善患者预后。启动 CRRT 时，存活组的乳酸水平更低，其中乳酸水平是独立的危险因子，影响患者的存活率。撤离 CRRT 时，较低程度的容量过负荷与改善患者存活率相关。虽然有研究显示 ECMO+CRRT 患者的病死率显著高于单独 ECMO 组，接受 ECMO 的重度 ARDS 患者进行 CRRT 与 6 个月死亡率独立相关，但并不一定代表 CRRT 实际使用本身给 ECMO 患者带来不利影响，而可能是反映了严重 AKI 对预后的影响。有研究报道 ECMO 期间的 AKI 与增加婴儿和儿童患者 ECMO 时间和病死率独立相关。一项单中心研究显示，需要 ECMO 联合 CRRT 患者的病死率 > 75%，而来自 ELSO 网报告需要两者处理的呼吸系统疾病患者的存活率为 49%，而心脏疾病患者为 32%。研究报道，在成人严重呼吸衰竭 ECMO 患者中，早期使用 CRRT 除水与存活率改善有关。

六、ECMO 患者容量评估和监测

ECMO 期间，准确评估肺的氧合功能很困难，呼吸机参数设置的作用、氧浓度、ECMO 血流速度、血红蛋白浓度、心输出量都可能潜在地影响患者的动脉血氧饱和度。因此，肺的顺应性可能是一个获得肺功能变化趋势的有用指标，且可能与液体过负荷相关。当累积液体平衡较高时，动态肺顺应性较低。心脏超声是一个非常好的工具，便于评估血流动力学功能和引导处理。研究报道，被动抬腿试验（passive leg raising, PLR）能够预测 VV-ECMO 患者的容量反应性，PLR 诱导的每搏输出量变化比率（delta PLR-induced changes in stroke volume，Δ PLRSV）增加 > 10%，提示 ECMO 患者具有容量反应性。在顽固性 ARDS 患者启动 ECMO 早期，肺动脉收缩压可能与净液体平衡存在相关性，或许有利于优化液体管理和预测患者预后。脉搏指示连续心输出量（PiCCO）监测简单易行，但血管外肺水指数（EVLWI）容易受 ECMO 管路血流量的影响而不准确，并不能反映 ECMO 患者肺水肿的情况和容量状态。

七、结语

综上所述，容量过负荷和 AKI 在 ECMO 患者中经常出现，且与 ECMO 患者预后相关。避免容量过负荷和预防 AKI 是 ECMO 患者管理的关键。限制液体入量、使用利尿药和 CRRT 是 ECMO 期间处理液体容量的常见手段，尽管没有证据表明哪一种液体容量处理方式最佳，也需要注意把握好各种处理方式的最佳时机，同时需做好容量评估和监测。

（蒋　磊）

第六节　VV-ECMO 救治危重症 ARDS 患者预后随访

VV-ECMO 已成为极危重 ARDS 患者的重要挽救性治疗手段，但对于存活患者预后随访的研究较少。本节对肺部影像学和健康相关生活质量（health-related quality of life, HRQL）两方面预后评估进行探讨。肺部影像学随访发现患者肺部 CT 有不同程度的肺实质形态学改变，随着随访时间的延长，逐渐改善。HRQL 的短期随访发现生活质量明显低于正常人群，且 15%～54% 的患者合并心理障碍，表现为焦虑、抑郁和创伤后应激障碍（PTSD）；超过 50% 的患者在随访期间可重返工作岗位。但长时间随访患者有较好的远期存活率和 HRQL，80% 的存活患者重返工作岗位。这些都有助于进一步推动极危重 ARDS 患者的 VV-ECMO 积极救治。

ARDS 是危重症患者呼吸衰竭的主要原因之一，主要表现为非心源性肺水肿和低氧血症，常需机械通气以维持患者氧合，约占 ICU 收治患者的 10%，其中 25% 可进展为难治性低氧血症。近年来，尽管有肺保护性通气策略、俯卧位通气、ECMO 等措施，但患者死亡率仍为 27%～45%。ECMO 已成为极危重 ARDS 患者的重要挽救性治疗手段，救治过程中联合肺休息策略可减少机械通气相关性肺损伤；在重症甲型流行

性感冒、H1N1 病毒性肺炎和新型冠状病毒感染的救治中的价值已得到验证。过去十几年，VV-ECMO 在重症呼吸衰竭患者的救治中得以推广和普及，但住院存活率并未显著改善，波动于 56%～64%，且探究这些患者远期存活率和预后随访的研究较少。因 VV-ECMO 和 VA-ECMO 支持方式和治疗时间不同，本节仅讨论 VV-ECMO 救治ARDS 存活患者的预后随访情况。拟从 ARDS 存活患者肺部影像学和 HRQL 两方面进行预后评估的阐述。

一、肺部影像学预后评估

ARDS 患者存活出院后常遗留不同程度的肺部病变，影响其呼吸功能，对患者的健康和生活质量造成不利影响。北京地坛医院刘景院等曾对 24 例重症甲型 H1N1 流行性感冒肺炎合并 ARDS 患者出院 1 年的肺部 CT 进行随访，结果发现恢复期存在肺 CT 异常有 11 例，其中网格样改变 11 例、磨玻璃样改变 3 例、局部肺气肿 3 例，肺 CT 异常患者中肺功能异常明显多于肺 CT 正常者。

笔者所在科室曾对 ECMO 救治的 ARDS 患者进行为期 1 年的肺部 CT 随访，旨在明确此类患者肺实质的形态学变化及相关影响因素。收集 2009 年 11 月至 2012 年 8 月北京朝阳医院呼吸重症监护病房（RICU）因 ARDS 接受 ECMO 治疗存活患者的临床资料，并完善 ECMO 撤离后 1、3、6、12 个月的肺部高分辨率 CT（HRCT），以肺内病变基本吸收或 ECMO 撤离后 12 个月为随访观察终点。9 例存活患者中 1 例失访。2 例患者（病因为细菌性肺炎和肺孢子菌肺炎）术后 1 个月肺部 HRCT 显示肺内病变基本吸收，仅残留少量纤维索条影，未再随访。6 例患者完成 12 个月的肺部 HRCT，其中 2 例新型甲型 H1N1 流行性感冒病毒感染患者仅残留少许纤维索条影；1 例细菌和真菌混合感染患者及 1 例军团菌肺炎患者表现为网格状纤维化及磨玻璃样改变；另外 1 例军团菌肺炎患者和 1 例细菌、病毒混合感染患者初期表现为磨玻璃样改变，后期均有不同程度的吸收。6 个月时患者肺部 HRCT 分析显示上、中、下三个肺区受累程度无差异，腹侧区受累程度大于背侧区。患者在 ECMO 支持时间、ECMO 前Murray 评分、APACHE Ⅱ 评分、机械通气时呼气末正压（PEEP）、吸氧浓度、气道峰压和有创机械通气的时间等方面比较均无显著性差异。ECMO 救治存活的重症 ARDS患者，肺部 HRCT 显示均有不同程度的肺实质形态学改变，其病变程度及持续时间可能与病因相关，但随着随访时间延长，影像学提示肺部形态学逐渐修复、改善。

二、HRQL 评估

HRQL 评估是在病伤、医疗干预、老化和社会环境改变的影响下个人的健康状态（包括生理功能、心理功能、社会功能），以及与其经济、文化背景和价值取向相联系的主观满意度，是生活质量的一个分类。既往 VV-ECMO 救治 ARDS 存活患者 HRQL评估结果差异性较大，有研究证实这些患者在 ICU 出院后常出现生理功能障碍和心理问题。Zwischenberger 和 Pitcher 等建议 ECMO 患者撤机后尽快进行包括躯体、营养、语言等全方位的康复训练。患者出院后的生理和心理功能障碍大多在 6～12 个月逐渐恢复，有的患者则需要 3 年或更长时间才能恢复。通过 Pubmed 和 Web of Science 数据库检索文献，符合 VV-ECMO 救治 ARDS 患者生活质量评价随访的文献共 9 篇，其中

8 项为观察性研究、1 项为随机对照试验（RCT），5 项为回顾性研究。短期随访（6 个月至 3 年）8 项，长期随访（10 年）仅 1 项。

1. **HRQL 常用的评价方法** HRQL 常用的评估量表为 SF-36 生活质量量表、EQ-5D 健康量表、圣乔治呼吸问卷（St Georges respiratory questionnaire，SGRQ）。心理状态评估应用事件冲击量表修订版（IES-R）、医院焦虑抑郁量表（hospital anxiety and depression scale，HADS）、简易精神状态检查量表、流行病学研究中心抑郁量表（CES-D）等。常用量表简述如下。

（1）SF-36 生活质量量表：是由美国在兰德公司健康保险项目有关研究的基础上修订而成的普适性量表，很大程度上能够反映慢性病患者的生活质量状况，是具有较高信度和效度的生活质量评价量表。其包含 36 个条目，旨在评估多个年龄段、不同疾病和对照人群的健康和功能状况。SF-36 生活质量量表共有 8 个维度：生理功能、生理职能、躯体疼痛、一般健康状况、精力、社会功能、情感职能、精神健康。8 个维度的总分为该量表的总分。

（2）EQ-5D 健康量表：EQ-5D 是一套测量健康状态的标准化量表，是由欧洲生命质量学会（EuroQol）开发的一种简单、通用的健康测量方法，由 EQ-5D 描述系统（descriptive system）和 EQ-5D 视觉模拟量表（visual analogue scale，VAS）两部分组成。

在描述部分，以 5 个维度来描述健康状态，分别为行动能力（mobility）、自我照顾（self-care）、日常活动（usual activities）、疼痛/不舒服（pain/discomfort）、焦虑/抑郁（anxiety/depression）。问卷要求受访者根据自己的健康状态，在每个维度中选择最适合自己的选项。在评估部分，受访者使用视觉模拟量表（EQ-VAS）评估其总体健康状况。EQ-VAS 是在一条垂直的标尺上记录受访者的自评健康状态。标尺的刻度是 0~100，0 表示"您想象中最差的健康状态"，100 表示"您想象中最好的健康状态"。受访者的自评信息可用作健康结果的定量指标。

（3）圣乔治呼吸问卷（SGRQ）：是目前用于测量呼吸性疾病成年患者健康受损情况和生活质量的应用最广泛的特殊量表之一，是一种标准化的患者自填问卷，共 50 个问题，可以分为 3 个主要方面：症状（症状发生频率和严重程度）、活动（能导致气促或气促引起的活动受限）、对日常活动的影响（气道疾病引起的社会能力损害和心理障碍）。对以上 3 个主要方面根据不同问题的权重进行记分，得到症状评分、活动评分和影像评分，最后汇总得到总分。患者得分越高，说明生活质量越差。

（4）HADS：是筛查躯体疾病患者焦虑抑郁状态最常用的工具之一，由 Zigmond 等编制，先后被翻译成多种文字，广泛应用于综合医院临床各科室焦虑和抑郁的监测。HADS 共由 14 个条目组成，其中 7 个条目评定抑郁，7 个条目评定焦虑。共有 6 条反向提问条目，5 条在抑郁分量表，1 条在焦虑分量表。采用 HADS 的主要目的是进行焦虑、抑郁的筛选检查。

2. **患者的短期随访** 在 6 个月至 3 年的短期随访时间内，救治存活 ARDS 患者的 HRQL 评估均受影响。VV-ECMO 救治患者的 SF-36 生活质量量表评分明显低于配对的正常人群，活动耐力下降、疼痛、下肢不适等是 VV-ECMO 存活患者主要的体力障碍表现，可能与长时间股静脉引流导管置入、下肢活动受限，导致局部神经缺血、感觉障碍等相关。15%~54% 的患者存在心理问题，表现为焦虑、抑郁和创伤后应激障碍

（post-traumatic stress disorder，PTSD）。

超过 50% 的患者在随访期间重返工作岗位，但年龄较大的患者复工率低。Hodgson 等报道 52% 的 VV-ECMO 存活患者出院后 8 个月开始工作，26% 的患者重操旧业并完全胜任。其他研究报道出院 1 年后患者的复工率高达 67%～71%。长程支持中实施清醒 ECMO 主动/被动康复锻炼的患者，复工率与短程 ECMO 支持患者无差异。ARDS 存活患者的 SF-36 生活质量量表评分降低的原因，除 ECMO 自身因素外，可能还与住院时间和疾病严重程度相关。探讨患者的健康需求以及出院后出现的身体、心理和社会问题，更体现了 ECMO 治疗期间早期康复的重要性。ICU 住院患者尤其是 ECMO 患者，早期康复治疗可减少 ICU 获得性衰弱（ICU-acquired weakness，ICU-AW）的发生。

在 VV-ECMO 救治和常规机械通气治疗对存活 ARDS 患者的 HRQL 影响方面，仅有 1 项研究发现与常规呼吸支持相比，VV-ECMO 患者有较好的生活质量，可能与 VV-ECMO 期间的"肺休息"策略更有助于实施肺保护性通气，减少机械通气相关性肺损伤（VALI）发生有关；但两组患者均存在焦虑、抑郁、PTSD 等心理问题。研究报道，36%～55% 的 VV-ECMO 患者存在焦虑和抑郁症状，高于常规治疗组（27%～44%）；但常规治疗组患者的 PTSD 发生率高于 ECMO 组（44% vs. 33%）。13% 的 ECMO 救治患者和 15% 的常规治疗患者均存在疲劳和耐力下降，但 67% 的常规治疗的 ARDS 患者重返工作岗位，而 ECMO 组仅有 46%。

3. **长期随访资料** 1 项长期随访为单中心回顾性调查，研究单位为德国弗莱堡大学医学中心综合 ICU，收集 2010 年 10 月至 2019 年 6 月所有 VV-ECMO 救治的 ARDS 患者。2020 年 2 月至 9 月对所有存活患者通过电话调查的形式收集随访数据。采集包括远期存活率、SF-36 生活质量量表评分、SGRQ 评分、HADS 评分、重返工作率等数据资料。共有 VV-ECMO 救治重症 ARDS 患者 289 例（中位年龄 55 岁，67% 为男性，住院存活率为 45%）。129 例存活患者中 94 例完成了随访调查，53 例患者完成了 HRQL 评估。6 个月和 12 个月的存活率较高，分别为 89% 和 85%。6 个月存活率的独立危险因素是 ECMO 支持时间，ECMO 支持时间越长，患者远期预后越差。9.7 年的 ICU 出院存活患者的预测生存率为 68.5%（95%CI 56.9%～80.1%）。不同于短时间随访的研究证据，长时间存活患者随访结果显示 HRQL 评分较高（SF-36 生活质量量表中位评分为 73 分），仅存在轻度肺功能和精神状态异常（SGRQ 评分中位数为 19 分，HAD-D 评分中位数为 **2 分**，HAD-A 评分中位数为 3 分）。80% **的存活患者重返工作岗位**。

三、总结

随访发现，VV-ECMO 救治存活的 ARDS 患者，肺部 CT 有不同程度的实质形态学改变，其病变程度及持续时间可能与病因相关，肺部影像在随访时间内逐步修复和改善。在生活质量方面，短时间的随访发现 ECMO 救治存活 ARDS 患者有较低的 HRQL 量表评分，但长期随访有较好的远期存活率和 HRQL，有助于进一步推动极危重 ARDS 患者 VV-ECMO 的积极救治。

（李绪言）

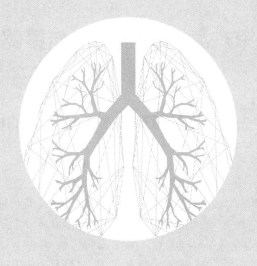

下　篇

重症肺炎

第六章 诊断技术与策略

第一节 肺活检诊断技术在 ICU 中的应用

一、病例介绍

1. **现病史** 某患者，女性，50 岁，养鸡专业户，既往有长期便秘史，无其他基础疾病。2019 年 9 月 26 日因"便秘、腹胀"于外院行全麻肠镜检查，诊断为"结肠炎"。次日患者出现发热，体温最高达 40 ℃，呈稽留热，伴恶心、呕吐、食欲减退。查血白细胞计数升高，PCT 正常，抗细菌治疗效果差，随后出现干咳、呼吸困难，症状进行性加重，血气分析提示低氧血症型呼吸衰竭，抗细菌 + 抗病毒治疗仍效果差。10 月 6 日于当地医院行气管镜检查，镜下未见明显异常，气管镜 BALF 细菌培养、支原体、衣原体核酸检测均为阴性。10 月 11 日转入本院。

2. **影像学检查** 发病第 3 日（2019 年 9 月 29 日）患者胸部 CT 示沿支气管血管束分布的片状影，右肺为著，边界相对清晰，实变不明显（图 6-1）。

发病第 12 日（2019 年 10 月 5 日）患者胸部 CT 示双肺均出现沿支气管血管束分布的团片状实变影，右肺为著（图 6-2）。

3. **病例特点** 中年女性，急性起病，有家禽接触史（养鸡 10 余年，约 5000 只，平素负责喂食及捡蛋工作）。以发热、干咳、呼吸困难为主要表现，迅速进展至呼吸衰竭，外院气管镜检查大致正常，常规抗感染治疗无效。影像学表现为沿支气管血管束分布多发团片状实变影，部分融合成大片实变，以右侧分布为主，伴双侧胸腔积液。实验室检查提示白细胞计数升高，PCT 正常。血气分析提示低氧血症型呼吸衰竭。

4. **入院主要诊断** 发热、呼吸困难原因待查：①重症社区获得性肺炎？—禽流行性感冒？肺曲霉病？非典型病原体感染？②淋巴瘤？③ ARDS。④结肠炎。

5. **补充检查** 气管镜（共 2 次，2019 年 10 月 12 日，10 月 16 日）：主气道黏膜略红肿，无明显分泌物，灌洗液呈轻微淡血性。我院 BALF 病原（2019 年 10 月 12 日）全阴性；BALF 病原（2019 年 10 月 16 日）EBV（+），余阴性；外送病原微生物二代测序（NGS）（2019 年 10 月 16 日）阴性。

BALF 细胞学：2019 年 10 月 14 日回报巨噬细胞 5%，中性粒细胞 86%，淋巴细胞 2%，嗜酸性粒细胞 7%；2019 年 10 月 17 日回报巨噬细胞 3.5%，中性粒细胞 69.5%，淋巴细胞 11.5%，嗜酸性粒细胞 15.5%。

血培养（5 次，11 套）：全阴性。

右侧胸腔积液常规 + 生化：黄红色浑浊液体，细胞总数 7040/μl，多核细胞占比 77%，胸腔积液总蛋白 27 g/L，糖 4.92 mmol/L，腺苷脱氨酶 3 U/L，乳酸脱氢酶 357 U/L。

左侧胸腔积液常规 + 生化：黄色浑浊液体，细胞总数 8111/μl，多核细胞占比 86%，

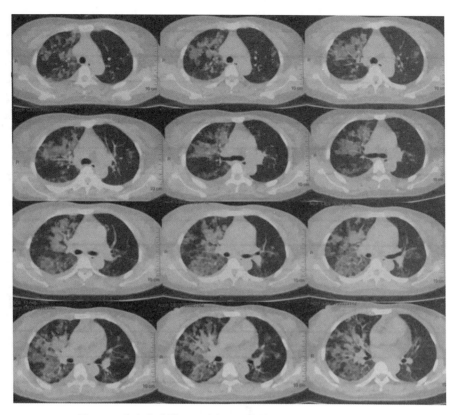

图 6-1　患者发病第 3 日胸部 CT 图像（2019 年 9 月 29 日）

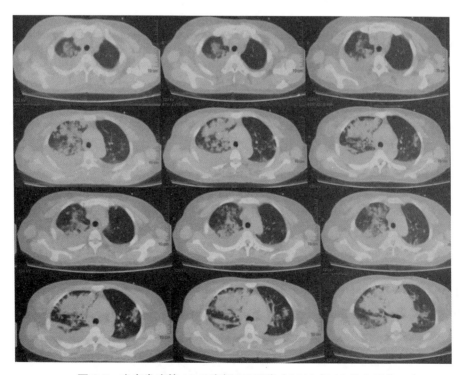

图 6-2　患者发病第 12 日胸部 CT 图像（2019 年 10 月 5 日）

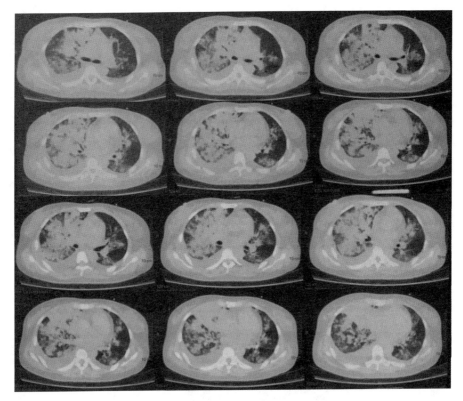

图 6-2 （续）

胸腔积液总蛋白 30 g/L，糖 6.97 mmol/L，腺苷脱氨酶 4 U/L，乳酸脱氢酶 406 U/L。

胸部 CT：右肺实变密度增高，病变加重；左肺实变较右肺轻，但密度较前增高。

6. **反思及决策**　患者三次胸部 CT 检查可见病变部位基本一致，但病变密度越来越高，2019 年 10 月 5 日胸部 CT 可见胸腔积液，入本院后给予胸腔积液引流。抗感染治疗效果欠佳，病情持续加重（图 6-3）。

病变吸收不理想的原因是什么：是感染未控制？抗生素不敏感或剂量不够？痰液引流差？还是其他感染所致？

非感染因素方面，疾病进展如此之快，仍需要病理诊断。还应考虑激素治疗是否有效。

基于上述考虑，予超声引导下肺穿刺。超声下见右肺呈大片低回声区，部分区域可见支气管充气征。超声引导下获取穿刺组织条 5 条：3 条送病理；1 条送本院病原；1 条送 NGS 组织病原。穿刺后患者无咯血、气胸，吸氧条件无变化。穿刺时吸氧条件：HFNC 0.9，氧分压 94 mmHg，氧合指数 104 mmHg，无创耐受差。

组织匀浆病原回报（本院）：全阴性。组织 NGS：阴性。病理回报：肺泡结构保存，肺泡间隔增宽，伴较多淋巴细胞、浆细胞及中性粒细胞浸润，肺泡上皮增生，肺泡腔内可见较多泡沫样细胞聚集伴中性粒细胞浸润，纤维组织增生及纤维素性渗出，请结合临床。免疫组化：CK7（＋），KP（＋），TTF-1（＋）。特殊染色：Masson（＋），PTAH（＋），PAS（－），银染（－）。特殊染色提示存在部分机化成分。

2019年9月29日　　　　　　2019年10月5日　　　　　　2019年10月15日

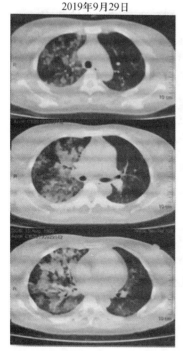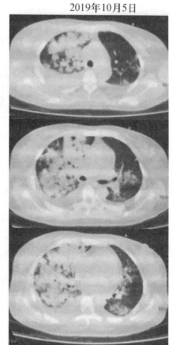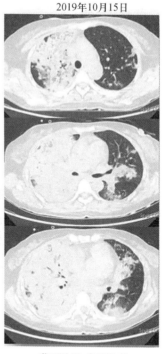

头孢唑肟+左氧氟沙星→万古霉素+美罗培南+莫西沙星　　　　莫西沙星+奥司他韦
+奥司他韦　　　　　　　　　　　　　　　　　　　　　　　　伏立康唑

图 6-3　患者入院前后胸部 CT 图像比较

病理科意见：巨噬细胞疑似吞噬油脂颗粒，但因为固定制片导致油脂溶解，需要新鲜未经福尔马林固定的标本送冰冻制片，临床应复检。

影像科意见：右肺部分区域似可见低密度区域（图 6-4），结合病理科意见可能为误吸油脂，但局部小脓肿也可以有类似表现，脂质性肺炎的影像学表现不典型。

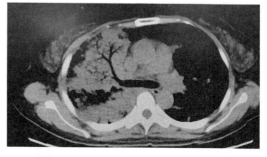

图 6-4　患者在本院的首次胸部 CT 图像

临床追问病史：患者因便秘、腹胀在门诊做肠镜前口服液状石蜡 5 d，每次量很少，肠镜当日晨有呛咳史，否认明显误吸，每次量极小。全麻手术过程顺利（自述）。

与病理科沟通后决定行二次肺穿刺，并做冰冻切片。结果显示：肺泡结构保存，肺泡上皮显著增生，肺泡间隔增宽，伴散在少量淋巴细胞及嗜酸性粒细胞浸润，特殊染色部分肺泡腔可见较多吞噬脂肪的泡沫样组织细胞聚集，考虑外源性脂质性肺炎。特殊染色：苏丹黑脂肪染色（+），油红 O 脂肪染色（+）。

予以甲泼尼龙 40 mg 静脉滴注共 7 d。复查胸部 CT 可见病灶密度较前减低（图 6-5），后转至普通病房，最终出院。电话随访患者虽不能负重劳动及爬楼梯等，但日常生活已经能够脱离吸氧。

2019年9月29日	2019年10月5日	2019年10月15日	2019年10月23日

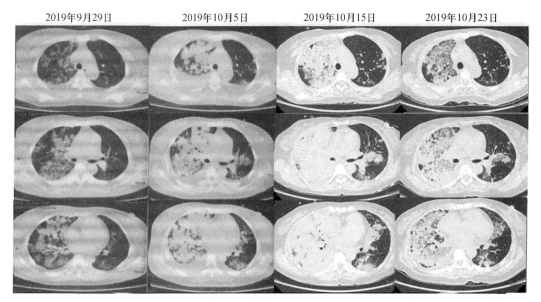

图 6-5　患者胸部 CT 图像变化

二、ARDS 及肺活检

1. **ARDS 病因各异**　ARDS 是常见的呼吸危重症，病死率高，国外报道其病死率为 34.9% ~ 50.4%，我国病死率为 31.4% ~ 56.2%。柏林定义并未针对其病因进行定义，描述为急性起病，呼吸衰竭，双肺浸润，除外心源性肺水肿；当无明确危险因素时，应重新评估左室充盈压，除外静水压升高引起的肺水肿。

2. **ARDS 存在异质性**　ARDS 病因多样，包括感染（肺内或肺外）、误吸、休克、外伤、中毒等，部分患者病因不明。此外，ARDS 的组织学表现亦多种多样，包括急性渗出期［典型表现是弥漫性肺泡损伤（DAD），占 45%］、亚急性增殖期（典型过程是DAD 向机化转变）、急性纤维素性机化性肺炎（AFOP）、机化性肺炎（OP）。由肺部感染引起 ARDS 占 59%，肺外源性感染性休克引起 ARDS 占 16%。

初诊时病因不明的 ARDS 高达 8%。因此，对此类患者行肺活检非常有必要！

一项早期研究显示，100 例 ARDS 患者，机械通气、常规治疗，病原学阴性，临床判定无其他危险因素，平均发病时间 5 d 后开胸肺活检（OLB）。78 例患者得到有意义的活检结果，改变了治疗方案。70% 以上是有意义的肺活检结果，这种结果可以明显改善患者的呼吸功能，显著降低病死率。

ARDS 潜在病因多种多样：①需要组织学证实的感染包括细菌、真菌、病毒、分枝杆菌等；②其他病因涉及放射性肺损伤、药物性肺损伤、自身免疫病等。

另一项研究纳入 51 例 ARDS 患者，呼吸衰竭持续存在且无法用感染解释（通过BAL 证实）或怀疑其他诊断，平均年龄 66.9 岁，平均氧合指数 122 mmHg，从诊断至活检的平均时间为 7 d。研究结果显示，激素抵抗型 32 例，包括 DAD、普通型间质性肺炎（UIP）、终末期肿瘤、药物性肺损伤等；激素敏感型 19 例，包括隐源性机化性肺炎（COP）、急性嗜酸性粒细胞性肺炎（AEP）、急性间质性肺炎（AIP）等。这项研究提示我们，识别激素敏感型患者可以降低病死率。

对临床无法明确病因的 ARDS，如果能够积极进行肺活检，尽快找到病因，患者或许能够从激素治疗中获益。

3. ARDS 常见和少见病因　ARDS 的常见病因分为肺内源性和肺外源性病因。肺内源性病因包括肺部感染、胃内容物误吸、烟雾吸入、外伤、溺水等；肺外源性病因包括肺外源性的脓毒症、急性胰腺炎、大量输血相关、休克、脂肪栓塞、多发伤等。

ARDS 的少见病因总结列于表 6-1。对于 ARDS 少见病因患者，应积极考虑肺活检，以改善患者的预后。

在临床实践中，这类患者往往病情很严重，能维持住已经耗费大量精力；而且诊断时机紧迫，最多三五天；诊断方式受限，多种检查无法完成，多种标本难以获取。所以，重症患者的原发病诊断极为重要，关乎患者的预后。除病史、实验室检查、影像学检查外，病原和病理诊断仍然是非常可靠的、能够明确诊断的重要手段，如气管镜留取 BALF 和积极进行肺活检。

三、肺活检适应证及笔者的经验

ICU 肺活检相对安全！机械通气并不是肺活检的禁忌证。BTS 相关指南建议：胸膜下病变首选超声引导下肺穿刺，非胸膜下病变建议选择 CT 引导下肺穿刺。超声引导下肺穿刺能够很好地显示支气管和大血管，患者可能出现咯血、气胸，但程度较轻。

1. ICU 肺穿刺适应证　局灶浸润影持续存在，不论单肺或双肺，且痰、血液、血清学、气管镜等多种手段无法确诊。

2. 笔者的经验　临床上做的较多的是超声引导下经皮肺穿刺及经支气管冷冻肺活检。对于无机械通气者，嘱患者练习屏气。对于机械通气者，镇静、镇痛，无自主呼吸，摆好体位。穿刺时，需要呼吸治疗师配合指导吸气屏气或呼气屏气。需要留置至少一个通畅的、带三通的外周静脉通路。另外，冷冻肺活检也是可以选择的一种手段，其诊断效能优于经支气管镜肺活检术，甚至可与外科肺活检达到良好的一致性，而且同样可以用于危重患者。

3. 并发症　肺活检并发症发生率相差较大，危重患者并发症发生率较高。气胸为 20.5%（0~61%），需要引流的气胸为 3.1%（3.3%~15%），咯血为 5.3%（1.25%~5%），血胸为 1.5%，死亡率为 0.15%。气胸风险（包括 CT 和超声下引导穿刺）主要来自穿刺充气肺组织，穿刺非邻近胸膜病变。一项 CT 引导下肺穿刺总结的气胸危险因素来自胸膜下病变，且病变范围小于 2 cm。穿刺后任意体位均不降低气胸的发生率。在血胸方面，大出血多由于穿刺到肋间动脉或者乳内动脉引起，少见。

4. ICU 何时考虑肺活检　对于 ARF 拟诊 ARDS 的患者，若找到病因（≥1 个），可行常规治疗；若未找到病因，需要先评估左室充盈压，除外肺水肿。然后进行病原学检查明确病因，如无法明确病因，则考虑是否为 ARDS 少见病因。如果仍然无法找到相关线索，可行肺活检以明确病因，并请多学科会诊，进行针对性治疗（图 6-6）。

表 6-1 ARDS 的少见病因

ARDS 少见病因	主要疾病	影像学表现	BALF	病理表现
免疫	结缔组织病	肺泡实变，磨玻璃影，伴或不伴纤维化	非特异	DAD 或 OP 可以与既往的 UIP 或 NSIP 的组织学特征重叠出现
	肌炎/皮肌炎（ASS、MDA5）			
	SLE、RA、硬皮病、干燥综合征，混合结缔组织病			
	IPAF			
	小血管炎	以外周分布为主的磨玻璃影伴肺泡实变	DAH（血性 BALF）或者含铁血黄素细胞 > 60%	DAH
	MPA			
	GPA			
	抗 GBM 病	结节/洞	淋巴细胞性肺泡炎，DAH	肉芽肿
药物相关	胺碘酮	磨玻璃影或肺泡渗出，伴或不伴纤维化	淋巴细胞 > 15%	DAD 或 OP 或 DAH
	甲氨蝶呤、博来霉素		嗜酸性粒细胞 > 15%	可以与既往的 UIP 或 NSIP 的组织学特征重叠出现
	靶向给药		中性粒细胞性肺泡炎	
肿瘤	癌性淋巴管炎	纵隔淋巴结和（或）肺结节或占位	淋巴细胞 > 15%	肿瘤浸润
	贴壁生长腺癌		肿瘤细胞	
	血液系统肿瘤（急性髓系白血病）	弥漫性肺泡渗出	偶可见幼稚细胞	白细胞淤滞或肺内白细胞浸润或 DAD
病因不明/特发性	特发性肺纤维化（IPF）或其他 ILD 急性加重	肺泡实变、GGO 和纤维化表现	中性粒细胞性肺泡炎（> 30%）	UIP 伴 DAD 同时出现
	急性嗜酸性粒细胞性肺炎	肺泡渗出和胸腔积液	嗜酸性粒细胞 > 25%	肺内嗜酸性粒细胞浸润
	COP	反晕征	混合型细胞	OP
	急性 HP	游走性片状影和肺泡实变	淋巴细胞 > 15%	淋巴细胞浸润，伴或不伴肉芽肿
	AIP	GGO、微小结节、肺泡实变	中性粒细胞性肺泡炎（> 30%）	DAD

BALF: 支气管肺泡灌洗液；ASS: 抗合成酶综合征；MDA5: 抗黑色素瘤分化相关蛋白 5 抗体阳性皮肌炎；SLE: 系统性红斑狼疮；RA: 类风湿关节炎；IPAF: 具有自身免疫特征的间质性肺炎；DAD: 弥漫性肺泡损伤；OP: 机化性肺炎；UIP: 普通型间质性肺炎；HP: 过敏性肺炎；MPA: 显微镜下多血管炎；GPA: 肉芽肿性多血管炎；GBM: 肾小球基底膜；DAH: 弥漫性肺泡出血；ILD: 间质性肺病；COP: 隐源性机化性肺炎；AIP: 急性间质性肺炎；GGO: 磨玻璃影；NSIP: 非特异性间质性肺炎。

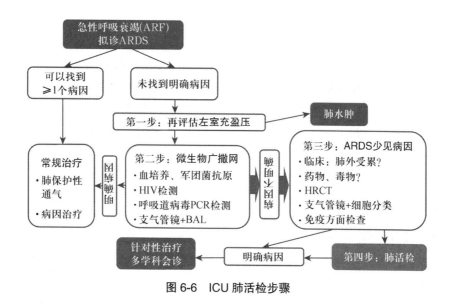

图 6-6　ICU 肺活检步骤

四、小结

重症肺炎也需注重病因诊断，非感染性疾病并不罕见。病原阴性的 ARDS 应考虑进行肺活检。识别激素敏感型患者可以改善此类患者的预后。ICU 肺活检相对安全，准确性良好，可以选择超声引导下肺穿刺和经支气管冷冻肺活检。

（冯莹莹）

第二节　以弥漫性磨玻璃影为主要表现的重症肺炎患者诊断思路

磨玻璃影（ground-glass opacity，GGO）是指肺内边界模糊或清楚的半透明密度区，其内可见血管纹理和支气管壁。影像学表现为 GGO 的病理基础是低于 CT 空间分辨率的肺实质微小结构异常，衰减值介于 –300 ～ –600 HU。磨玻璃影与实变（consolidation）最主要的鉴别要点是实变掩盖血管结构，伴或不伴有支气管充气征。在间质性肺疾病中，GGO 常代表疾病活跃进展，病情可能逆转。而在呼吸危重症患者中，磨玻璃影特别是双肺弥漫性磨玻璃影比较常见，基于其影像特征，有助于我们缩小鉴别诊断范围，明确诊断方向。

影响肺密度的因素包括肺内气腔的密度、肺组织密度、肺血容量以及血管外肺体液量。而导致磨玻璃影形成的主要病理生理机制包括：呼吸气腔充气状态异常（不张、渗液、细胞、血液等）、毛细血管容量增加、肺泡壁（间质）增厚（液体、细胞或纤维组织），以及血流灌注异常。当呼吸气腔被液体、细胞等其他物质充填时，影像学可表现为小叶中心 GGO 结节或腺泡结节，无肺间质增厚或纤维化，短期变化较为明显，常见于过敏性肺炎早期、肺出血（积血）。而当毛细血管容量增加时，血管内、外液体增加，肺泡及肺间质内液体增多，出现双肺广泛 GGO，其影像学特点表现为从上至下、从前到后逐渐增高，常伴有肺血管增粗、心影增大或胸腔积液，常见于心肾功能不全或大量补液。一些间质性肺炎以及结缔组织病相关间质性肺病（CTD-ILD），肺泡壁（间质）渗液及细胞成分增多导致密度增高，如合并增生和纤维化，可导致肺固有结构变形、破坏，因此影像学常表现为 GGO 常伴有不规则纤维条索影、牵拉性支气管扩张、蜂窝肺等。还有一类是血流灌注异常，影像学表现为高灌注区肺血容量增加，密度增高，低灌注区与高灌注区镶嵌存在（马赛克征），常见于肺动脉栓塞、中小动脉炎等疾病。对磨玻璃影形成的病理生理机制的了解有助于对病因的进一步分析。

关于弥漫性磨玻璃影的病因，J. Collins 等早期提出了"ABCs"分类。A：肺泡蛋白沉积症（pulmonary alveolar proteinosis）、ARDS 等；B：肺泡出血（blood）、呼吸性细支气管炎 - 间质性肺疾病（bronchiolitis-associated interstitial lung disease）；C：CMV/PCP、肿瘤及淋巴系统增殖性疾病（cancer and lymphoproliferative disorders）、CTD-ILD（collagen vascular disease）；D：药物毒性（drug toxicity）、脱屑性间质性肺炎（DIP）；E：过敏性肺炎（extrinsic allergic alveolitis）、嗜酸性肺炎（eosinophilic pneumonia）、水肿（edema）；F：纤维化（fibrosis）；G：肉芽肿性疾病（granulomatous disease，如结节病）。虽然上述分类有助于记忆弥漫性磨玻璃影的病因，但是对于临床诊治思路参考价值不大。因此，如何基于影像学特征协助疾病诊断及鉴别诊断仍是临床一大难题，而基于影像学特征及临床病史建立程序化诊治思路有助于以弥漫性磨玻璃影为主要表现的重症患者早期病因诊断。

第一步，明确磨玻璃影影像诊断。磨玻璃影常需要与弥漫性粟粒样结节、肺空气潴留、马赛克征等鉴别。常规 CT 扫描由于层厚原因，粟粒样结节可表现为边缘不清的磨玻璃斑片影，而采用 1 mm 或者以下的薄层扫描能很好地区别两者。由于闭塞性细支气管炎等疾病导致的空气潴留在影像学表现为高透光区，而相对正常的区域就可能被误认为磨玻璃影，可以根据基础疾病、细支气管炎近端支气管扩张，以及呼气相 CT 等进行鉴别。另外，一些肺血管疾病（如肺栓塞）因为血流灌注减少，可导致透光度增加，其往往伴随相对应区域的血管稀疏及管径变小。对于重症患者，床旁肺超声显示 B 线也有助于磨玻璃影的诊断。

第二步，明确是否合并其他影像特征。在以磨玻璃影为主要表现的基础上，很多时候还合并小叶间隔增厚、牵拉支气管扩张、囊性改变以及结节影等。多种影像特征的结合有助于我们更准确地评估病理生理改变，以及缩小鉴别诊断范围。如磨玻璃影合并网格影，即碎石路征（crazy paving pattern），其往往提示气腔或间质改变合并小叶间隔或小叶内间质增厚，除常见的肺泡蛋白沉积症（原发或继发）外，浸润性黏液腺癌、吸入性类脂性肺炎以及一些病毒感染也可能出现类似的表现。而一名细胞免疫缺陷患者，特别是 HIV 感染患者，肺部影像学提示磨玻璃影及囊性改变，这是 HIV 合并肺孢子菌肺炎（PCP）的经典表现。而干燥综合征患者肺部出现磨玻璃影以及囊性改变，需警惕继发淋巴细胞性间质性肺炎（LIP）等淋巴增殖性疾病，其机制是在肺泡壁、支气管、细支气管周围淋巴细胞浸润，而细支气管处浸润的淋巴细胞聚集可引起局部支气管狭窄及活瓣效应。磨玻璃影合并牵拉支气管扩张常见于间质性肺病或者感染后支气管扩张。而磨玻璃影中心出现结节改变，部分学者将其命名为"煎蛋征"，是一些血管肉瘤、出血性转移瘤（绒毛膜癌、肾恶性肿瘤）以及病毒性肺炎较特征性的影像学改变。《高分辨率肺部 CT》一书对这部分内容有详细的阐述，需要注意的是，如果以另外影像征象为主，建议以主要征象开展影像鉴别诊断。

第三步，结合患者病史特征。虽然影像学特征能够提供鉴别方向，但单独影像学很难具体诊断某种疾病，因此需结合患者的病史特征，包括问诊、体征、实验室检查。首先需考虑起病缓急，以双肺磨玻璃影为主要表现急性起病的疾病包括肺水肿、肺出血、肺孢子菌肺炎（PCP）、支原体肺炎、病毒性肺炎、急性间质性肺炎（AIP）、急性嗜酸性粒细胞肺病、早期过敏性肺炎、药物反应、淋巴瘤等；而慢性起病的疾病包括过敏性肺炎、脱屑型间质性肺炎（DIP）、呼吸性细支气管炎相关间质性肺疾病（RB-ILD）、非特异性间质性肺炎（NSIP）、肺泡蛋白沉积症（PAP）、细支气管肺泡癌（原位腺癌）、机化性肺炎、结节病。以图6-7病例为例，患者因重度Ⅰ型呼吸衰竭就诊，双肺表现为碎石路征及地图样改变，如果急性起病，可能首先会考虑PCP等可能，而患者4年缓慢进展的病史，提示PAP等疾病的可能性更大，而最终的肺泡灌洗液病理证实为PAP。

除起病缓急外，个人史、基础疾病、免疫状态以及检查结果异常，都对诊断有提示作用。笔者所在科室曾收治一例17岁女性患者，因车祸伤致右侧胫腓骨骨折，4 d后患者出现咳嗽、呼吸困难及咯血，胸部CT示双肺散在磨玻璃样密度影及斑片、结节影，予以吸氧、糖皮质激素治疗2周后复查胸部CT，提示双肺病灶基本吸收（图6-7）。结合患者长骨骨折病史以及双肺暴风雪改变，很容易就能想到脂肪栓塞的可能。

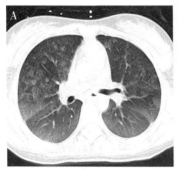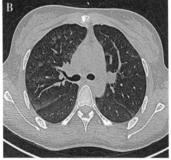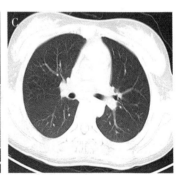

| 治疗前 | 治疗前 | 治疗后 |

图 6-7　脂肪栓塞综合征患者胸部 CT 图像

图6-8所示为一名38岁男性吸烟患者的胸部影像学表现。体检发现边缘模糊的双肺磨玻璃影，尿常规提示红细胞144/HP，异常红细胞百分率为100%，患者肺部和肾受累，很有可能是肺出血肾炎综合征，虽然血抗GBM抗体阴性，但最终经肾穿刺活检明确为肺出血肾炎综合征，而吸烟是该病的重要危险因素。

另外，流行病学史以及患者的免疫状态也非常重要。农民，下地劳作史，弥漫性肺泡出血，需考虑钩端螺旋体病；而

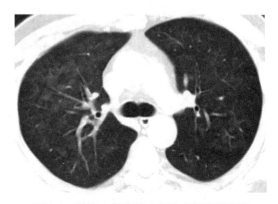

图 6-8　肺出血肾炎综合征患者影像学表现

流行性感冒季节高热、肌痛等全身症状明显，查血淋巴细胞比例降低，肺部影像学提示病毒性肺炎，在获得病原学结果之前，就需要考虑抗流行性感冒病毒治疗；而一个免疫力低下宿主合并双肺弥漫性磨玻璃影，如果血真菌（1-3）-β-D 葡聚糖检测试验（G 试验）阳性，我们也需要首先考虑肺孢子菌肺炎（PCP）可能；但如果患者是一名肺移植患者，除 PCP 或者巨细胞病毒（CMV）感染外，还需要考虑急慢性移植物失功等疾病。

第四步，相关实验室检查结果。实验室检查结果异常对于诊断也非常重要。列举两个病例，第一个病例为亚急性疾病，主要表现为逐渐加重的呼吸困难，而肺部主要影像学表现为若有若无的淡磨玻璃影，在外院经过长时间未明确诊断，转入我科，而入院后患者检查一大特征是乳酸脱氢酶（LDH）明显升高，LDH 升高不具备特异性，心肌梗死、肝损伤、骨骼肌损伤以及重症感染 LDH 均可显著增高，而该患者 LDH 持续大于 1000 U/L，再结合患者缓慢加重的病情及这种无明显间质改变的磨玻璃影，均提示患者淋巴瘤的可能，骨髓穿刺流式细胞学检查也查见克隆性 B 淋巴细胞。另一例患者双肺主要表现为双上肺碎石路征改变，而下肺实变改变，血中新生/格特隐球菌荚膜抗原阳性以及隐球菌抗原滴度检测＞1∶2560 均提示隐球菌感染的可能，虽然影像学表现不典型，通过经皮肺穿刺活检也进一步明确了诊断。另外举一个例子，某患者，女性，75 岁，因"咯血 9 d，加重伴呼吸困难 6 d"入院。我院急诊血红蛋白 55 g/L，肌酐 578 μmol/L，ANCA +1∶10 p-ANCA 阳性，髓过氧化物酶 5.3，GBM 阴性。考虑ANCA 相关性血管炎合并 DAH，胸部影像学表现如图 6-9 所示。

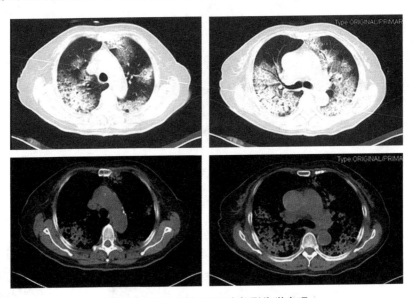

图 6-9　AAV 合并 DAH 胸部影像学表现

通过上述四步诊治，大部分以弥漫性磨玻璃影为主要改变的患者病因诊断均能够明确。

最后做一个小结，弥漫性磨玻璃影改变的患者，感染性疾病中根据免疫是否受损，可分为免疫正常患者及免疫缺陷患者。前者主要是病毒性肺炎（包括流行性感冒、新型冠状病毒感染），而后者以 PCP 及 CMV 感染常见。非感染性疾病相对更为复杂，其中肿瘤性疾病表现为弥漫性磨玻璃影的主要是淋巴瘤、血管肉瘤及部分转移性肿瘤，间质性疾病特别是间质性疾病急性加重也是需要鉴别的一大类疾病，而肺泡出血需鉴别血管炎性及温和性出血（图6-10）。

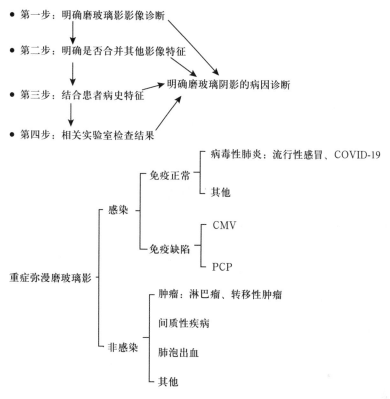

图 6-10 弥漫性磨玻璃影改变的诊断步骤及鉴别诊断要点

当然，对临床医生而言，一些病因不明的疾病［如急性间质性肺炎（AIP）］的诊治更具挑战性。而 NGS 的应用、重症患者床旁活检的实验性开展，以及 ECMO 等支持手段的逐步应用，将为这类疾病的诊断带来更多的益处。

（唐永江 余 荷）

第三节 免疫功能低下宿主相关肺炎诊治策略

免疫功能低下宿主是一组特殊人群，对病原微生物极度易感，肺是最常见的感染靶器官。免疫功能低下宿主相关肺炎的临床决策主要从宿主高危因素、临床症状、影像学特点、诊断方法、呼吸支持与抗感染治疗方面考虑。

一、宿主高危因素

（1）AIDS（CD4$^+$T 细胞 < 200 U/L），约占 90%。

（2）肿瘤。

（3）器官移植。

（4）使用免疫抑制剂、糖皮质激素。

（5）其他。

二、临床症状

（1）进行性呼吸困难，伴胸闷、低氧血症、低氧血症型呼吸衰竭、弥散障碍（主要死因）。

（2）发热、干咳，当合并细菌或病毒感染时出现高热、脓痰等，病变迅速进展。

（3）耶氏肺孢子菌肺炎（PJP）严重者易引起气胸、纵隔气肿。

（4）淋巴细胞绝对计数低，肌酶中 LDH 可升高。

（5）PJP 患者 G 试验结果明显增高，隐球菌肺炎患者 G 试验结果增高相对不明显。

（6）隐球菌感染易全身播散，须高度警惕颅内感染的可能。

三、影像学特点（肺孢子菌肺炎）

最常见的肺孢子菌肺炎的影像学表现为双肺对称的磨玻璃影，有部分患者可出现囊状改变、实变或肺纤维化，有时合并气胸。这些影像学变化可以出现在同一患者的不同病程中，或者在同一时间段出现。

四、诊断方法

对于重症不明原因肺炎，尽早启动含支气管肺泡灌洗液（BALF）宏基因组二代测序技术（mNGS）的联合检测非常有必要。直接涂片染色（六胺银）、抗原-抗体反应（隐球菌荚膜抗原）、PCR 检测、透射电镜检测、现场快速评价（m-ROSE）、质谱分析联合构成了较完善的快速诊断体系，提供较精准的病原菌线索。

中南大学湘雅医院 RICU 团队对其收治的非 HIV 的 PJP 病例进行了为期 2 年的回顾性研究，纳入 60 例患者，其中 28 例患者送检全血，53 例送检 BALF，21 例送检全血 +BALF。mNGS 结果分析显示：肺孢子菌序列数有个体化差异，77.4% 的患者 BALF 序列数＞10。绝大多数患者肺孢子菌序列占所有真菌序列的 85% 以上，序列数排名前 5 位。肺孢子菌的序列数与血清 G 试验水平呈正相关。

在 60 例患者中，21 例同时送检 BALF 与血 mNGS，BALF 与血 mNGS 的肺孢子菌检测达到 100% 的一致率。mNGS 对 PJP 的诊断敏感度为 100%，特异度为 96.3%（表 6-2）。

表 6-2　mNGS、六胺银染色和血清 G 试验在非 HIV 感染 PJP 患者中的诊断性能

检测方法		PJP 列队	非 PJP 列队	敏感性（95%CI）	特异性（95%CI）	阳性预测值（95%CI）	阴性预测值（95%CI）
mNGS	+	60	5	100%（94.0~100）	96.3%（91.5~98.8）	92.3%（83.0~97.5）	100%（97.2~100）
	−	0	129				

续表

检测方法		PJP 列队	非 PJP 列队	敏感性 （95%CI）	特异性 （95%CI）	阳性预测值 （95%CI）	阴性预测值 （95%CI）
六胺银染色	+	7	0	25.00%***	100%	100%	60.4%***
	–	21	32	（10.7~44.9）	（89.1~100）	（59.0~100）	（46.0~73.5）
血清 G 试验	+	31	16	67.4%###	81.4%###	66.0%###	82.6%###
	–	15	70	（52.0~80.5）	（71.6~89.0）	（50.7~79.1）	（72.6~89.8）

注：mNGS：宏基因组二代测序技术；PJP：耶氏肺孢子菌肺炎；CI：置信区间

*** 六胺银染色与 mNGS 比较时 $P < 0.001$

\#\#\# 血清 G 试验与 mNGS 比较时 $P < 0.001$

+.阳性；–.阴性。

混合感染病原体前三位是巨细胞病毒、EB 病毒、人类疱疹病毒 1 型（图 6-11）。7 例患者 BALF 和（或）血 mNGS 发现结核分枝杆菌，值得注意。

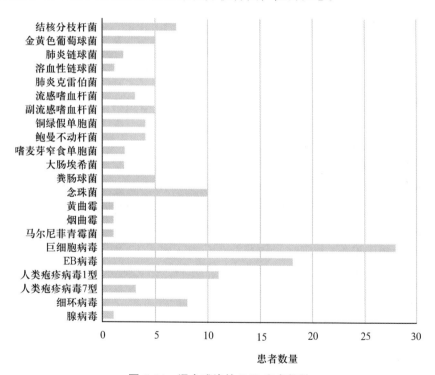

图 6-11 混合感染的 PJP 患者数量

mNGS 结果对抗感染治疗具有指导意义。本研究中，71.7% 的 PJP 患者在 mNGS 结果回报后调整抗感染方案，36.7% 的患者加用磺胺甲噁唑 - 甲氧苄啶（TMP-SMZ），18.3% 的患者加用卡泊芬净，21.7% 的患者减少抗感染药物，26.7% 的患者加用抗感染药物。

患者如果存在以下情况，可作为 PJP 的临床诊断模型：①免疫抑制病史；②以渐进性呼吸困难为主要症状，表现为不同程度的低氧血症；③外周血淋巴细胞绝对计数低（尤其是 $CD4^+T$ 细胞 < 200 U/L）；④血 G 试验结果增高（越高越有意义），LDH 高；⑤影像学主要表现为弥漫性磨玻璃影（肺水肿）。

隐球菌肺炎的诊断依据如下。

1. 确诊诊断依据　主要依靠组织病理检查和病灶内脓液穿刺标本的病原学涂片和培养。通常取自无菌部位，如经皮肺组织穿刺活检标本等真菌涂片、培养阳性，有确诊意义。

2. 疑似诊断依据　取自痰、咽拭子或支气管肺泡灌洗液的标本涂片或培养阳性，以及血清隐球菌荚膜多糖抗原乳胶凝集试验阳性。有临床疑似诊断价值。

3. 临床诊断依据　需结合病史、呼吸道症状和胸部影像学证据，同时合格痰液或支气管肺泡灌洗液直接镜检或培养新生隐球菌阳性或血液、胸腔积液标本隐球菌荚膜多糖抗原呈阳性。若仅有宿主危险因素而无临床症状和病原学检查支持，则为拟诊病例。

五、呼吸支持

（1）经鼻高流量氧疗（加温、加湿）。

（2）持续气道正压通气（CPAP）。

（3）有创呼吸机（插管 + 镇静—防气胸、减轻呼吸肌疲劳、减轻心肌耗氧等）。

（4）俯卧位（镇静 / 清醒）：改善通气 / 血流比值失调、减轻坠积。

（5）高 PEEP 减轻肺水肿（同时静脉限水，液体管理达负平衡，酌情 CRRT）。

（6）ECMO。

六、抗感染治疗

1. 肺孢子菌肺炎　SMZ-TMP+ 卡泊芬净（重症）。

2. 隐球菌肺炎　氟康唑（400 mg/d）、两性霉素 B+ 氟胞嘧啶。

3. 效果评估　通过血气分析和影像学改善情况进行评价。

4. 疗程　指南推荐，肺孢子菌肺炎疗程至少 3 周，隐球菌肺炎疗程 6 ~ 12 个月。

5. 临床实际　重症患者随影像学改变决定疗程，密切随访。

七、小结

免疫功能低下宿主相关肺炎诊治策略如下：

1. 早识别　尽早识别宿主因素、临床特点、影像学特征，进而做出临床诊断。

2. 早诊断　通过多种方法联合查找病原学依据，做到快速、精准地判断。

3. 早治疗　一线与二线联合治疗。

4. 足量、足疗程　无论磺胺类药物还是氟康唑，都要足量、足疗程使用，以达到影像学改善及免疫状态稳定。

5. 重支持　在患者低蛋白、呼吸衰竭或多器官功能障碍综合征状态下，积极给予呼吸支持、营养支持及器官保护，也可以保证药物治疗的起效时间。

医疗、护理、呼吸治疗、康复、营养支持构成"五位一体"的综合救治模式，才能最大限度地救治患者。

（李园园）

第四节　免疫功能低下宿主肺部感染诊疗的临床策略

肺部感染是免疫功能低下宿主（immuno compromised host，ICH）最常见的获得性感染。与免疫功能正常患者相比，ICH 罹患社区获得性肺炎后的总体死亡率更高，最常见的死亡原因是肺部感染引起 ARF。ICH 肺部感染具有起病隐匿、症状不典型、早期易被忽视、进展迅速、机会菌感染、病原体难确定等临床特点，是该类患者死亡率居高不下的重要因素。随着对疾病认识程度的深入和医疗技术的进步，激素及免疫抑制剂的应用越来越广泛，从而使 ICH 人群数量迅猛增长。早在 20 世纪 80 年代，发达国家已经认识到这一群体的特殊性，开展了相应的临床和基础研究。近年来，我国 ICH 继发肺部感染已经成为涉及多个学科的共性问题，由此引发的呼吸衰竭常使前期基础疾病的治疗前功尽弃。因此，综述 ICH 相关的概念、免疫功能及评价、感染病原体特点及判定、临床诊治策略等相关内容，具有一定的现实意义。

一、免疫功能的生理基础及评价

人体针对病原体共有三道防线：第一道防线是由皮肤和黏膜构成的，它们不仅能够阻挡病原体侵入人体，而且分泌物（如乳酸、脂肪酸、胃酸和酶）还有杀菌作用。呼吸道黏膜上有纤毛，可以清除异物。第二道防线是体液中的杀菌物质和吞噬细胞。这两道防线是人类在进化过程中逐渐建立起的天然防御功能，对多种病原体都有防御作用，因此称为非特异性免疫（又称为固有免疫）。第三道防线主要由免疫器官（胸腺、淋巴结和脾等）和免疫细胞（淋巴细胞）组成。第三道防线是人体在出生以后逐渐建立起来的后天防御功能，其特点是出生后才产生，只针对某一特定的病原体或异物起作用，因而称为特异性免疫（又称为适应性免疫）。免疫功能的评价主要针对固有免疫和适应性免疫（包括体液免疫和细胞免疫）。

固有免疫细胞主要包括中性粒细胞、单核吞噬细胞、树突状细胞、NK T 细胞、NK 细胞、肥大细胞、嗜碱性粒细胞、嗜酸性粒细胞、B-1 细胞、γσT 细胞等。体液分子主要包括补体系统 / 细胞因子、抗菌肽及其酶类物质。能够对侵入的病原体迅速产生免疫应答，亦能清除体内损伤、衰老或畸变的细胞。目前的评价方法主要是细胞及分子数量的检测，细胞的趋化、吞噬及胞内杀灭功能及补体活性的测定尚未能在临床普及。

1. 体液免疫的评价　包括两方面，即 B 细胞的数量和功能，包括免疫球蛋白（Ig）和特异性抗体。

（1）B 细胞百分比和绝对计数：B 细胞数量目前主要通过流式细胞仪进行检测，CD19 分子是正常成熟 B 细胞的表面标志。

（2）B 细胞百分比和绝对计数的变化：如 B 细胞数量增多，主要见于 B 细胞克隆增殖和血液系统肿瘤，少数病毒感染也可造成 B 细胞数量增多。许多情况下，需要甄别 B 细胞在外周血淋巴细胞中比例的变化是由 B 细胞直接变化导致还是其他淋巴细胞组分的变化间接引起。

（3）Ig：按理化特性和抗原性可分为 IgA、IgD、IgE、IgG 和 IgM，均参与机体的各种炎症相关免疫应答。IgG 增高见于下列情况：①IgG、IgA、IgM 在机体防御中发挥重要作用。若 IgG、IgA、IgM 几种不同的免疫球蛋白均增高，称为多克隆性增高，常见于各种感染，特别是慢性感染、自身免疫病（如系统性红斑狼疮、淋巴瘤、肺结核、肝病和寄生虫病）；②单一的免疫球蛋白增高又称单克隆性增高，主要见于免疫增殖性疾病，如多发性骨髓瘤。IgG 降低可见于各种先天性或获得性体液免疫缺陷病、联合免疫缺陷病等。

（4）特异性抗体：测定同种血凝素是临床上最简便且有意义的检查机体抗体应答的方法。此外，测定体内是否存在病原特异性抗体也有利于了解抗体产生的能力。

2. **细胞免疫的评价** 包括如下内容。

（1）T 细胞百分比及绝对计数：T 细胞的表面标志，目前临床主要使用 $CD3^+$、$CD3^+CD4^+$、$CD3^+CD8^+$ 3 种，$CD16/56^+$ 为 NK 细胞。在对 T 细胞百分比进行评价时，必须首先掌握 3 个公式：①正常情况下获得的流式细胞仪检测结果应满足：（$CD3^+$）% +（$CD19^+$）% +（$CD16/56^+$）% =100%，常规检查一般认为 ±5%，如相差过于悬殊，临床具有一定的提示意义。资料显示，以感染和血液系统肿瘤最易出现等式严重偏离；②（$CD3^+CD4^+$）% +（$CD3^+CD8^+$）% =（$CD3^+$）%。③（$CD3^+CD4^+$）% >（$CD3^+CD8^+$）%。

（2）判断各项指标的高低：流式细胞仪获得的结果是外周淋巴细胞群中各种细胞组分所占的比例，这种比例的变化是相互影响的。一个细胞组分的增高或降低必然造成其他组分降低或增高。"二一判别法"：由于整个细胞群中主要有 3 种细胞：T 细胞、B 细胞和 NK 细胞，通常根据其中 2 种相同变化趋势来判定淋巴细胞亚群百分比的变化是由另一种独立变化趋势的细胞亚群所引起的。如 $CD3^+$ 和 $CD16/56^+$ 细胞同时增高，表明实质上是 $CD19^+B$ 细胞减少，从而引起上述 2 种细胞比例增高。"一二判别法"：T 细胞亚群（$CD3^+CD4^+$ 和 $CD3^+CD8^+$）本身也需要进行判别。一般可在上述"二一判别法"的基础上，明确 $CD3^+T$ 细胞增高或减少，比较 $CD3^+CD4^+$ 和 $CD3^+CD8^+$ 百分比数值，二者与 $CD3^+$ 细胞变化一致者为变化的根源。如获得性免疫缺陷综合征（acquired immunodeficiency syndrome，AIDS）和 EBV 感染均可引起 $CD3^+CD4^+$ 百分比减少。不同的是，前者直接导致 $CD3^+CD4^+$ 减少，后者引起 $CD3^+CD8^+$ 增高，导致 $CD3^+CD4^+$ 相对减少。

（3）T 细胞功能：主要由其分泌的细胞因子体现。但目前细胞因子的检测尚难在临床实践中常规应用。一般作为 T 细胞功能的粗筛试验，可根据临床体内试验得到初步判断。这些试验的常用抗原包括结核菌纯蛋白衍生物（PPD）、链激酶 - 链道酶、腮腺炎病毒、念珠菌素等。淋巴细胞增殖（转化）试验有助于诊断原发性及继发性免疫缺陷病，也有助于观察肿瘤等疾病患者免疫功能状态。

（4）特殊检查——功能试验：根据不同的疾病类型，还有许多不同的功能试验，如检测凋亡状况的淋巴细胞凋亡试验、检测机体对特殊病原反应的试验等。

二、免疫功能低下的概念、病因及病情分级

有国外学者认为，免疫功能低下与免疫抑制有着相同的内涵。目前它们仍都是一个模糊的术语，只有定性的概念，缺乏完整的、定量的、可操作性的定义。一般来说，ICH 是指机体免疫防御系统被疾病、药物或放疗所削弱的患者。在目前的文献研究中，只要涉及长期使用糖皮质激素及或免疫抑制剂、异体器官移植、血液系统肿瘤、肿瘤放疗及化疗、糖尿病、慢性肾病、脾切除、自身免疫病［类风湿关节炎（RA）、SLE 等］甚或高龄等免疫抑制人群，都归为 ICH。可见，ICH 主要关注或特指后天性的免疫缺陷患者。先天性免疫缺陷为一种或几种免疫细胞类型、细胞因子和（或）细胞内触发途径的特异性衰竭，其中中性粒细胞减少、常见变异免疫缺损（CVID）、IgA 缺乏和先天性胸腺发育不全综合征常与慢性呼吸道感染有关。而补体途径紊乱和 IgG 类型和亚类缺乏会导致有荚膜细菌（特别是肺炎链球菌和嗜血杆菌）的感染。但是这些先天性情况在成人中相对罕见。

临床免疫功能低下主要分成 3 种类型：中性粒细胞减少症（或中性粒细胞功能障碍）、体液免疫缺陷和细胞免疫缺陷。下面分别简述各个类型的诊断标准及常见病因。

1. **中性粒细胞减少症** ①诊断标准：外周血中性粒细胞 $\leq 500/\mu l$。②病因：血液学恶性肿瘤（包括白血病和淋巴瘤）以及化疗是导致中性粒细胞减少症的最常见原因。药物导致的中性粒细胞减少症或者粒细胞缺乏症也是一个重要的原因。HIV 感染会导致细胞免疫缺陷，也是引起晚期中性粒细胞减少的一个因素。另外，当给予类固醇药物时，中性粒细胞吞噬能力和杀菌能力受损，即使中性粒细胞计数是在正常范围内，也可能存在中性粒细胞功能障碍。糖尿病、尿毒症或恶性肿瘤患者也会发生相同的中性粒细胞功能障碍，其中血液系统恶性肿瘤、使用抗癌药和药物诱导是最常见的病因。

2. **体液免疫缺陷** ①诊断标准：血清 γ- 球蛋白 ≤ 500 mg/dl，或特异抗体不能产生。②病因：体液免疫缺陷在血液系统恶性肿瘤或者脾切除术中较常见。抗 CD20 抗体的使用已较普遍，特别是用于治疗血液系统恶性肿瘤，低丙种球蛋白血症的发生率较高，与之相随的是 B 淋巴细胞计数呈下降趋势。除非是在晚期，否则体液免疫缺陷导致 HIV 感染并不常见，然而特异性抗体的产生是被损害的，HIV 感染者感染严重性肺炎球菌的风险很高。HIV 感染者接种流感疫苗后其特异性抗体的产生仍然是被破坏的。临床上，体液免疫缺陷经常与其他类型的免疫抑制并发。由抗 CD20 抗体治疗导致体液免疫缺陷的严重性可以用 γ- 球蛋白的数量进行评价。在其他情况下，体液免疫缺陷的严重性很难单用 γ- 球蛋白的数量进行评价，其中血液系统恶性肿瘤、脾切除术后及使用抗 CD20 抗体是最常见的病因。

3. **细胞免疫缺陷** ①诊断标准：HIV 患者和（或）外周血 $CD4^+T$ 细胞计数 $\leq 200/\mu l$。对于不能通过 $CD4^+T$ 细胞计数来评估的疾病，如果存在以下情况，则可以临床诊断，如使用激素等免疫抑制药、抗癌药、血液系统恶性肿瘤、糖尿病、肾衰竭、生物制品（抗 TNF-α 治疗等）。②前述诊断之中就包含病因，HIV 感染大大增加了细胞免疫缺陷的发生率，其他临床常见原因包括使用抗癌药、激素、免疫抑制剂等。糖尿病也是导致细胞免疫缺陷的一种主要疾病。有文献报道，糖尿病组患者结核病的发病率较非糖尿病组患者高 2 ~ 3.6 倍。肾衰竭患者也会引起细胞免疫缺陷，导致较高的结核病发病

率，这可能与患者对结核菌素试验的敏感性降低有关。

目前还没有全面的免疫功能低下的程度分级。参考2013年美国感染病学会（IDSA）对于 ICH 疫苗接种的指南，可以将部分患者分为重度和轻度，以便临床较准确地把握病情。重度免疫功能低下者存在以下情形之一：原发性免疫功能缺陷；肿瘤化疗；实体器官移植（SOT）2 个月内；HIV 感染，且 CD4$^+$T 细胞计数 < 200/μl；接受糖皮质激素治疗，每日相当于泼尼松剂量 ≥ 20 mg，时间 ≥ 14 d；接受生物免疫调节剂治疗，如肿瘤坏死因子阻断剂或抗 CD20 抗体。轻度免疫功能低下者存在以下情形之一：无症状 HIV 感染者；接受全身激素治疗，剂量小于重度免疫抑制标准，时间 ≥ 14 d；或者接受隔日激素治疗；接受甲氨蝶呤、6- 巯基嘌呤等免疫抑制剂治疗。

三、不同类型免疫功能低下宿主肺部感染的临床特征

肺部感染是 ICH 最常见的并发症。因为绝大多数的病原体都是通过呼吸进入肺部。肺炎的诊断和病原微生物的鉴定通常是复杂的，因为免疫抑制作用，此类患者的影像学表现和肺炎的临床症状不同于免疫功能正常者。ICH 与免疫功能正常患者相比，罹患社区获得性肺炎（CAP）后的总体死亡率更高（13.7%），死亡率与免疫抑制的性质也密切相关。如 SOT 受者、HIV 感染者和应用免疫抑制剂者 CAP 的死亡率为 4%，较骨髓移植（BMT）并接受化疗受者、血液系统恶性肿瘤者的死亡率更低，后者死亡率可能超过 20%。通过检测免疫功能低下的类型，有助于经验性判断肺部感染病原体的种类。

1. **中性粒细胞减少症（或中性粒细胞功能障碍）** 在临床特征方面，在中性粒细胞减少症患者中，肺炎的发生风险与中性粒细胞减少的严重性和持续时间有关。中性粒细胞减少症持续的时间越长，霉菌感染的风险越大，特别是肺曲霉病。在中性粒细胞减少症患者中，即使已患肺炎，胸部 X 线片仍可显示正常或有一些异常阴影。当高度怀疑肺炎时，在早期检查中，推荐胸部 CT。当确认是否为细菌感染时，痰涂片的实际效能受限，原因是脓痰不易获得。在中性粒细胞计数恢复正常值后，肺炎的临床症状和影像学表现才可能被认知。值得一提的是，即使是在一个机体没有中性粒细胞减少症的患者，非感染性肺炎或与肺炎特征相近疾病的高发病率也是需要临床医生鉴别诊断的，如恶性肿瘤、心力衰竭、肺泡出血和药物造成的肺损伤。

在感染病原体方面，胸部 X 线片显示局部病变通常表明一种细菌感染，包括耐甲氧西林金黄色葡萄球菌、肺炎克雷伯菌或铜绿假单胞菌。然而，当抗菌治疗效果不佳时，耐药细菌性肺炎和曲霉菌肺炎发生的可能性是很大的。在抗癌药物引起中性粒细胞减少症的情况下，细胞免疫抑制也常伴随，标志是同时共存严重淋巴细胞减少。因此，在起初使用抗生素治疗无效时，进一步的检查和治疗应考虑肺孢子菌肺炎和巨细胞病毒肺炎发生的可能性，给予排除。一项研究报道，用支气管肺泡灌洗液或防污染样本毛刷（PSB）来避免由上呼吸道造成的污染，在 63 例中性粒细胞减少症患者中有5 例被诊断为病毒性肺炎，其中 2 例是单纯疱疹病毒感染，其他 3 例分别是巨细胞病毒、呼吸道合胞病毒、副流感病毒感染。

2. **体液免疫缺陷** 在临床特征方面，由于抗体介导的吞噬促进作用及补体活化功能受损，肺炎链球菌引起的肺炎抗吞噬作用越来越严重。在感染病原体方面，肺炎链

球菌、流感嗜血杆菌、肺炎克雷伯菌是重要的致病微生物。

3. **细胞免疫缺陷**　在临床特征方面，HIV 感染患者细胞免疫抑制的严重程度可比较精确地用 CD4$^+$T 细胞计数来评估。可能的病原体也可以通过 CD4$^+$T 细胞计数来预测。即使是相同的病原体，也可能由于免疫抑制程度不同，在影像学及临床表现上有所不同。HIV 感染患者的 CD4$^+$T 细胞计数在 200/μl 以上，机会致病菌很少会引起肺炎。与激素和免疫抑制剂有关的免疫缺陷，一般经验认为，此类肺炎（特别是卡氏肺孢子菌肺炎）在免疫抑制剂减量后细胞免疫功能会迅速恢复。

在感染病原体方面，卡氏肺孢子菌肺炎、巨细胞病毒肺炎、隐球菌肺炎、结核病也是重要的鉴别诊断方向。然而，在 HIV 感染患者中，很少有巨细胞病毒肺炎发生。还应注意的是，巨细胞病毒肺炎的进展常与肺孢子菌肺炎相关联。继发的细菌性肺炎和原发的流感病毒肺炎在骨髓移植患者中发生的风险很高，据报道，其死亡率也很高。HIV 感染患者获得细菌性肺炎的风险很高，其社区获得性肺炎的发生率是非感染 HIV 者的 5 倍。肺炎球菌性肺炎发生的风险特别高。HIV 感染者的细菌性肺炎胸部 X 线片常显示的是细菌阴影，与肺孢子菌肺炎的表现一致。在 HIV 感染的患者中可以看到腔肠虫肺损伤，细菌性肺炎发生的可能性高于肺结核，且致病微生物常是铜绿假单胞菌或金黄色葡萄球菌。另外，在 HIV 感染患者中，在初始感染时，CD4$^+$T 细胞计数是缩小鉴别诊断范围的一个重要指标。这种影像学表现是非典型的，原因是免疫抑制的严重程度不等。在 HIV 感染者的胸部 X 线片上，不同的影像学表现应该被考虑为不同疾病。

四、免疫功能低下宿主肺部感染的主要病原体

1. **细菌感染**　CAP 的主要病原体包括肺炎球菌、嗜血杆菌、卡他莫拉菌、金黄色葡萄球菌、支原体、衣原体和军团菌。

院内感染的大多数为呼吸机相关性肺炎（VAP）。革兰氏阴性菌包括假单胞菌属、肠杆菌属、不动杆菌属、嗜麦芽窄食单胞菌，革兰氏阳性菌主要是金黄色葡萄球菌［包括抗甲氧西林金黄色葡萄球菌（MRSA）］。这些患者不良的免疫反应导致感染性疾病的不典型表现，包括不同寻常的影像学改变（如多肺叶受累、空洞或磨玻璃样表现）。由于胸部 X 线片不能看到微生物，这些影像学改变很难与 ARDS 和非感染性肺损伤综合征相鉴别。

住院的免疫抑制人群出现多重耐药菌感染是重大问题，由产超广谱 β - 内酰胺酶（ESBL）和产肺炎克雷伯菌碳青霉烯酶（KPC）的病原体引起的 VAP 死亡率和发病率均较高。由传统的多与环境相关的细菌，如假单胞菌、不动杆菌、鞘氨醇单胞菌、金黄色葡萄球菌和嗜麦芽窄食单胞菌引起，在大量应用广谱抗生素的 ICH 肺部感染日渐增多。嗜麦芽窄食单胞菌是一种环境相关的革兰氏阴性芽孢杆菌，与假单胞菌属有很多相同的特征。肺炎是其最常见的表现，患者死亡率高，见于重症患者，常为 SOT 和 BMT 受者。其传播模式与假单胞菌相似，而且能很快形成生物膜，这种生物膜能够使其更有效地定植于气管内导管，并抵消抗生素的有效性。多重耐药的鲍曼不动杆菌（常仅对多黏菌素类抗生素敏感）是另一种革兰氏阴性菌，其天然栖居于皮肤和环境中；在重症监护单元，它是 VAP 和菌血症暴发的原因。上述这些难以处置的院内感染

病原体普遍存在两个生物学特性，一是能在监护室低温度表面存活数周，二是容易侵入存在呼吸机相关性肺损伤的肺部；在出现院内暴发感染病例时常需要关闭病房，以及进行污染物品和内部环境消毒。

细菌性肺炎在 BMT 受者移植前期很常见。另外，BMT 后发生移植物抗宿主病的患者易受到肺炎球菌、军团菌和革兰氏阴性菌感染。移植物抗宿主病的慢性性质及其长期免疫抑制的需要，使患者在更长的一段时间内更加易感。相反，SOT 受者在第 1 个月内经常发生院内细菌感染，之后多于移植后 2~6 个月发生机会致病微生物感染。

必须阐明的是，这些耐药菌的感染与长期住院有关，而不是与更明确的免疫低下状态有关，住院本身是一个免疫衰竭的驱动因素。广谱抗生素和肿瘤患者的博来霉素之间存在可预测的联系，通过抗生素压力选择出耐药的革兰氏阴性菌。

2. 分枝杆菌感染 机会性肺结核病见于器官移植受者（主要是肾移植和肺移植）、血液透析患者、应用肿瘤坏死因子拮抗剂的风湿病或炎症性肠病患者。应用肿瘤坏死因子拮抗剂的患者发生肺外结核的风险增加，其发生率取决于因子的类型（依那西普风险最低）、治疗持续时间和患者的种族。高流行国家大多数患者发病最常见的形式是潜伏期结核复发。有些人提倡应用干扰素 γ 释放量测定（IGRAs）来筛查潜伏期结核；抗结核的药物预防优于计划性免疫抑制，能够减少但不能根除结核复发的风险。在移植后大约 1 年的移植受者，这种疾病的临床表现不典型，常见的症状是发热，不伴任何呼吸道症状。尽管影像学变化可能包括淋巴结肿大、胸腔积液和肺部斑片状影，但这些变化相对不特异。此类患者的治疗很困难。没有明确的指南，利福平（细胞色素 P450 酶诱导剂）引起大部分免疫抑制剂（环孢素、皮质激素、麦考酚酯、西罗莫司）水平不可预测地下降，从而导致治疗复杂化。在发达国家和部分发展中国家，PCR 很大程度上可用于快速确定结核分枝杆菌的存在和利福平（rpoB）耐药，加上异烟肼耐药（inhA）标定，从而指导基于证据的合适的抗结核治疗，并最小化耐药的发展。

值得关注的是其他分枝杆菌感染。在 SOT 受者和 BMT 患者，环境中分枝杆菌可导致显著免疫抑制患者播散性疾病和肺部感染，并可能发生菌血症和累及肺的播散性疾病。其治疗与非免疫抑制患者近似。快速发展的分子诊断技术可以早期检测和发现分枝杆菌种属，特别是对于囊性纤维化患者。

3. 病毒感染 与正常人群一样，免疫低下患者呼吸道感染最常见的原因是呼吸道病毒感染，后者更可能产生不利的结果。常见的是流感病毒 A（目前有 H1N1、H5N1、H3N2）、流感病毒 B、副流感病毒（Ⅰ~Ⅳ型）、呼吸道合胞病毒（RSV）、腺病毒、变性肺病毒（HMP）、博卡病毒和鼻病毒。这些主要是社区获得性感染，多有季节性，引起常规的严重程度不等的混合疾病，从鼻炎、咽炎、气管支气管炎到肺炎，也可能发展为呼吸衰竭和致死性疾病。这些患者通常症状不典型，有低热、腹泻和呕吐或合并细菌感染。此外，混合性病毒感染是免疫抑制者感染的标志。病毒感染导致高达 33% 的异体 BMT 患者需要呼吸支持（甚至 ECMO），并有很高的死亡率（不同研究中报道的病死率为 7%~20%）。症状好转的患者，在很长一段时间内都能从呼吸道分泌物中排出病毒，因此证明对其他免疫抑制住院患者有明确的传播风险。

口服或吸入神经氨酸酶抑制剂可有效地对抗流感病毒 A 和流感病毒 B。已经发现这类患者在治疗过程中出现对其中一类药物（奥司他韦）耐药。BMT 患者发生重症肺炎后，通过静脉注射扎那米韦可获得良好的预后。感染 A 型流感病毒 H1N1 的患者，应尽快检测对奥司他韦的耐药性（H275Y）。尝试应用利巴韦林治疗副流感病毒的成功率仍不确定。

尽管不能提供 100% 的保护，同时有抗原偏移或变化的不利，所有免疫抑制患者应在每年的正确时间进行流感疫苗注射。

另外，机会病毒感染在 ICH 中屡见不鲜。巨细胞病毒原发和复发感染见于未经治疗的 HIV 感染患者（CD4$^+$T 细胞计数常低于 50/mm^3）、药物性免疫抑制患者及 SOT 和 BMT 受者。临床主要表现为发热，影像学表现可正常或累及双肺斑片影或结节影。诊断基于支气管肺泡灌洗液（BALF）和血液巨细胞病毒的 PCR 定量检测。感染巨细胞病毒的器官受者至少在免疫抑制剧烈期进行常规监测、对错误配对患者进行恰当的预防以及抢先治疗能够防止严重感染。HIV 患者和 SOT 受者在病毒负荷量与治疗反应方面有较好的相关性，但是在异体 BMT 患者还不太明确。

4. **真菌感染**　免疫功能低下宿主发生侵袭性真菌感染可能是机会性的或由于潜在感染复发。常见的两种呼吸道感染真菌是肺孢子菌和隐球菌。

肺孢子菌肺炎（PCP）是由耶氏肺孢子菌引起的，可以是复发或新的暴发，在 AIDS、移植受者和血液系统恶性肿瘤患者很好识别。患者临床特点包括亚急性起病，逐渐加重的气短，临床症状很轻的咳嗽，胸部 X 线片表现为向心性淡薄实变影。值得提醒的是，早期胸部 CT 能观测到轻度磨玻璃样改变。一项研究报道，PCP 在血液系统恶性肿瘤患者中的死亡率为 34%，尤其是机械通气的需求与预后不良相关。基于直接支气管镜检查或者支气管肺泡灌洗液免疫荧光检查，是 PCP 诊断的常规手段。新核酸定序检测方法已经展现出诊断的新希望。

新型隐球菌和条件致病真菌新型隐球酵母（C. neoformansgattii）是引起隐球菌病的两种人病原体，后者毒性更强，能够引起正常宿主感染。肺隐球菌病见于应用磷酸酶抑制剂的 SOT 受者，这些患者存在免疫重构相关风险。临床表现为发热和干咳。肺部有淋巴结病的影像学表现为不透明结节状影。治疗药物包括两性霉素 B 脂质体联合氟康唑，或者新一代三唑类抗真菌药。

侵袭性曲霉病常见于异体 BMT 和 SOT 患者。一项多中心研究显示，983 例造血干细胞移植受者的侵袭性真菌感染中，43% 的真菌感染是由曲霉引起的。这代表了 12 个月内累计感染率为 3.4%，平均出现在移植后 99 d。侵袭性肺疾病与长期中性粒细胞减少、移植物抗宿主病和应用糖皮质激素有关。患者表现为发热，常伴胸膜炎性胸痛，偶有咯血。典型的胸部 CT 表现为结节、晕轮征、空洞和新月征。HCT 和 SOT 患者，检查 BALF 中的半乳甘露聚糖（曲霉菌细胞壁释放的一种多糖成分）具有近 100% 的敏感性和高达 90% 的特异性。然而，检测血中半乳甘露聚糖水平作用较小，其敏感性低，饮食和应用一些常用的抗生素可能造成假阳性反应。目前，曲霉 PCR 检测还没有希望，真菌诊断已经落后于病毒和细菌的分子诊断，其诊断金标准仍然是肺组织病理学，但由于各种危险因素，病理标本很难获得。未经治疗的感染有超过 90% 的高死亡率，两性霉素 B 脂质体、伏立康唑和棘白菌素在治疗中具有一定的作用。毫无意外的是，肺叶切除术对于中性粒细胞减少患者的治疗作用有限，仅用于致命性大咯血病例。

检出镰刀菌和孢菌属（在其他毛菌属成员中）的免疫抑制患者逐渐增多。一项研究报道，移植后 1 年的发生率为 0.29%。在这些病例中，有超过 50% 累及肺部，这与曾经应用抗真菌药有关。其他促进感染发生的危险因素有糖尿病、透析和铁螯合疗法。其他临床综合征包括霉菌病、鼻窦炎和支气管疾病。毛霉病患者有非常高的死亡率（56% ~ 92%）。

5. **寄生虫感染** 由粪线虫引起的累及肺部的播散性感染是一种很好识别的疾病，这与高度感染性综合征有关。在 HIV 感染、人类嗜 T 细胞病毒 - Ⅰ（HTLV- Ⅰ）感染、应用肿瘤坏死因子拮抗剂和免疫抑制剂、胃酸缺乏症患者，本病的发生是由于潜在感染的复发。与标准的气管镜检查相比，粪便样本核酸序列检测和类圆线虫 PCR 有较高的敏感性。

五、免疫功能低下宿主肺部感染的诊疗原则

ICH 的肺部感染具有起病隐匿、症状不典型、早期易被忽视、进展迅速、机会菌感染、病原体难确定等临床特点。对病变性质的早判定及对病原体的早确定是治疗成功的关键。可参考以下诊断四步法。

第一步，判断病变部位。详细采集病史及查体，结合院前辅助检查结果，预防遗漏"肺外"病灶。

第二步，初步判断病变性质。落实以下两点，判断病变的性质：①掌握 ICH 基础疾病与易感病原及影像学特点，综合基础病、近期治疗方案（评估免疫抑制程度及感染风险）、起病特征、体格检查、痰液性状及肺部影像变化，判断为感染时，并初步分析最可能的病原体。②除外常见的非感染病因，如肺水肿、肺泡出血、药物性肺损伤、放射性肺炎、隐源性机化性肺炎、淋巴细胞样肺炎、移植后淋巴增生性疾病（PTLD）、肺血栓栓塞症、肿瘤及原发病灶肺侵犯。

第三步，有序检查并在 12 h 内反馈。

（1）考虑为感染性疾病时，应尽快完善相关检查。基本检查项目包括：①连续 3 次气道分泌物行细菌、真菌涂片及培养、六胺银及抗酸染色。②外周及导管血培养。③血涂片有无异常细胞形态及中毒颗粒。④血清学检查，包括降钙素原（proealcitonin，PCT）、1，3-B-D 葡聚糖（G 试验）或 GM 试验、巨细胞病毒 pp65（CMVpp65）、淋巴细胞亚群。首次 PCT < 0.5 ng/ml 在 12 h 内复测，之后隔日测定；G 试验阳性复检。⑤首诊及病情变化时尽快行肺部 HRCT 或胸部 X 线检查。选择性检查项目包括：①伴胸腔积液者留取胸腔积液常规、生化、培养、抗酸染色及结核感染 T 细胞斑点试验（TB.SPOT）；②伴中枢神经系统异常者行脑脊液常规、生化、培养以及墨汁染色和抗酸染色；③伴血液系统改变者行骨髓穿刺，送检涂片及培养；④临床怀疑时，检测血清 TB.SPOT、支原体、衣原体及军团菌抗体、单纯疱疹病毒抗体。

（2）怀疑原发基础病活动时，完善活动度的评测。

（3）伴心脏基础病或怀疑心功能异常者行心脏超声或 B 型脑钠肽检查。

第四步，48 ~ 72 h 评估初步疗效并相应调整诊治策略。无改善且未获得阳性结果者采取补救措施，包括完善补救项目检查（如 BALF 的细胞学、GM 试验及 mNGS 检测；病情允许时在 CT 引导下肺组织穿刺）及专科会诊。

对于 ICH 合并肺部感染者，治疗原则基本类似 CAP 或 HAP 的指南所述。需要强调的是：①当出现 ARDS 或 ARF 时，选择无创通气还是有创通气？为避免 VAP 发生，有创通气是否为绝对禁忌证？这些呼吸支持方式的选择需要个体化实施。②力争早日从经验性抗感染治疗过渡到目标性治疗，缩短经验性大包围治疗的时程。③重塑患者的免疫功能。④严密监测重要器官功能及移植器官的排异情况，拯救生命是第一要务。⑤发挥多学科会诊的优势。⑥注重 ICH 感染的预防性治疗领域的研究。

综上所述，ICH 肺部感染具有起病隐匿、症状不典型、早期易被忽视、进展迅速、机会菌感染、病原体难确定等临床特点。临床免疫功能低下主要分为中性粒细胞减少症（或中性粒细胞功能障碍）、体液免疫缺陷和细胞免疫缺陷三种类型。目前临床上仍缺乏全面的免疫功能低下的程度分级，为了更好地了解患者的病情，可以参考 IDSA 相关指南，将部分患者分为重度和轻度。对于 ICH 肺部感染，诊断是重中之重，通过检测免疫功能低下的类型，有助于经验性判断肺部感染病原体的种类。尽早判断病灶部位及病变性质，有序检查，及时反馈，评估疗效并相应调整诊疗方案，必要时请多学科会诊。及早开始目标性治疗，积极提高患者的免疫功能，对于改善患者预后具有重要作用。

（宋立强）

第五节　免疫功能低下宿主合并急性呼吸衰竭的无创通气策略

下呼吸道感染是免疫功能低下宿主（ICH）最常见的获得性感染。与免疫功能正常患者相比，ICH 罹患社区获得性肺炎后的总体死亡率更高（13.7%），而其最常见的死亡原因是肺部感染引起急性呼吸衰竭（ARF）。近年的国内外指南均在不同级别推荐了无创正压通气（NIV）在各类 ARF 中的临床应用，尤其是在治疗 COPD 急性发作和急性心源性肺水肿的研究中获得了高等级的证据。随着 ICH 数量的迅速扩大，NIV 在此人群并合并呼吸衰竭患者中的应用一直是临床关注的热点，总体上，目前的疗效乐观。

一、NIV 与常规吸氧治疗的疗效比较

对于 ICH 合并感染所致 ARF 患者，应用 NIV 较常规吸氧治疗能够取得更好的近期和远期疗效，因此在呼吸衰竭早期便应用 NIV 将可能获得更佳的预后。Hilbert 等将 52 例有肺部浸润、发热和 ARF 的 ICH 随机分为常规吸氧治疗组（$n=26$）和 NIV 组（$n=26$）。结果显示，与常规吸氧治疗组相比，NIV 组有更低的气管插管率（46% *vs.* 77%，$P=0.03$）、VAP 发生率（8% *vs.* 23%，$P=0.12$）、ICU 死亡率（38% *vs.* 69%，$P=0.03$）和医院死亡率（50% *vs.* 81%，$P=0.02$）。Antonelli 等将 40 例实体器官移植后 ARF 患者随机分为 NIV 组（$n=20$）和常规吸氧治疗组（$n=20$）。结果显示，接受治疗的第一小时内，NIV 组（14/20，70%）与常规吸氧组（5/20，25%）均改善了氧合指数（$P=0.05$）。随着时间的发展，两组在持续改善氧合指数（PaO_2/FiO_2）方面出现差异（12/20，60% *vs.* 5/20，25%，$P=0.03$）。另外，NIV 组明显减少气管插管率（20%

147

vs. 70%，*P*=0.002）、致命性并发症发生率（20% *vs.* 50%，*P*=0.05）以及 ICU 死亡率（20% *vs.* 50%，*P*=0.05），但在医院死亡率方面，两组没有明显差异。

二、NIV 与有创正压通气的疗效比较

Johnson 等选择了 1946 例老年（年龄 ≥ 65 岁）免疫功能低下机械通气患者，回归分析了有创通气和无创通气对这些患者预后的影响。在免疫功能低下原因方面，入选患者中 1572 例（81%）使用免疫抑制药物，1011 例（52%）口服皮质激素，6 例（0.3%）为获得性免疫缺陷综合征，163 例（8%）有白血病、淋巴瘤和多发性骨髓瘤。这些患者中，717 例（37%）应用无创通气，1229 例（63%）应用有创通气。结果显示，与有创通气相比，无创通气能显著减少患者 90 d 死亡率（*P* < 0.001），但在 30 d 死亡率方面没有显著差异。Molina 等前瞻性观察并分析了 300 例发生呼吸衰竭需要机械通气的血液系统恶性肿瘤患者，其中 169 例为有创通气，131 例为无创通气。结果提示，在死亡率方面，NIV 组（42.3%）明显低于有创通气组（72.2%）或 NIV 失败组（79.7%）。为什么有创通气模式的死亡率常高于无创通气？主要原因：第一，VAP 在有创通气的 ICH 人群中发生率更高，是最常见的医院获得性感染，对 ICH 合并呼吸衰竭患者的预后产生显著的负面影响。Hilbert 和 Antonelli 的研究提示，发生 VAP 的 ICH 患者死亡率甚至高达 100%。第二，有创通气的气道管理、模式与参数选择、撤机时机等临床技能的把握程度也影响着患者的预后。总之，避免气管插管是 ICH 合并 ARF 患者目前的呼吸治疗策略，从而避免插管的并发症及高死亡率。

三、无创通气连接方式的选择

合适的 NIV 连接方式是临床疗效良好的前提，其主要原则是减少漏气和皮肤损伤以及增加患者的舒适性。目前，最常用的是鼻罩和口鼻罩，头盔的应用较少。Holanda 等选择了 24 名健康志愿者，随机交叉使用鼻罩、口鼻罩和全脸面罩。结果显示，无论使用何种连接方式，在舒适性方面没有显著差异，而且随着压力增高，舒适性会有所降低；与全脸面罩相比，鼻罩和口鼻罩易发生鼻面部压痛；在漏气方面，口鼻罩漏气发生率高于鼻罩和全脸面罩。

上述结果基于健康志愿者的主观描述和检测，与 ARF 患者的实际临床应用可能存在差异。Rocco 等将 19 例免疫功能低下（8 例血液系统恶性肿瘤，8 例实质器官移植，3 例 AIDS）合并发热、肺部浸润及急性低氧血症型呼吸衰竭的患者通过头盔给予 NIV，另 19 例基线情况相似的患者通过口鼻面罩给予无创通气。两组在 NIV 水平（$8 \pm 2 \ cmH_2O$ *vs.* $7 \pm 2 \ cmH_2O$，*P*=0.23）、压力支持水平（$15 \pm 2 \ cmH_2O$ *vs.* $15 \pm 2 \ cmH_2O$，*P*=0.30）以及 NIV 使用时间（3.3 ± 1 d *vs.* 3.7 ± 2 d，*P*=0.4；11 ± 3 h/d *vs.* 13 ± 6 h/d，*P*=0.15）方面没有显著差异。结果显示，头盔组与口鼻面罩组相比，均能改善气体交换；在避免气管插管方面也无明显差异（插管率 37% *vs.* 47%，*P*=0.37）；在持续改善氧合指数方面，头盔组效果较好（74% *vs.* 37%，*P*=0.02）；在并发症方面，口鼻面罩组 7 例（47%）发生鼻部皮肤损伤，而头盔组只有 2 例发生腋窝部皮肤损伤（*P*=0.01）；另外，两组均无幽闭恐惧症的发生；虽然头盔组在 ICU 和院内死亡率方面较口鼻面罩组低，但没有统计学差异。Piastra 等选择 23 例发生急性低氧血症型呼吸衰竭的 AIDS

患儿（年龄 10.2 ± 4.7 岁），通过面罩（$n=10$，43.5%）和头盔（$n=13$，56.5%）给予无创通气，结果与 Rocco 等的研究结果基本一致。因此，ICH 呼吸衰竭患者进行无创通气时，鼻罩和面罩的主要差异在于并发症的发生率（如皮肤损伤、漏气），可以通过调节头带的松紧度予以解决。当患者出现鼻面部压痛、皮损或不能耐受时，头盔可作为一种可靠的选择。

四、NIV 模式的选择

持续气道正压（continuous positive airway pressure，CPAP）通气可扩张陷闭的气道和肺泡，降低心室前、后负荷，促进肺水肿液的重新分布。基于此，其已被广泛应用于急性心源性肺水肿和阻塞性睡眠呼吸暂停综合征的治疗，并取得很好的疗效。而双水平正压通气（bi-level positive airway pressure，BiPAP）通过给予压力支持，能显著改善患者呼吸肌疲劳，降低氧耗，增加潮气量，从而纠正患者呼吸性酸中毒。所以，BiPAP 在 COPD 患者急性加重期甚至稳定期的应用取得显著效果。

而 Hilbert 等前瞻性研究了入住 ICU 的 64 例出现发热和急性低氧血症型呼吸衰竭（$PaO_2/FiO_2 < 200$ mmHg）的中性粒细胞减少患者。在给予 CPAP 后 24 h 内，53% 的患者呼吸频率降至 25 次 / 分以下；平均 PaO_2/FiO_2 由 128 ± 32 mmHg 上升至 218 ± 28 mmHg；25%（16/64）的患者避免了气管插管，显示出 CPAP 模式的良好疗效。在需要气管插管的原因方面，29%（14/64）是由于低氧血症加重，17%（8/64）由于 $PaCO_2$ 升高。Conti 等分析了 16 例发生 ARF 的血液系统恶性肿瘤患者，这些患者均通过鼻罩给予无创通气，模式为 BiPAP。在给予无创通气的 24 h 内，患者 PaO_2（90 ± 26 mmHg *vs.* 43 ± 10 mmHg，$P < 0.001$）和 PaO_2/FiO_2（185 ± 84 mmHg *vs.* 87 ± 22 mmHg，$P < 0.001$）显著改善，但 pH、RR 和 $PaCO_2$ 并没有明显变化。Razlaf 等的研究中，在 120 例患者中，34 例（28.3%）患者仅应用 CPAP，75 例（62.5%）患者接受 BiPAP，11 例（9.2%）患者初始应用 CPAP 后因为肌肉疲劳而改为 BiPAP。结果发现，不管是初始（45/75，60%）或是后续需要（8/11，72.7%），使用 BiPAP 的患者发生 NIV 失败的概率较单纯应用 CPAP（13/34，38.2%，$P < 0.05$）的患者显著增高。由此可见，对免疫功能低下 ARF 患者进行无创通气，CPAP 和 BiPAP 均能改善患者的氧合以及降低呼吸频率。与 BiPAP 相比，应用 CPAP 的患者可因 $PaCO_2$ 升高而需要插管；与 CPAP 相比，BiPAP 更多应用于严重呼吸衰竭或呼吸肌疲劳和高碳酸血症型呼吸衰竭。总之，在获得 NIV 治疗成功方面，还不能得出 CPAP 优于 BiPAP 的结论，需要个体化和动态化。

五、NIV 参数的设置

NIV 是定压型通气模式，其中设置呼气末正压（end-expiratory positive pressure，PEEP）可通过防止肺泡陷闭，增加功能残气量，减轻肺水肿及纠正通气 / 血流比值失调等方式增加患者氧合，从而被广泛用于 ARDS、COPD 和急性心源性肺水肿的治疗。但怎样确定 PEEP 水平，还没有可操作性的规程。Anjos 等在对 30 例发生 ARF 的 AIDS 患者实施无创通气时，随机并顺序给予三种不同水平 PEEP（5 cmH_2O、10 cmH_2O 和 15 cmH_2O），同时给予 5 cmH_2O 压力支持。结果显示，无论第一次给予的 PEEP 水平是多少，患者氧合情况均很接近。只有当第一次 PEEP 水平为 5 cmH_2O 时，随着更高水平 PEEP 的应用，氧合才会进一步改善。但是，随着 PEEP 水平的提高，$PaCO_2$ 水平也相应升高。5 cmH_2O 的压力支持在所有 PEEP 水平下均能显著和持续改善患者呼吸困难症状以及降低呼吸频率。所以，免疫功能低下发生低氧血症型呼吸衰竭进行无创通气的患者，在密切监测的情况下，滴定式给予最佳 PEEP，在保证改善氧合的同时，避免由于气体分布不均而引起 $PaCO_2$ 水平升高。同时，合适的压力支持能够改善患者呼吸急促的症状以及缓解呼吸肌疲劳。

六、NIV 成功与失败的预测因素

明确 NIV 在 ICH 合并 ARF 患者疗效失败的预测因素，将为保障患者呼吸治疗的连续性提供帮助。Razlaf 等回顾分析了 2005—2011 年收入监护室的 120 例进行无创通气的免疫缺陷患者，以探讨由肺炎或者肺外脓毒症引起免疫低下患者呼吸衰竭后进行 NIV 的失败率以及失败风险因素。这些患者免疫低下的原因包括血液系统恶性肿瘤（白血病、淋巴瘤）、骨髓移植、实质器官移植、自身免疫病和 AIDS，但这些患者除血清肌酐有明显差异外（$P < 0.002$），其他基础情况基本相近。其中 59.2% 的患者是肺部浸润引起的 ARF，而 40.8% 是由于肺外脓毒症引起的继发性 ARF，前者有较长的住 ICU 时间（16.3 d vs. 13.2 d，$P < 0.047$），更长的 NIV 使用时间（87 h ± 102 h vs. 65.6 h ± 97.8 h；$P < 0.056$）。系统性炎症反应综合征与肺炎患者相比，NIV 失败率没有明显差异。所有患者的氧合指数在应用 NIV 开始的 1～2 h 内有显著改善，但后续直至通气结束并没有进一步的改善。虽然病理生理学不同，但肺源性或肺外因素引起的 ARF 并不影响 NIV 成功或失败。高 APACHE II 评分、儿茶酚胺的需求（$P < 0.05$）、低 PaO_2/FiO_2（$P < 0.05$）是 NIV 失败的风险因素。而在 Hilbert 等的研究结果中，初始 PaO_2/FiO_2 并不是 CPAP 有效与否的预测变量。入选时患者简明急性生理学评分 II（$P < 0.034$）和肝功能衰竭（$P < 0.007$）是预测 CPAP 失败的指标。另外，Molina 等的研究结果提示，与无创失败组相比，无创成功组有更大的年龄（$P=0.004$）、发生充血性心力衰竭的概率（$P=0.02$）、发生菌血症的概率（$P=0.03$），脓毒症相关性器官功能衰竭评价（SOFA）评分更低。

七、NIV 转为有创通气的指标

国内外专家对无创通气失败需要改为气管插管的指标有着共识性的建议。譬如 NIV 治疗 1～4 h 后出现严重的呼吸性酸中毒（pH < 7.20）或严重的低氧血症（$FiO_2 \geq 0.5$ 条件下，$PaO_2 \leq 60$ mmHg 或 $PaO_2/FiO_2 < 120$ mmHg）；神智恶化；不能清除分泌物；血流动力学不稳定等。但针对 ICH 合并 ARF 患者还缺乏专门的指导意见，研究也甚少。现有临床研究中课题组专家所设立的标准不失为目前的参考指标，同时应结合患者的基础疾病、肺部感染程度、呼吸改善现状及循环工作状态等个体情况综合分析，同时参照现有针对免疫功能正常呼吸衰竭患者气管插管的指标，及时确定 NIV 转换为有创通气的时机，以免延误患者的病情。

在 Hilbert 等的研究中，无创通气改为气管插管的原因包括 $PaO_2/FiO_2 < 85$ mmHg、$PaCO_2$ 升高导致酸中毒、严重的肺性脑病、严重血流动力学不稳定以及控制气道分泌物，结果导致 NIV 组 46%（12/26）的患者气管插管。另外，在 Antonelli 等的研究中，无创通气失败指标包括 $FiO_2 \geq 0.6$ 时 $PaO_2 \leq 65$ mmHg、病情进展需要气管插管以保护

气道（昏迷或癫痫）或者处理痰液高分泌、血流动力学或心电图不稳定以及无法耐受面罩，其最终结果是 NIV 组 20%（4/20）患者进行了气管插管。不同研究中由 NIV 改为气管插管指标的关键点是氧合水平和二氧化碳潴留程度。

八、NIV 对不同病原体肺炎的效果

ICH 的病因各异，导致的易感病原体也千差万别，与此相关的肺实质及肺间质的损伤机制各具特点。从病原体角度着手研究 NIV 适应证和设置方案是极其有意义的，但是此类临床探索目前尚严重缺乏。Confalonieri 等前瞻性分析了 48 例发生肺孢子菌肺炎合并出现 ARF 的 AIDS 患者，其中 24 例通过面罩给予无创通气，另 24 例施以有创通气。结果发现，与有创通气组相比，NIV 组有更低的气胸发生率（8.3% *vs.* 38%，*P*=0.033），而气胸患者 ICU 死亡率更高（81% *vs.* 16%，*P* < 0.0001）；另外，其 ICU（75%）和 2 个月（58%）存活率明显高于有创通气组（38% *vs.* 21%）；但 6 个月后，两组的存活率没有明显差异（25% *vs.* 16%，*P*=0.678）。这些结果充分提示，NIV 在空泡样病变辅助通气中具有优越性。

总之，ICH 肺部感染起病隐匿、症状不典型、早期易忽视、进展迅速、机会菌感染、病原体难确定等临床特点，使得 NIV 的使用时机、参数设置、撤离指征等操作要素复杂多样。目前的研究总体来说，NIV 对于 ICH 合并 ARF 患者能够显著改善氧合，减少插管率，降低死亡率，已经给人们带来足够的信心，进一步的个体化、细节化、动态化研究是非常必要和有意义的。

（宋立强　吴运福）

第六节　免疫功能低下宿主罹患新型冠状病毒感染的临床特征及防治

2019 年 12 月新型冠状病毒感染在全球范围内迅速传播，造成了百年罕见的全球大流行。截至 2022 年 3 月 15 日，全球新冠感染确诊病例累计超过 4.58 亿例，全球死亡病例累计超过 600 余万例。间断接种疫苗、检测血清抗体滴度、新型冠状病毒相关 ARDS、新型冠状病毒相关脓毒症、恢复者血浆治疗、糖皮质激素治疗及 IL-6 单抗治疗等相关防治措施的探索，均显示出人们对免疫系统反应的高度关注，也成为研究新型冠状病毒感染的主要热点。因此，免疫功能低下宿主作为特殊人群，基数庞大，其患病特征及防治方案均值得倍加关注和探讨。一般来说，与免疫功能正常患者相比，呼吸道病毒感染在 ICH 患者气道中往往更持久和更严重。但是近期的初步研究数据表明，这种情况可能不适用于新型冠状病毒感染患者。基于此，检索和分析 ICH 群体罹患新型冠状病毒感染的临床症状、危险因素及当前的防治策略，对进一步做好该类群体的防治工作具有一定的现实意义。

一、新型冠状病毒感染的临床症状和危险因素

新型冠状病毒感染呈现出典型的双峰病程。在感染的初始阶段，患者主要表现为

典型的上呼吸道感染症状或非特异性病毒感染症状，包括发热、寒战、干咳、充血、嗅味觉障碍、疲劳、肌肉疼痛、头痛、恶心和腹泻等。如果患者没有得到妥善医治，疾病进程就会进一步发展，逐渐出现缺氧、呼吸困难等症状，胸部 X 线检查可见肺部渗出影，随着呼吸困难程度进一步加重，部分患者甚至需要呼吸支持策略，包括高流量吸氧、无创机械通气、有创机械通气和 ECMO 等。随着病毒株变异和人群接种疫苗比例的升高，临床症状会有所改观，同时需要个体化进行判别。

在新型冠状病毒感染的临床危险因素中，年龄是导致患者死亡的重要驱动因素，随着年龄的增加，死亡风险也呈指数级增长。此外，糖尿病、高血压、慢性肾病和肥胖等合并症也被明确证实与新型冠状病毒感染的进展和死亡有关。值得关注的是，与年龄或糖尿病等明确的风险因素相比，免疫抑制因素（如罹患癌症、因治疗或器官移植而导致的医源性免疫抑制）对新型冠状病毒感染结局的风险尚不完全清楚。其对新型冠状病毒感染进展的影响存在多种可能性，可能是有害的，也可能是无关的，甚至是有保护作用的。

二、免疫功能低下宿主罹患新型冠状病毒感染的临床特征

免疫功能低下宿主主要包括 4 种类型：①血液系统恶性肿瘤（HM）和造血干细胞移植（HCT）受者，这类患者因免疫系统恶性肿瘤的影响以及细胞毒或其他疗法夹带的免疫抑制效应而出现不同程度的免疫抑制状况，尤其有患中性粒细胞减少症的风险；②实体器官移植受者（SOTRs），此类患者为防止发生同种异体移植的免疫排斥反应，患者移植后必须受医源性免疫抑制干预；③风湿病患者，包括炎性疾病（如类风湿关节炎）、结缔组织疾病（如系统性红斑狼疮）和系统性血管炎（如巨细胞动脉炎），这类疾病由细胞免疫介导和体液免疫介导的机制驱动，患者表现出广泛的免疫功能障碍；④ HIV 携带者（PLWH），HIV 会导致血液和组织中的 $CD4^+T$ 细胞减少，导致该类患者发生感染和其他合并症的风险大幅增加。下面分别简述各个类型的临床特征和危险因素。

1. **血液系统恶性肿瘤与造血干细胞移植受者**　HM 患者，特别是那些接受过 HCT 的患者，容易受到包括病毒感染在内的各种感染因素的严重侵袭，从而导致严重的疾病发生及其伴随的高死亡率。因此，当新型冠状病毒感染大流行来袭时，这类患者群体被认为更容易出现预后不良。除新型冠状病毒感染一般症状外，HM 患者还可见明显的中性粒细胞减少，这在非癌症的新型冠状病毒感染人群中很少见，但在 HM 患者中却很常见。中性粒细胞减少的程度和持续时间是否与新型冠状病毒感染的预后相关尚不完全清楚，但对于接受化疗的癌症患者来说，新型冠状病毒感染的严重程度与高或低淋巴细胞计数、低血小板计数以及高中性粒细胞计数有关。由于中性粒细胞可能在新型冠状病毒感染相关的肺损伤中起到一定作用，HM 患者的中性粒细胞减少或许是新型冠状病毒感染进展的保护性因素。

年龄（＞ 60 岁）仍旧被认为是导致罹患新型冠状病毒感染的 HM 患者高死亡率的最重要因素。此外，在疾病相关因素和治疗相关因素中，急性髓系白血病、使用单克隆抗体治疗、高分期骨髓瘤、骨髓瘤控制不佳和合并疾病均是导致不良预后的重要危险因素。但并没有明确的证据表明，肿瘤患者的常规化疗具有高死亡风险，而使用低

甲基化药物治疗的患者以及骨髓增生性肿瘤患者被证明其死亡率较低。然而不可否认的是，在新型冠状病毒感染疫情期间，成年 HM 患者和 HCT 后患者具有相当高的死亡率，同时缺乏此类群体足够的研究数据，在已有的研究中，应用瑞德西韦、糖皮质激素以及系统性的抗血栓预防，有可能改善这些高危人群的预后。但值得庆幸的是，在患有 HM 和 HCT 后的儿童患者中，新型冠状病毒感染的不良预后结局似乎没有那么严重。

2. **实体器官移植受者** SOTRs 的抗排斥治疗主要针对 T 细胞功能，分为诱导期和维持期免疫抑制。围手术期的诱导通常通过多克隆抗体实现，如免抗胸腺细胞球蛋白（ATG）联合大剂量糖皮质激素，以实现立即的同种异体移植耐受。维持期免疫抑制通常包括抑制 T 细胞功能的多模式方案，包括钙调神经磷酸酶抑制剂，伴抗细胞代谢周期抑制剂，伴或不伴糖皮质激素。此外，还可以使用大剂量糖皮质激素、抗 T 细胞或抗 B 细胞或补体抑制疗法来控制排斥反应。

SOTRs 的抗排斥免疫抑制一般容易导致更严重的急性感染，包括 RNA 呼吸道病毒感染（如流感病毒、呼吸道合胞病毒和副流感病毒）。在新型冠状病毒感染大流行的早期，就曾有研究指出，免疫抑制会增加 SOTRs 插管和死亡的风险。然而，在随后的研究中，发现住院 SOTRs 的死亡率对比普通人群并没有显著提高。研究发现，高龄和合并疾病（特别是充血性心力衰竭、慢性肺部疾病和肥胖）是造成罹患新型冠状病毒感染的 SOTRs 死亡的主要危险因素。肺移植受者在新型冠状病毒感染大流行期间受到的影响较为严重，这可能与多种因素有关，其中包括肺和呼吸道是新型冠状病毒的主要感染部位，另外，与肝和肾等其他部位器官的移植相比，肺移植患者术后所需的免疫抑制剂的剂量更高，也可能是因素之一。因此，目前尚不能确定 SOTRs 中由于医源性抗排斥干预而导致的免疫抑制对新型冠状病毒感染死亡率的总体影响。但总的来说，与年龄匹配和合并症匹配的对照组相比，SOTRs 患者死于新型冠状病毒感染的风险并不增加，而且免疫抑制剂对新型冠状病毒感染疾病进展的影响尚不确定。

3. **风湿病患者** 现有证据表明，与普通人群相比，风湿病患者更容易感染新型冠状病毒，住院和感染后发生不良预后的风险也更高。其不良风险因素主要包括高龄、男性、合并疾病（高血压 / 心血管疾病、糖尿病、肺部疾病、肾损害）以及长期口服糖皮质激素（泼尼松 ≥ 10 mg/d）。此外，有研究表明，使用传统的疾病修饰性抗风湿药物（DMARDs）和生物类疾病修饰性抗风湿药物（bDMARDs）并不会增加新型冠状病毒感染患者预后不良的风险。然而，也有例外，如利妥昔单抗注射液（美罗华），其导致不良结果的风险日益明显，利妥昔单抗的使用问题还不明确。

总之，在风湿性疾病患者中，尽管新型冠状病毒感染预后不良的风险似乎有所增加，但不良预后结局增加的风险因素仍旧主要与合并症、年龄和性别有关，其中很大程度上是由于不可逆转的并存疾病所导致的，这些风险因素与普通人群相比并无显著差别。值得注意的是，风湿病患者特有的风险因素也应该被考虑，主要包括长期使用糖皮质激素、利妥昔单抗、柳氮磺胺吡啶、免疫抑制剂以及疾病活动性增加。在治疗方法上，如抗细胞因子抗体或 JAK 抑制剂，尚未被发现对新型冠状病毒感染的发生、发展具有负面效应，除此之外，有研究证实，抗 TNF-α 抗体可能对新型冠状病毒感染具有保护作用。

4. HIV 携带者（PLWH） 目前，随着全球 HIV 抗逆转录病毒疗法（HIV antiretroviral therapy，ART）计划的扩大，全世界近 70% 的 PLWH 正在接受 ART 治疗，PLWH 患者的预期寿命得到了增加，但问题是这一人群发生感染以及其他合并症的风险也随之增加。尽管有研究表明接受有效的抗逆转录病毒治疗的 PLWH 感染新型冠状病毒的风险并不高，但有数据显示，在已经罹患新型冠状病毒感染的 PLWH 中，患有多病比例达到了近 2/3，而新型冠状病毒感染的严重程度是随着年龄和合并症的增加而增加的。

因此，虽然 HIV 感染本身似乎并不是疾病进展的危险因素，但 HIV 相关的合并症、低 CD4$^+$T 细胞计数（< 200 /ml），尤其是未被抑制的 HIV 病毒血症与罹患新型冠状病毒感染的 PLWH 中不良预后结局的发生率和高死亡率相关，其中 CD4$^+$T 细胞计数 < 200/ml 导致 PLWH 住院率和病情恶化的概率增加在多项研究中被反复强调。值得提醒的是，只有在可检测到病毒载量的 PLWH 患者中，较低的 CD4$^+$T 细胞计数才是新型冠状病毒感染的严重危险因素。

三、免疫功能低下宿主罹患新型冠状病毒感染的防治

对于免疫功能低下人群罹患新型冠状病毒感染的治疗，到目前为止，没有证据表明这类免疫抑制人群应该接受与普通人群不同的治疗。抗病毒治疗很重要，一般推测免疫功能低下患者病毒转阴的时间偏长，可能需要更长的抗病毒疗程，或在病程后期也仍考虑启动治疗，尽管这些策略尚未进行研究。有研究证实，地塞米松能使免疫功能低下的严重新型冠状病毒感染患者受益。另外，也可能存在其他适当的方法，但应谨慎使用，因为大多数试验总体上并没有纳入很多免疫功能低下患者。因此，治疗建议仅限于专家意见，而大多数协会指南建议将免疫抑制方案个体化。对于移植受者（包括 HCT 和 SOTRs），NIH 指南建议根据疾病严重程度、特定的免疫抑制剂、移植类型和移植排斥反应的风险进行个体化改变。对于 HM 患者，美国移植和细胞治疗学会建议对新型冠状病毒感染患者推迟进行 HCT。对于风湿病患者，美国风湿病学会建议在罹患新型冠状病毒感染的情况下，将除 IL-6 抑制剂以外的免疫抑制疗法保留 2 周。对于 PLWH，NIH 指南建议继续目前的抗逆转录病毒联合治疗。

在预防新型冠状病毒感染方面的一个重大进展是建立了有效的 RNA 疫苗，对新型冠状病毒感染具有 95% 的保护力，但这些临床试验排除了除 PLWH 外的大多数免疫功能低下人群。美国疾病控制和预防中心建议，在缺乏安全性和有效性研究以及免疫原性可能降低的情况下，PLWH 和其他免疫缺陷患者可以在适当咨询的情况下接种新冠病毒疫苗。目前，美国疾病控制与预防中心、英国疾病控制与预防协会以及其成员包括特定免疫缺陷疾病专家的各个协会都支持在这些人群中接种新冠病毒疫苗，因为其潜在的临床益处远远超过了疫苗可能产生的轻微不良反应。AST 建议在 SOTRs 中接种加强针，ACR 支持在接受除羟基氯喹外的任何免疫抑制或免疫调节治疗的人群中接种第三剂加强针。此外，ACR 建议在注射加强针后的 1 ~ 2 周停止所有免疫抑制治疗，但抗细胞因子治疗（由于缺乏共识）或糖皮质激素治疗除外。虽然现有的疗效研究表明，免疫低下患者的抗体应答率较低，但这是一个替代终点，而不是临床终点。因此，为了进一步达到疫苗预防效果，可能需要在疫苗接种期间采用改变疫苗接种时间表、剂量或调整免疫抑制等策略，但前提应在临床试验的背景下完成。

总之，逐步加深对 ICH 群体罹患新型冠状病毒感染防治的了解，不仅有助于进一步做好对该类人群的防治工作，还为抗细胞因子和其他免疫调节疗法是否可以被用于治疗新型冠状病毒感染提供了参考信息，从而更加精准地判断免疫抑制方案在新型冠状病毒感染疾病过程中的利与弊。

（蔡志贵　宋立强）

第七章　细菌性肺炎

第一节　耐碳青霉烯肠杆菌感染诊治策略

耐碳青霉烯肠杆菌（carbapenem-resistant enterobacter，CRE）是威胁全球健康的细菌，应合理应用抗感染药物治疗。感染控制是关键，应识别高危患者，进行积极的个体化主动筛查。

一、耐药相关概念

1. **CRE 最新定义**　肠杆菌科细菌满足以下任一条件即为 CRE：①对任意碳青霉烯类抗菌药物耐药，亚胺培南、美罗培南或多利培南的最低抑菌浓度（minimal inhibitory concentration，MIC）≥ 4 mg/L 或厄他培南 MIC ≥ 2 mg/L；②产生碳青霉烯酶；③对于天然对亚胺培南非敏感细菌（如摩氏摩根菌、变形杆菌属、普罗威登菌属）需参考除亚胺培南外的其他碳青霉烯类抗菌药物的 MIC。

2. **β - 内酰胺酶分类**　结合 β - 内酰胺酶的底物、生化特性及是否被酶抑制剂所抑制的功能分类法（Bush 分类法）和 β - 内酰胺酶末端的氨基酸序列特征的分子生物学分类法（Ambler 分类法），临床最常见的是以下三类：β - 内酰胺酶（ESBLs）、Ampc、碳青霉烯酶。碳青霉烯酶又分为 OXA 酶、丝氨酸碳青霉烯酶、金属酶。

二、CRE 流行病学

2014 年，美国 CDC 首次将 18 种耐药严重的细菌分为"紧急""严重"和"值得关注"3 个威胁等级。"紧急"级别威胁中占据首位的就是 CRE。从肠杆菌科细菌中不同碳青霉烯酶的全球分布情况可见，CRE 在全球范围分布，我国情况也较为严重。CHINET 数据显示，在肠杆菌科细菌中，73.9% 是肺炎克雷伯菌，其次是大肠埃希菌；肠杆菌科细菌对亚胺培南和美罗培南的耐药率从 2005 年的 3% 升高至 2017 年的 9% 以上，之后呈稳定趋势。我国肺炎克雷伯菌对碳青霉烯类抗菌药物的耐药率从 2005 年的 3% 快速攀升至 2019 年的 25% 以上，上升幅度高达 8 倍。2020 年上半年，我国碳青霉烯类耐药肺炎克雷伯菌的检出率仍保持高位。

三、CRE 治疗药物

1. **双碳青霉烯治疗（DCT）**　包含了厄他培南的双碳青霉烯治疗（大剂量美罗培南或多利培南）。静脉注射亚胺培南制剂稳定性差，影响了静脉输注时间的延长。研究显示，厄他培南对 KPC 酶的亲和力较高，从而保护第二种碳青霉烯药物不被 KPC 酶水解。

意大利学者开展的一项针对 ICU 重症感染患者的研究纳入 48 例含有 DCT（2 g 厄他培南 +6 g 美罗培南）的患者以及 96 例标准方案（抗生素包含多黏菌素、庆大霉素和大剂量替吉环素）的对照组（ST）。结果显示：DCT 组的临床治愈率高于 ST 组，DCT 组的微生物清除率高于 ST 组。单因素分析显示：ST 组患者 28 d 死亡率明显高于 DCT 组（47.9% *vs.* 29.2%，*P*=0.04）。多因素分析显示：DCT 与 28 d 死亡率的降低有关（ORR 0.33，95%CI 0.13~0.87）。但 60 d 死亡率无统计学差异。

2. **阿维巴坦（avibactam）治疗** 阿维巴坦是近年新上市的药物，其对丝氨酸酶 A 类和 C 类有效，且能覆盖一部分 D 类酶，但对金属酶无效。

CAZ-AVI 是阿维巴坦与头孢他啶组成的新型酶抑制剂复合制剂，能覆盖 A 类和 C 类 β-内酰胺酶以及部分 D 类酶。与传统 β-内酰胺酶抑制剂相比，新型酶抑制剂的抑酶谱更广。在目前使用的酶抑制剂中，阿维巴坦的效果最佳。但也有研究发现，在使用 CAZ-AVI 的过程中出现了因 KPC 酶蛋白突变而导致的耐药，主要发生于 KPC-3。在我国主要为 KPC-2，耐药风险可能更低。一项关于 CAZ-AVI 的临床研究纳入了使用 CAZ-AVI 治疗的 38 例患者，并根据患者临床和微生物治愈情况进行了分组，结果发现，KPC 组患者生存率高于 OXA-48 组患者（73.9% *vs.* 38.5%，*P*=0.07）。这也提示我们，CAZ-AVI 对 OXA 的作用有待进一步验证。

3. **法硼巴坦（vaborbactam）和雷利巴坦（relebactam）** 法硼巴坦是硼酸衍生物，抑制 A 类和 C 类 KPC。雷利巴坦是非 β-内酰胺酶结构的 β-内酰胺酶抑制剂，具有广谱的抗 β-内酰胺酶活性，包括 A 类（ESBL 和 KPC，尤其是 KPC-2）和 C 类（AmpC 酶），对 OXA-48 作用微弱。美罗培南和法硼巴坦结合后形成新型抗生素 MER/VAB，其在复杂尿路感染中不劣于哌拉西林他唑巴坦。一项 MER/VAB 治疗 CRE 感染的多中心、随机、开放标签的试验比较了 MER/VAB 与最佳可用疗法（BAT）治疗严重 CRE 感染的临床效果，结果显示，相较于 BAT，MER/VAB 临床反应率更高（65.6% *vs.* 33.3%，*P*=0.03），28 d 死亡率更低（15.6% *vs.* 33.3%，*P*=0.03）。与 BAT 相比，MER/VAB 可降低肾毒性（4.0% *vs.* 24%）。RESTORE-IMI 研究是一项多中心、随机、双盲对照试验，比较了 IMI/REL 与多黏菌素联合亚胺培南/西拉他汀（CST+IMI）治疗亚胺培南-非敏感细菌感染的疗效和安全性，由于亚胺培南不敏感病原体导致 HAP/VAP、cIAI 或 cUIT 患者随机 2∶1 接受 IMI/REL（31 例）或 CST+IMI（16 例）治疗。IMI/REL 组患者的临床反应率更高（71.4% *vs.* 40%），28 d 死亡率更低（9.5% *vs.* 30%）。

4. **替吉环素（tigecycline）** 是四环素类衍生物，在多药耐药（MDR）阴性菌导致的非尿路感染（腹腔感染、皮肤和软组织感染）中的有效率为 63%~91%。对于深部感染 MDR，替吉环素剂量的选择值得探讨。对于 MIC≤1 μg/ml 产 KFC 的肠杆菌，替吉环素是联合治疗的选择之一，建议首剂 200 mg，后续 100 mg，q12 h。

5. **伊拉瓦环素（eravacycline）** 是四环素类合成氟环素类抗菌剂，结构上与替吉环素相关，对革兰氏阳性菌、革兰氏阴性菌、厌氧菌均具有广谱的抗菌活性，铜绿假单胞菌除外，是目前对 MDR 鲍曼不动杆菌最有效的抗生素，活性是替吉环素的 2~4 倍。2018 年 8 月，FDA 批准将其用于治疗 cIAIs。健康志愿者中上皮衬液和肺泡巨噬细胞中伊拉瓦环素的浓度分别比血浆高 6 倍和 50 倍。尚无关于该药在呼吸道感染中的潜在作用。

6. **氨基糖苷类（aminoglycosides）** 不推荐单用氨基糖苷类治疗。β-内酰胺类和氨基糖苷类药物联用在体外显示出良好的协同性，氨基糖苷类药物适合与其他药物联用于尿路感染和腹腔感染的患者，绝大多数 KPC-Kp 显示出对氨基糖苷类药物体外的敏感性。与多黏菌素联用，肾毒性增加。

7. 拉唑米星（plazomicin） 是新一代氨基糖苷类化合物，其对革兰氏阳性球菌和革兰氏阴性杆菌具有广谱抗菌活性，在体外对 MDR 肠杆菌有较强的杀菌活性。一项比较拉唑米星与多黏菌素（均联合替吉环素和美罗培南）治疗严重 CRE 感染（包括HAP、VAP、BSI 和急性肾盂肾炎）的 Ⅲ 期研究已经完成，初步分析显示，与多黏菌素组相比，拉唑米星组的 28 d 死亡率显著降低（7.1% *vs.* 40%）。

8. 多黏菌素 通过与细胞膜磷脂结合并破坏细胞膜结构而达到抗菌作用，临床应用的主要是多黏菌素 B 硫酸盐、多黏菌素 E 硫酸盐和多黏菌素 E 甲磺酸盐。多黏菌素对绝大多数革兰氏阴性杆菌具有杀菌作用，对铜绿假单胞菌尤其有效。其他包括不动杆菌属、大肠埃希菌、产气肠杆菌、克雷伯菌属、流感嗜血杆菌、百日咳杆菌、沙门菌属、志贺菌属等。另外，某些真菌（如球孢子菌）对多黏菌素敏感。但多黏菌素对革兰氏阳性菌无效，并且对洋葱伯克霍尔德菌、变形杆菌属、沙雷菌属、脆弱拟杆菌、奈瑟氏菌属等耐药。

9. 磷霉素（fosfomycin） 单药治疗下磷霉素极易耐药，24 g/d 尽量考虑用于重症感染以及预防耐药发生。使用静脉注射磷霉素可能引起低钾血症和钠离子浓度升高，所以磷霉素应谨慎用于肝硬化和心衰患者。强烈建议使用静脉注射磷霉素的联合用药方案治疗 MDR 的肠杆菌科耐药菌，特别是对于复杂尿路感染患者以及脓毒症患者。

四、CRE 防控措施

1. 区分危险因素，减少碳青霉烯的暴露 耐药基因的危险因素列于表 7-1。

表 7-1 耐药基因的危险因素

社区获得性 ESBLs 的危险因素	医院获得性 ESBLs 的危险因素	医院获得性 CRE 的危险因素
年龄＞70 岁	当地暴发 / 流行	当地暴发 / 流行
糖尿病	住院时间延长	年龄＞70 岁
查尔森指数＞3	侵入性操作（＞MV）	糖尿病
既往有入院经历	既往有 ESBL 定植	查尔森指数＞3
转院	既往用过头孢菌素	有 ICU 入院经历
使用导尿管	既往用过氟喹诺酮	侵入性操作（中心静脉导管、内镜）
复发性或阻塞性尿路感染	既往用过碳青霉烯	既往用过头孢菌素
既往用过氨基青霉素		既往用过氟喹诺酮
既往用过头孢菌素		既往用过碳青霉烯
既往用过氟喹诺酮		
最近出现在高发流行地带		

导致革兰氏阴性杆菌广泛耐药的危险因素主要是长期的抗生素暴露，尤其是超广谱抗菌药物的暴露。

在治疗初始期即采用大剂量、个体化用药原则，选择最佳的广谱抗菌药物，以覆盖革兰氏阴性菌和阳性菌等所有可能引起感染的致病菌。在用药 48～72 h 后，密切观察患者对治疗的反应，积极获得血或呼吸道分泌物的培养结果。针对药敏试验及炎性标志物等及时调整治疗方案，遵循目标治疗原则，选择窄谱、敏感抗菌药物治疗，即"降阶梯"治疗策略。

"重锤猛击"不等于"大万能"，这虽然是重锤并且覆盖广，但选择抗生素应做到到位而不越位，即恰到好处。对重症 CAP、HAP/VAP、腹腔感染，"重锤猛击"时的选择各不相同，不一定选择碳青霉烯、万古霉素。

伴随不同抗生素的临床使用，细菌对其耐药也随之而来。细菌对一种抗生素产生耐药的平均时间小于 10 年。

2. MDR 阴性菌感染推荐联合用药 多项回顾性研究及 meta 分析显示，相较于单药治疗，联合用药治疗患者的死亡率下降。2018 年中国成人 HAP/VAP 指南推荐 CRE 的主要治疗药物为多黏菌素类（多黏菌素 B、多黏菌素 E）、替吉环素、头孢他啶/阿维巴坦。应以早期、足量、联合为原则。针对我国流行的碳青霉烯（主要为 KPC），头孢他啶/阿维巴坦效果较好。两种碳青霉烯类联用，厄他培南 + 多利培南，或亚胺培南，或美罗培南，由于体内研究证据较少，需谨慎使用。针对 CRE 的药物推荐列于表 7-2。

表 7-2 针对耐碳青霉烯肠杆菌（CRE）的药物推荐

推荐药物	备注
主要治疗药物：多黏菌素类（多黏菌素 B、多黏菌素 E）、替吉环素、头孢他啶/阿维巴坦	应以早期、足量、联合为原则
联合治疗药物：磷霉素、氨基糖苷类（阿米卡星、异帕米星）、碳青霉烯类（亚胺培南、美罗培南、比阿培南）	针对我国流行的碳青霉烯（主要是 KPC）：头孢他啶/阿维巴坦
当碳青霉烯类 MIC 为 4～16 μg/ml 时，需与其他药物联合使用；增加给药次数或剂量，延长滴注时间	多黏菌素 B 剂量可增加至 300 mg/d，美罗培南可用至 2 g，1 次/8 h，比阿培南可用至 0.3～0.6 g，1 次/6～8 h，均持续静脉滴注 3 h 以上
当碳青霉烯类 MIC > 16 μg/ml 时，应避免使用	2 种碳青霉烯类联用：厄他培南 + 多利培南，或亚胺培南，或美罗培南；由于体内研究证据较少，需谨慎使用
当多黏菌素 B 或 E 的 MIC ≤ 2 μg/ml 时，可使用，XDR 或 PDR 菌感染时可同时辅助吸入多黏菌素 E	
当多黏菌素 B 或 E 的 MIC > 2 μg/ml 时，联合使用敏感药物（如磷霉素、替吉环素）。因缺乏证据，当 MIC > 8 μg/ml 时需慎用	
联合治疗方案	
含碳青霉烯类方案：碳青霉烯类 + 多黏菌素或替吉环素；碳青霉烯类 + 多黏菌素 + 替吉环素	
不含碳青霉烯类方案：替吉环素 + 氨基糖苷类或磷霉素；多黏菌素 + 替吉环素或磷霉素；氨基糖苷类 + 磷霉素或氨曲南	

3. 根据 PK/PD 优化给药 以美罗培南为例，在不同的 MIC 情况下，如果增加药物剂量，延长输注时间，则治疗效果会更好。临床上，如果选择给患者抗感染治疗，一定要足量、足疗程，合理使用。

4. 感染控制措施 包括手卫生，早期识别，防止患者之间的接触，拦网、主动监测、隔离（特别是来自疾病暴发地区的患者），护理人员集中，抗菌药物管理，教育，物体表面消毒与清洁，氯己定（洗必泰）洗浴去定植，肠道去定植。

识别 ICU 中 CRE 高危患者：老年患者（年龄 ≥ 65 岁）；3 个月内使用过碳青霉烯类药物；血液系统肿瘤患者；免疫力低下患者，如肿瘤晚期化疗、移植；高 APACHE Ⅱ 评分；既往手术史；既往糖皮质激素用药史；机械通气；半年内住院史，尤其是 1 个月内入住 ICU 史；半年内胃肠镜检查史；经转送（包括急诊）入住 ICU 的患者；有创操作（深静脉置管、尿管、有创呼吸机）；持续发热或 C 反应蛋白升高的恶性血液病患者。主动筛查通常选择细菌定植率较高且方便采用的 ≥ 2 个部位采集标本，以提高检出率。多重耐药革兰氏阴性菌主动筛查标本为肛拭子，并结合咽喉部、会阴部、气道内及伤口部位的标本。

总之，CRE 是威胁全球健康的细菌，应合理应用抗感染药物治疗。感染控制是关键，识别高危患者，进行积极的个体化主动筛查。

（焦　洋）

第二节　Lemierre 综合征

一、定义

1936 年，法国 Lemierre 医生在 *Lancet* 发表文章，首次总结并报道了以咽喉痛、血栓性颈内静脉炎、肺部病变、血培养发现坏死梭杆菌为临床表现的脓毒症患者。20 世纪 80 年代，有学者将此种疾病命名为 Lemierre 综合征。坏死梭杆菌（*F.necrophorum*）是一种丝状、无孢子的厌氧革兰氏阴性杆菌，与其他梭杆菌相比，它具有独特的多形性形态，可呈丝状、短棒状、球状。

一项回顾性分析发现，以"Lemierre 综合征"为关键词进行检索，2011—2015 年，与其相关的病原微生物主要为坏死梭杆菌，占 30%，具核梭杆菌占 4%，其他菌属占 2% 左右，克雷伯菌、铜绿假单胞菌、链球菌、金黄色葡萄球菌等占比不足 10%，还有大部分没有找到明确的病原菌。假如以"Lemierre 综合征、坏死梭杆菌、病例报告"为关键词检索文献，1980—2014 年相关病例有 78 例，最常见的原发感染灶是口咽部，耳、牙齿或肺部等其他部位也可见感染，且多数存在颈内静脉血栓。

也就是说，目前报道所提及的 Lemierre 综合征的定义已超出 Lemierre 医生所归纳的临床表现，有学者认为只要符合以下标准，则可定义为 Lemierre 综合征：①口咽感染；②脓毒症（至少一次血培养阳性）；③颈静脉血栓性炎；④至少一处转移性化脓性病灶。在没有血培养阳性的情况下，如果上述标准中的其他三项成立，也可以诊断为 Lemierre 综合征。

二、流行病学

Lemierre 综合征的发病率约为 1/100 万，好发于健康年轻人，有文献报道男女发病比例约为 2∶1，具体原因目前仍不明确。发病人群的平均年龄约为 28.8 岁，中位年龄 23 岁。死亡率为 4% ~ 22%，死亡率波动较大，可能与是否及早发现及使用抗生素有关。

三、发病机制

Lemierre 综合征的发生与宿主局部免疫防御功能下降、口咽腔黏膜屏障受损有关。口咽感染可以通过咽旁间隙局部弥漫、淋巴循环或扁桃体静脉系统进入颈内静脉，引起颈内静脉炎。

四、临床表现

大部分 Lemierre 综合征患者以口咽部感染为首发，所以患者的初始表现通常为咽痛。1 ~ 3 周后，如果咽痛没有得到及时处理，病情可能急剧进展，出现以下三种变化。①脓毒症表现：发热，体温 > 38 ℃，多器官功能衰竭，脓毒症休克；②血栓性静脉炎：红、肿、热、痛，条索状血管肿胀；③全身组织器官转移性感染：肺（呼吸困难、胸痛、咯血）、关节（关节痛）、其他部位相应症状。理论上讲，这些症状可能没有明显的特征性，但浅表部位的血栓性静脉炎有较为明显的特征。

有学者统计了 Lemierre 综合征患者的肺部表现，其中 90% 表现为多灶性肺炎，其他依次为胸腔积液、脓毒性肺栓塞、脓胸及肺脓肿。文献报道一例 Lemierre 综合征患者的胸部 CT 显示多发肺脓肿，以外周带为主。双侧胸腔积液、脓胸、肺实变。该病例的病原菌为坏死梭杆菌。另有一篇文献报道一例 32 岁男性患者，发热、咽痛、关节痛、颈部疼痛及活动受限 4 d。颈部左侧疼痛、肿块，颈部 CT 提示颈静脉血栓，胸部 CT 提示肺脓肿，血培养发现不解糖卟啉单胞菌。

笔者所在医院有一名 23 岁男性患者，出现咽痛、咳嗽、咳痰 5 d，发热伴身目黄染 4 d。3 月 2 日，咽痛，化脓性扁桃体炎；3 月 6 日，双肺结节并空洞；3 月 13 日，双肺结节并空洞 + 双侧胸腔积液（图 7-1）。

该患者的颈部 CT 提示左颈静脉充盈缺损，长度约为 62 mm（图 7-2），考虑血栓形成。

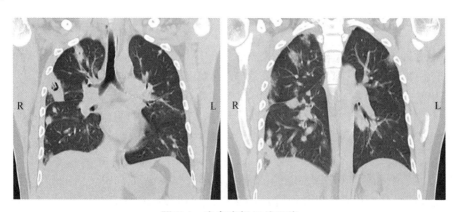

图 7-1　患者胸部 X 线图像

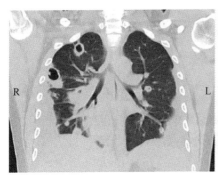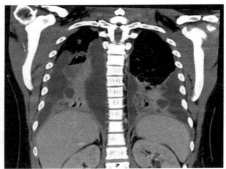

图 7-1 （续）

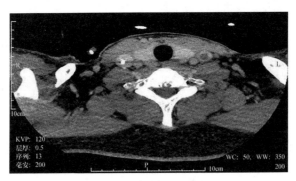

图 7-2　患者颈部 CT 图像

五、鉴别诊断

Lemierre 综合征常需与以下疾病鉴别。①感染性心内膜炎：可通过危险因素、超声心动图等进行鉴别。②导管相关性血流感染：通过血栓、导管血培养报阳时间分析。③恶性肿瘤癌栓：通过感染症状及血培养结果进行判断。

六、治疗

Lemierre 综合征的治疗主要包括使用抗生素、清创引流、结扎或切除颈内静脉、抗凝。

1. 使用抗生素　初始使用可覆盖厌氧菌的广谱抗生素，根据细菌培养结果调整。经验性覆盖 MRSA：存在血流动力学不稳定或 MRSA 感染危险因素者。对于坏死梭杆菌：①任何抗感染方案均应包括 β - 内酰胺类抗生素 /+ β - 内酰胺酶抑制剂；②甲硝唑 ＞ 克林霉素。抗生素疗程：至少 4 周，包括至少 2 周静脉治疗。根据并发症情况（如肺脓肿、关节脓肿）调整抗生素用药疗程。

Lancet Infect Dis 上发表的一篇文献报道了一例 18 岁男性患者，咽痛、发热，未引起重视，4 d 后咽痛仍加剧 → 诊断为"扁桃体炎" → 2 d 后因扁桃体炎及肺炎收入院 → 左面部及颈部肿胀 → 颈内静脉血栓性静脉炎，血培养发现坏死梭杆菌 → 后续影像学发现肺脓肿、右额叶脑脓肿。该患者的治疗疗程持续约半年后病情才得以好转。

笔者所在医院有一名 23 岁男性患者，化脓性扁桃体炎 + 颈静脉血栓 + 肺脓肿，抗感染治疗 2 个月余，病灶逐渐消失。

2. 清创引流 对于坏死组织需进行清创，而对脓性积液需积极引流。

3. 结扎或切除颈内静脉 仅用于抗生素治疗后仍不能控制的脓毒血栓性静脉炎。

4. 抗凝 关于抗凝治疗，目前仍存在争议，缺乏对照研究。一方观点认为：抗凝治疗可减少血栓形成，使细菌无处可藏；不增加出血风险；不抗凝可导致血栓进展。另一方观点认为：血栓源自感染，控制感染后，血栓问题自然迎刃而解；不用抗凝也没有明显的严重后果；抗凝后血栓依然存在。一项回顾性研究发现，无抗凝治疗与抗凝治疗在 30 d 死亡率及出血并发症方面并无显著差异。有学者认为如果 Lemierre 综合征患者存在下列情况：抗生素治疗后血栓仍进展、合并颅内血栓、易栓症，建议给予抗凝治疗。

七、结论

目前无确切的 Lemierre 综合征定义。经典的 Lemierre 综合征表现包括：口咽感染、颈内静脉血栓性静脉炎、脓毒症、转移性脓肿病灶（肺部最常见）。坏死梭杆菌是 Lemierre 综合征最主要的致病菌。抗感染以及脓液引流是 Lemierre 综合征最主要的治疗方式，对于抗凝治疗仍存在争议。

（何婉媚 曾 勉）

第三节 肺脓肿的手术治疗和非手术治疗

肺脓肿是由于一种或多种病原体所引起的肺组织化脓性病变。早期为化脓性肺炎，继而坏死、液化，脓肿形成。临床上以急起高热、畏寒、咳嗽、咳大量脓臭痰，X 线显示一个或数个含气液平的空洞为特征。根据感染途径，可分为原发性肺脓肿、继发性肺脓肿、血源性肺脓肿。肺脓肿的治疗主要包括非手术治疗和手术治疗。

一、肺脓肿药物治疗失败的原因

导致肺脓肿药物治疗失败的原因主要有以下因素：①脓肿腔直径 > 6 cm；②免疫功能受损；③肿瘤；④高龄；⑤意识障碍；⑥病原体（肺炎克雷伯菌、铜绿假单胞菌、金黄色葡萄球菌）。

二、肺脓肿的手术治疗

肺脓肿的手术方式包括楔形切除、肺叶切除及全肺切除，但大多是在内科药物治疗无效的情况下才考虑手术切除。急性适应证包括：咯血、持续性脓毒症、难治性内科疾病、支气管胸膜瘘、局部感染病变。慢性适应证包括：肺脓肿治疗失败超过 6 周，疑患癌症，空洞直径 > 6 cm，多发病灶，抗菌药物治疗无效。术后并发症多，死亡率为 11% ~ 16%。

三、体位引流 / 肺康复

对于支气管扩张、COPD 和肺脓肿患者，可以考虑采取体位引流。

四、经皮穿刺引流

1938 年，Monaldi 通过经皮穿刺引流治疗结核肺脓肿。指征包括：内科治疗失败，无自主咳嗽，脓肿直径 > 6 cm，脓肿均质（无气液平），咯血，可耐受或无法耐受手术。术前需排除支气管阻塞因素和恶性肿瘤，建议行气管镜检查。可通过超声、X 线透视、CT 引导。持续负压吸引或直接抽脓。生理盐水冲洗 5 ~ 15 ml/d。纤维蛋白溶解药物（尿激酶）注入脓腔，但胸膜瘘的发生风险较高。引流管大小：French Size 10 ~ 14。常用引流管包括套管导管、中心静脉导管、猪尾巴导管。

2012 年一篇 meta 分析发现经皮穿刺引流的治疗有效率达到 83.9%，并发症发生率约为 16.1%，死亡率约为 4%。

在经皮穿刺引流的情况下，肺脓肿往往贴近胸壁，在 CT 定位下进行抽吸引流后，有助于缓解病情。

五、经气管镜引流

1954 年，法国 Metras 和 Chapin 应用气管镜引流。指征：中央型肺脓肿，凝血功能障碍，解剖位置无法行经皮穿刺引流，避免经皮穿刺引流污染胸膜腔。可先行支气管造影，确认脓腔位置和相通的支气管。使用柔性气管镜于 X 线透视下从内镜工作通道置入导丝，到达目标位置，移除支气管镜，引流管沿导丝置入脓腔内，移除导丝，鼻部固定引流管。引流管大小：French Size 6 ~ 7。生理盐水冲管，每日 2 ~ 3 次。置入猪尾巴导管后注射造影剂，确认位置，然后再进行引流。

超声引导鞘管经气管镜引流最早由日本 Daizo Yaguchi 报道，经超声定位，通过气管镜工作通道，置入脓腔中进行抽吸引流。经引导鞘管支气管内超声起初是用于对肺外周病灶进行定位活检。目前的 K-201 内径为 2.0 mm，K-203 内径为 2.6 mm，在引流过程中很难去除脓液。

国外学者对超声引导鞘管进行了改良，在鞘管两边做了一些侧孔，将其置入脓肿处抽液，3 例患者的治疗效果均较好。

六、经气管镜预置导管注药

一项国外研究显示，通过支气管镜路径放置导管，随后用庆大霉素冲洗后，研究纳入的所有肺脓肿患者的临床状况均有所改善。

局部使用抗菌药物是非常规手段，仅限于难治性肺部感染：①机体免疫力低下：系统性（先天性、继发性）与局部性（机体自身结构遭到破坏）。②易引起慢性感染或易出现耐药的病原微生物：铜绿假单胞菌、金黄色葡萄球菌、霉菌、分枝杆菌（TB、NTM）。③抗感染药物浓度变异性大、分布不均：重症感染、肺脓肿、慢性肺曲霉病等。

2018 版中国成人 HAP/VAP 诊断和治疗指南中推荐对特定患者可考虑同时联合吸入性抗菌药物治疗，但需要同时符合以下情况：①致病菌为 XDR 的肺炎克雷伯菌、铜绿假单胞菌、鲍曼不动杆菌等革兰氏阴性菌。②单纯全身用药肺炎部位药物分布不均，疗效不佳。③选择的拟吸入的抗菌药物对致病菌敏感。吸入抗菌药物应在全身抗菌治疗的基础上使用，可用于吸入的抗菌药物主要有氨基糖苷类（包括妥布霉素和阿米卡星）及多黏菌素。经支气管镜抗感染药物最早用于支气管结核的治疗，常用药物为异烟肼和阿米卡星。对于细菌感染，不推荐经支气管镜注入抗菌药物局部治疗。曲霉/毛霉肺脓肿：经支气管镜局部注入两性霉素 B。

七、封闭式负压吸引

利用负压吸引装置与特殊创面敷料连接，间歇或持续地在创面处产生低于大气压的压力，促进创面愈合。国外文献报道，肺脓肿保守治疗失败后，微创手术胸壁开窗联合封闭式持续负压吸引。将真空海绵自胸壁创口塞入脓肿腔，创口以软组织牵拉器固定。吸力为 100~125 mmHg。海绵在术后第 3 日更换。

对于脓胸，国外研究也采取过将条状真空海绵置于脓腔中进行持续负压吸引的方式进行治疗。

八、脓胸的腔镜治疗

脓胸的腔镜治疗包括内科胸腔镜和外科胸腔镜治疗。内科胸腔镜是在内镜室或手术室中，由经过培训的呼吸内科医生在局部麻醉、清醒、镇静状态下实施，用于早期脓胸的引流治疗。外科胸腔镜是在手术室中，由外科医生在全身麻醉、双腔气管插管、单肺通气状态下实施。

根据脓胸分期，可采取不同的治疗方式。Ⅰ期（急性渗出期）：胸膜腔内出现大量血浆样渗出液，稀薄、清亮。此期无需外科手术。Ⅱ期（纤维脓性期）：大量纤维素沉着，在脏层胸膜形成纤维素层，影响肺复张，积液黏稠并形成大小不等的蜂窝状分隔。此期适合腔镜手术。Ⅲ期（慢性脓胸期）：脏层以及壁层胸膜面形成增厚的纤维板，两层纤维板之间为脓腔，膈肌表面也常被纤维板包裹。此期需要进行完整的纤维板剥脱。

对于内科治疗和引流等无法解决的患者，应该积极选择内科胸腔镜和电视胸腔镜外科手术（VATS）。

综上所述，肺脓肿/脓胸患者的非药物治疗方法可以选择体位引流、经皮穿刺引流、经气管镜引流及封闭式负压吸引。此外，对于内科治疗和引流等无法解决的患者，应积极选择内科胸腔镜和电视胸腔镜外科手术。

（陈　巍）

第四节　铜绿假单胞菌感染

铜绿假单胞菌又称为绿脓杆菌，属假单胞菌属，是一种常见的条件致病菌。铜绿假单胞菌广泛分布于自然界，土壤、水、空气以及动物和人的皮肤、肠道和呼吸道等，是临床上最常见的引起严重医院获得性感染的机会致病菌，多在免疫功能低下状态下

（如创伤、烧伤、抗生素或免疫抑制剂的大量使用）引起各种急性和慢性感染。

一、铜绿假单胞菌的结构与致病机制

铜绿假单胞菌的菌体细长且长短不一，呈球杆状或长线状，宽 0.5 ~ 1.0 μm，长 1.5 ~ 3.0 μm，成对或短链状排列。菌体的一端有单鞭毛，无芽孢。铜绿假单胞菌可以产生多种水溶性色素，如绿脓素（pyocyanin）、荧光素（pyoverdin），为专性需氧菌，部分菌株能在兼性厌氧条件下生长。

铜绿假单胞菌感染的致病机制复杂，其毒力主要与鞭毛和菌毛、3 型分泌系统、群体感应系统和生物膜、蛋白酶、脂多糖等因素相关。鞭毛和菌毛是主要的黏附素，菌体可通过鞭毛和菌毛黏附于宿主细胞表面，引起机体炎症反应。鞭毛还可诱导细菌聚集于感染部位，而菌毛可以保护菌体免受宿主免疫系统和抗生素损害。3 型分泌系统是铜绿假单胞菌毒力重要的影响因素。细菌与宿主细胞接触时，通过 3 型分泌系统可将菌体产生的细胞毒素直接注入宿主细胞，破坏细胞膜的完整性，从而造成宿主细胞死亡。群体感应系统是细菌之间的信息交流系统，细菌不断产生自体诱导分子并分泌到周围环境中，以感知周围细菌的数量，当它们达到足够高的阈值浓度时，就作为特定转录调控因子调控菌体基因的表达，使菌体适应环境变化。生物膜是由菌体产生包裹细菌菌落表面的细胞外聚合物，对细菌具有保护作用，可提高细菌对外界各种理化因素的抵抗力和降低人体免疫监视的敏感性，且与细菌耐药性的形成密切相关。铜绿假单胞菌可产生多种蛋白酶，降解宿主细胞的免疫球蛋白、补体蛋白、纤维蛋白并破坏细胞间的紧密连接。

铜绿假单胞菌在体内繁殖时可产生多种毒性因子，包括内毒素、外毒素、致死毒素、肠毒素、溶血素、杀白细胞素等，在铜绿假单胞菌感染的致病机制中发挥重要作用。其中外毒素是最强的胞外产物，其致病作用主要是通过阻断核糖体蛋白质合成来干扰宿主细胞的蛋白质合成，从而引起宿主细胞及组织的坏死。

二、铜绿假单胞菌感染的流行病学及耐药机制

铜绿假单胞菌是引起慢性感染和医院内感染的常见病原菌之一。国外流行病学调查表明，铜绿假单胞菌感染占院内感染的 7.1% ~ 7.3%，且其发病率（尤其是铜绿假单胞菌肺炎的发病率）不断增加。国内多项大型流行病学调查显示我国铜绿假单胞菌感染的严重性，中国 CHINET 细菌耐药性监测显示 2005—2018 年铜绿假单胞菌的临床分离率均位居前列。中国 13 家教学医院参与的医院内获得性细菌耐药性分析结果显示，2011 年铜绿假单胞菌在所有分离细菌中居第 4 位，分离率为 12.6%。铜绿假单胞菌存在天然耐药，随着抗生素的广泛使用和有创操作等环境改变，使铜绿假单胞菌出现获得性耐药和适应性耐药等复杂的耐药机制，并且产生多重耐药甚至泛耐药菌株。

铜绿假单胞菌耐药机制复杂，主要与以下因素有关。

（1）产抗菌药物灭活酶或钝化酶：铜绿假单胞菌可产生多种 β - 内酰胺酶和氨基糖苷类钝化酶。β - 内酰胺酶是细菌产生的可水解 β - 内酰胺环抗生素的酶，可导致细菌对 β - 内酰胺类抗生素耐药，主要包括 AmpC 酶、超广谱 β - 内酰胺酶（ESBLs）和金属 β - 内酰胺酶（MBLs）。AmpC 酶又称头孢菌素酶，能水解 1 ~ 3 代头孢菌素类和

头霉素类抗生素。ESBLs 是由质粒介导的能水解 β-内酰胺类和单环 β-内酰胺类抗菌药物，并可被 β-内酰胺酶抑制剂所抑制的 β-内酰胺酶，可灭活几乎所有青霉素类抗生素、单环 β-内酰胺类抗生素和绝大多数头孢菌素；MBLs 可水解碳青霉烯类抗生素和除单环 β-内酰胺类抗生素以外的 β-内酰胺类抗生素，且其活性不被 β-内酰胺酶抑制剂抑制。氨基糖苷类钝化酶催化氨基糖苷类抗生素特定的氨基或羟基，使氨基糖苷类抗菌药物发生钝化，降低或丧失对靶位核糖体的亲和力，从而失去抑制蛋白质合成的能力导致细菌耐药。

（2）外膜通透性下降：铜绿假单胞菌外膜上含有允许小分子蛋白通过的微孔蛋白，允许抗生素通过的孔蛋白包括 OprC、OprD、OprE、OprF、OprG 和 OprH 等。研究发现，由于先天性缺乏或基因突变导致菌体细胞膜缺乏外膜蛋白 OprF、OprD、OprH 等多种抗菌药物进入菌体的膜通道蛋白，使相应抗菌药物在菌体内无法达到有效抗菌浓度，如 OprD 突变可导致碳青霉烯类抗生素耐药。

（3）生物膜的形成：生物膜是细菌以及自身分泌的多糖基质和纤维蛋白原等胞外基质组成的黏附于物体表面相互聚集形成的聚合物。生物膜可限制膜内外物质交流，使被生物膜包裹的细菌处于低代谢状态，还可阻止抗菌药物通过降低生物膜内细菌对抗菌药物的敏感性，具有极强的耐药性和抵抗机体免疫系统作用的能力，能加速细菌耐药性的传播。

（4）主动外排机制：铜绿假单胞菌细胞膜上具有药物外排泵，可以通过外排泵将抗菌药物排出菌体，从而产生耐药性。铜绿假单胞菌细胞膜上有 7 种常见的外排泵，包括 MexAB-OprM、MexXY-OprM、MexCD-OprJ、MexEF-OprN、MexJK-OprM、MexGHI-OpmD 和 MexVW-OpmM，其中前 4 种外排泵在铜绿假单胞菌耐药中起重要作用。MexAB-OprM 是铜绿假单胞菌最主要的主动外排泵。该外排泵作用底物广泛，常见抗生素种类有 β-内酰胺酶类、β-内酰胺酶抑制剂类、大环内酯类、喹诺酮类、氨基糖苷类、四环素类、磺胺类等，导致铜绿假单胞菌能有效地清除除多黏菌素外所有抗菌药物，从而导致多重耐药。

（5）改变抗菌药物的作用靶位：铜绿假单胞菌通过改变菌体内青霉素结合蛋白和拓扑异构酶的结构，分别对 β-内酰胺类和喹诺酮类抗生素产生耐药。β-内酰胺类抗菌药物的作用靶点是青霉素结合蛋白（PBP）。当 PBP 基因发生突变时，可导致 PBP 与 β-内酰胺类抗生素结合能力降低或消失，从而引起细菌耐药。喹诺酮类抗菌药物的作用靶位是细菌 DNA 促旋酶和拓扑异构酶Ⅳ。铜绿假单胞菌对喹诺酮类药物耐药主要是由于编码两类拓扑异构酶的基因突变，导致酶结构改变，使药物不能与酶-DNA 复合物稳定结合而失去抗菌效力。

三、铜绿假单胞菌感染的临床表现

铜绿假单胞菌为条件致病菌，常在患者体内或者医院环境中寄植。当机体免疫功能下降、菌群失调、正常菌群定位转移时，铜绿假单胞菌可引起包括呼吸道、消化道、泌尿道、皮肤软组织、心内膜、骨关节、眼、中枢神经系统及血流等多部位的不同严重程度的急慢性机会性感染。铜绿假单胞菌感染临床表现无特异性，与其他细菌感染单从临床表现难以鉴别。

铜绿假单胞菌呼吸道感染常继发于宿主免疫功能受损后，尤其易发于原有慢性肺部疾病基础上，如COPD、支气管扩张、气管切开、气管插管或呼吸机后，表现为发热、咳嗽、咳黄色或黄绿色脓性痰、痰液黏稠且伴有气急或呼吸困难等呼吸道症状。铜绿假单胞菌败血症多继发于大面积烧伤、白血病、淋巴瘤、恶性肿瘤、气管切开、静脉导管、心瓣膜置换术及各种严重慢性疾病等的过程中。其临床过程与其他革兰氏阴性杆菌败血症相似，可有高热，常伴休克、ARDS或弥散性血管内凝血（DIC）等。严重全身感染可出现内毒素和降钙素原等炎症标志物升高。铜绿假单胞菌心内膜炎常发生于原有心脏病基础上，尤其是心脏手术、瓣膜置换术后，也可发生在皮肤感染、外科手术、烧伤或有药瘾患者。泌尿生殖道器械检查、导尿、尿路梗阻引流、尿道侵害性药物的治疗等均可导致泌尿道铜绿假单胞菌感染。消化道器械检查、腹膜透析等可导致消化道感染，临床表现为腹泻，可伴发热、头痛、玫瑰疹等；白血病患者还可继发坏死性肠炎和直肠周围脓肿。中枢神经系统感染以脑膜炎多见，常继发于颅脑外伤、头颈部肿瘤手术后，或耳、乳突、鼻窦感染扩散蔓延，腰椎穿刺术或脑室引流后。铜绿假单胞菌骨关节感染主要由于血源性或邻近组织感染蔓延所致，也可发生于手术、复合性骨折、大面积烧伤及穿透伤后，脊柱、骨盆及胸锁关节为好发部位。铜绿假单胞菌皮肤软组织感染常见于长期暴露于水环境中的人群、糖尿病患者、免疫功能低下以及败血症患者，临床表现为绿甲综合征、足趾间感染、手足热综合征、耳部感染、坏疽性脓肿及皮下结节等。

四、铜绿假单胞菌感染的诊断

铜绿假单胞菌感染确诊需取感染部位标本进行细菌培养，根据微生物特性进行鉴定。对于疑似尿路感染或泌尿系感染的患者，应进行尿培养；对于疑似下呼吸道感染的患者，应进行痰培养；对于疑似皮肤软组织感染患者，应进行血培养、分泌物培养或皮肤活检拭子等。检测铜绿假单胞菌传统方法为细菌培养和微生物形态检验等，疑似菌落的鉴定可以使用现代技术快速进行，如基质辅助激光解吸电离飞行时间质谱（MALDI-TOF-MS）。

铜绿假单胞菌为条件致病菌，当患者出现细菌感染的临床表现，同时有铜绿假单胞菌感染的危险因素，主要包括长期应用激素、免疫抑制剂、恶性肿瘤化疗、中性粒细胞减低或缺乏等导致患者免疫功能低下，侵入性的治疗（气管切开、留置导尿等），皮肤及黏膜破损，慢性肺部疾病、糖尿病、肾功能不全等严重基础疾病，应尽早取感染部位标本以明确诊断。

五、铜绿假单胞菌感染的治疗

铜绿假单胞菌对多种抗生素表现出固有耐药或获得耐药性，因此铜绿假单胞菌感染的治疗具有挑战性。针对铜绿假单胞菌的治疗，应评估铜绿假单胞菌多重耐药的可能性，应首先考虑医疗机构微生物耐药情况、感染部位以及患者是否存在以下危险因素，包括重症监护室住院、长期卧床、侵入性操作、使用广谱抗生素、糖尿病、外科手术、长期住院、有耐碳青霉烯铜绿假单胞菌感染史、气管切开。

针对铜绿假单胞菌感染的治疗，最主要的是使用各种抗生素，首选药物为β-内酰胺类药物，如酶抑制剂复合制剂（哌拉西林／他唑巴坦、头孢哌酮／舒巴坦）、头孢菌素类（头孢他啶、头孢吡肟）和碳青霉烯类（美罗培南、亚胺培南）。氟喹诺酮类（有抗铜绿假单胞菌作用的有环丙沙星和左氧氟沙星）和氨基糖苷类（常用的有阿米卡星、庆大霉素、妥布霉素、异帕米星、奈替米星和依替米星）可在 β-内酰胺类过敏或其他原因不能使用时采用，或作为联合治疗用药。多黏菌素类药物主要用于泛耐药菌株的治疗，或用于全耐药菌株的联合治疗。铜绿假单胞菌感染的治疗需要根据具体情况决定，轻症或敏感菌感染患者可以采用单药治疗，但应避免选择近期内患者曾经使用过的药物；而重症或耐药菌株感染患者常需要联合治疗。针对铜绿假单胞菌多重耐药的问题，近年来研究人员不断寻找新的治疗方法，有研究表明 PAβN、CCCP、NMP 等多种外排泵抑制剂协助抗菌药物治疗。新开发的抗菌药物，如头孢菌素或单环内酰胺与 β-内酰胺酶抑制剂组合（头孢地尔、头孢他啶／阿维巴坦、头孢洛扎／他唑巴坦），碳青霉烯类药物及复合制剂（多利培南和亚胺培南／瑞来巴坦）和外膜蛋白靶向药等有望为铜绿假单胞菌感染的治疗提供帮助。

综上所述，铜绿假单胞菌是引起院内感染的常见条件致病菌，常在免疫力低下及重症患者中引起各种急性和慢性感染，致死率高。随着广谱抗菌药物、肿瘤化疗药物、免疫抑制剂的广泛应用，铜绿假单胞菌感染发病率逐年升高。铜绿假单胞菌有极强的环境适应能力，对多种抗菌药物耐药，临床治疗难度大。

（王美佳　谢俊刚）

第五节　下呼吸道铜绿假单胞菌感染诊断的进展和困境

一、下呼吸道铜绿假单胞菌感染概述

铜绿假单胞菌（*Pseudomonas aeruginosa*，PA）是一种下呼吸道感染常见的革兰氏阴性杆菌。PA 可形成生物被膜，具有易定植的特征。结构性肺病（如支气管扩张、COPD、肺囊性纤维化）患者是 PA 定植或感染的高危人群。在我国，医院获得性肺炎（HAP）病原谱中 PA 占 16.9%～22.0%，居第 2 位。PA 也是重症病房感染最常见的病原菌，特别是呼吸机相关性肺炎（ventilator-associated pneumonia，VAP）中 PA 感染率高，感染相关的危险因素包括年龄、疾病的严重程度和合并疾病等。PA 导致的社区获得性肺炎（community acquired pneumonia，CAP）较少见，中国为 1.0% 左右，但 PA 可导致重症 CAP，死亡率可高达 61%。

急性 PA 下呼吸道感染的危险因素包括：既往有下呼吸道 PA 分离史、结构性肺病、免疫功能低下宿主、90 d 内全身抗菌药物使用史、接受有创检查或治疗、在 PA 流行区获得的感染。PA 下呼吸道感染的临床表现、肺部影像学表现、实验室检查无特异性，PA 下呼吸道感染的确诊依赖于病原学检测结果。

PA 急性下呼吸道感染诊断标准为：有急性感染高危因素，符合肺炎、气管支气管炎、肺脓肿、脓胸的诊断，同期合格的下呼吸道标本分离到 PA。

慢性 PA 下呼吸道感染的危险因素主要包括：结构性肺病、长期接受免疫抑制剂或糖皮质激素治疗、反复接受全身广谱抗菌药物治疗。高危人群 1 年内从合格的下呼吸道标本中分离出 PA ≥ 2 次（至少间隔 3 个月），合并有感染相应的临床表现，影像学出现持续性、新发或加重的肺部渗出、浸润、实变即可诊断 PA 下呼吸道慢性感染。

二、铜绿假单胞菌下呼吸道感染的病原学诊断进展

痰、支气管抽吸物（endotracheal aspiration，ETA）、支气管肺泡灌洗液（bronchoalveolar lavage fluid，BALF）、防污染样本毛刷（protected specimen brush，PSB）、胸腔积液、血液、肺组织等是常见的下呼吸道感染病原学诊断标本。痰标本易获取、成本低，但合格率仅为 33.9%；采集不规范、标本量不足、储存运输不当是导致假阳性率和假阴性率较高的重要因素。痰标本易受上呼吸道菌群污染，ETA、BALF、PSB 等由于采样时可直接到达下呼吸道感染部位，敏感性和特异性相对高，有益于早期诊断。胸腔积液和血培养在 PA 下呼吸道感染患者中特异性较高，危重症患者应在抗菌药物使用前尽快完成胸腔积液和（或）血培养标本采集。肺组织标本获取相对复杂和困难，不是病原学诊断的首选标本。对不能排除感染的患者，在获取肺组织标本时不应只进行病理学诊断，利用肺组织进行病原微生物诊断易被忽视但至关重要。

利用合格的呼吸道标本进行涂片和培养是最常用的铜绿假单胞菌检测方法，抗原或抗体检测、核酸检测等方法也不断得到发展并应用于临床。抗原检测是利用 PA 抗体检测体内有无 PA 抗原，主要有乳胶凝集试验、直接荧光抗体试验等，特异性高，但检测结果易受抗菌药物使用的影响。抗 PA 抗体在感染初期阳性率低，诊断抗体的检测无法实现 PA 感染的病原学快速检测。PA 是唯一产生绿脓素（pyocyanin，PYO）的细菌，PYO 有氧化还原活性，通过电化学方法可检测到纳米量级的 PYO，样品无须预处理、操作简单、灵敏度高，可大规模应用于临床。电子鼻技术可检测 PA 代谢产生的挥发性有机化合物（volatile organic compound，VOC），操作简单，但灵敏度和稳定性还需提升。核酸扩增技术（nucleic acid amplification technique，NAAT）的发展则显著提高了下呼吸道感染病原体检测的灵敏度。聚合酶链反应（polymerase chain reaction，PCR）技术可直接对菌种进行鉴定，特异性高，灵敏度强，耗时短。多重实时荧光定量 PCR（multiple reverse transcription-polymerase chain reaction，MRT-PCR）可实现单一体系中多种病原体的检测，但由于不同引物扩增效率不同，可能出现假阴性。基因芯片技术则是将寡核苷酸片段固定在特定的材料上，检测样品中的靶序列，操作便捷，已实现商品化。NAAT的共同缺点是不能区分活菌与死菌，扩增过程可能出现碱基错配而影响最终结果。

基于高通量测序技术的宏基因组二代测序（metagenomic next generation sequencing，mNGS）为感染性疾病的诊断带来了突破性进展，mNGS 理论上可检测样本中的全部微生物，还可获取耐药突变、进化水平等关键信息，对危重患者、免疫抑制患者或初始治疗失败的患者具有重要的诊断和鉴别诊断价值。但 mNGS 易受环境微生物、工程菌、检测平台质控水平等因素的影响，需专业的生物信息学人员进行分析，测序成本较高，对于广泛的临床应用有一定的限制。

总而言之，采集合适的临床标本，选择合适的诊断方式，必要时进行多种检测手段联合诊断，可以更加快速地完成 PA 的病原学诊断。

三、铜绿假单胞菌下呼吸道感染的药敏诊断进展

多重耐药（multidrug resistant，MDR）PA 导致的下呼吸道感染与更高的病死率有关，早期识别耐药 PA 对降低病死率、缩短住院时间、减少医疗费用至关重要。PA 耐药机制复杂，主要包括外膜通透性下降，主动外排系统过表达、产生灭活酶、靶位点改变、生物被膜形成等。现有的抗菌药物敏感试验（antimicrobial susceptibility testing，AST）包括表型 AST 和基因型 AST，前者观察细菌在含药培养基上的生长情况，后者直接检测耐药基因。传统的表型 AST 主要有肉汤稀释法、K-B 纸片扩散法、E-test 法等。肉汤稀释法可精确测量最小抑菌浓度（MIC），但操作繁琐。K-B 纸片扩散法应用广泛，操作简单，但抑菌圈大小无法精确对应具体 MIC 数值。E-test 法结合肉汤稀释法与 K-B 纸片扩散法，操作便捷，且可得出具体 MIC 数值，但费用较高。联合药敏试验可基于 K-B 纸片扩散法或肉汤稀释法开展，可观察 2 种或多种抗菌药物联合使用是否有协同或相加作用，对广泛耐药 PA（extensively drug-resistant PA，XDR-PA）感染的治疗具有指导价值。

碳青霉烯类抗生素耐药 PA 所致感染的抗感染方案的选择困难，因此也最受关注。针对 PA 产碳青霉烯酶表型或基因型的检测取得进展。目前，革兰氏阴性菌产生的碳青霉烯酶主要为 A 类丝氨酸酶（如 KPC），B 类金属酶（如 IMP、VIM、NDM），D 类丝氨酸酶（如 OXA-48、OXA-23）。Carba NP 试验是临床广泛使用的碳青霉烯酶检测方法，原理为碳青霉烯酶水解亚胺培南后溶液 pH 改变而发生颜色变化，其检测产碳青霉烯酶 PA 的灵敏度和特异度均 > 90%，但结果受检测溶液 pH、培养基类型、接种量、孵育时间等多种因素影响。改良 Hodge 试验（modified Hodge test，MHT）的原理是通过引入大肠埃希菌作为指示菌，碳青霉烯类抗菌药物被灭活后可观察到指示菌在其抑菌环与试验菌株接种线相交处生长，对 A 类和 D 类碳青霉烯酶有较高的敏感性。基质辅助激光解吸电离飞行时间质谱（matrix-assisted laser desorption ionization time-of-flight mass spectrometry，MALDI-TOF MS）采用质谱技术，可通过检测 PA 特异性蛋白实现菌种鉴定，还可通过检测培养基中碳青霉烯类药物结构的完整性检测 PA 耐药性，对 A 类和 B 类碳青霉烯酶有很强的检测能力，但检测设备昂贵，尚不能大规模应用于临床。

以定量 PCR（quantitative PCR，qPCR）为基础的检测方法可直接检测耐药基因，也可通过检测不同药物浓度下目的基因扩增推断该抗菌药物浓度是否有效，还可通过逆转录 PCR 检测不同药物浓度下目的基因转录水平评估细菌的耐药性。qPCR 检测速度快，但耐药表型可能涉及多种基因突变及表达，仅检测单一耐药基因可能无法准确预测耐药表型。商业化 PCR 检测试剂盒 Xpert Carba-R 检测 KPC、NDM、VIM 的灵敏度高。商业化微阵列试剂盒（bioFire filmArray，Verigene 等）可实现更多耐药基因检测。全基因组测序（whole genome sequencing，WGS）被认为是检测碳青霉烯酶类抗生素耐药相关基因的最全面的分子检测方法，还可绘制横向和纵向的流行和传播图谱，监测 PA 的流行和暴发。三代测序技术主要包括单分子荧光测序（single molecule real time，SMRT）和纳米微孔（nanopore）测序等，无需 PCR 扩增，通过对 DNA/RNA 分子单独测序，避免了扩增过程中碱基错配。特别是纳米微孔测序，装置便携、测序读长长、检测耗时短，可同时进行菌株鉴定和耐药基因分析，有望广泛应用于临床病原诊断和

耐药基因的快速检测。

有研究发现，一些 PA 克隆株（如 ST235、ST111 和 ST175）在世界范围内广泛分布，与耐药表型有关，被称为 PA 高风险克隆株，PA 高风险克隆株可在一定程度上代表 MDR 的存在，多位点序列分型（multilocus sequence typing，MLST）通过对等位基因进行多样性分析识别高危克隆株，是目前用于检测高风险克隆株的金标准。其他技术如多位点数目可变串联重复序列分析（multiple locus VNTRs analysis，MLVA）、双位点分型（double locus sequence typing，DLST）也可用于克隆株的识别。我国近期发现的碳青霉烯类抗生素耐药的 PA 克隆株 ST463 常携带 *KPC* 基因且具有较高的毒力，值得引起重视。监测高风险克隆株在特定区域内的流行和传播有利于早期对患者进行针对性的抗菌药物治疗，降低死亡率，同时应加快疫苗研发和单克隆抗体制备以应对日益严峻的 PA 耐药问题。

分子生物学技术的发展帮助我们更高效地检测耐药 PA，但对耐药基因的检测结果需谨慎解读，耐药基因阴性并不一定代表对相应抗菌药物敏感，因为还可能存在其他耐药机制。而即使耐药基因阳性，也不完全代表相应抗菌药物无效，耐药表型还与耐药基因的表达等因素有关。在目前的情况下，临床抗菌药物选择仍需结合体外药敏试验进行综合评估。

四、展望与挑战

无论是传统微生物学实验、商业化检测平台，还是新兴的分子生物学诊断方法，几乎都可以独立完成 PA 的病原学诊断和耐药检测，但如何使检测更加高效、便捷、经济，仍是未来研究的难点。此外，现有的药敏试验大都是体外试验，是否可以直接通过检测患者标本（如血液、诱导痰、尿液、呼出气）中 PA 感染相关的特异性生物标志物来评估急性感染者抗菌药物有效性，预测慢性感染者的加重风险，也可能是未来研究的方向。与此同时，加快 mNGS 技术平台建设和基因组序列数据库的扩展，可协助构建 PA 毒力因子、生物被膜、耐药基因相互作用的复杂调控网络，也能提高临床医生对 PA 下呼吸道感染的认识，帮助预测 PA 的流行和传播，加快抗菌药物和疫苗研发，为个体化治疗提供新思路。

（杨　麟　周　华）

第六节　耐药肺炎克雷伯菌感染

肺炎克雷伯菌（*Klebsiella pneumoniae*，KP）是肠杆菌科克雷伯菌属的一种细菌，易引起机会性感染，包括尿路感染、呼吸道感染、血液感染及化脓性肝脓肿等，是重要的机会性和医源性感染病原体。近年来，KP 临床分离率逐渐提高，在呼吸道、尿液、血液三类常见的临床标本中的分离率均居前三位。随着抗生素在临床上的广泛应用，KP 的耐药问题日益严重，出现了对多种抗菌药物耐药的菌株，耐碳青霉烯类 KP（carbapenem resistant *Klebsiella pneumoniae*，CR-KP）在临床检出率明显上升，全国细菌耐药网的监测数据显示，CR-KP 检出率由 2014 年的 6.4% 上升至 2019 年的 10.9%。耐药肺炎克雷伯菌引起感染的诊断及早期恰当治疗已成为临床急需解决的重要问题。

一、病原学特点

KP 是由 Edwin Klebs 于 1875 年首次在一例肺炎患者的气道分泌物中分离得到的，于 1882 年由 Friedlander 首次描述。KP 具有薄肽聚糖层、厚外膜和较厚的荚膜，多数有菌毛，无芽孢和鞭毛，分为经典 KP（classic Klebsiella pneumoniae，cKP）和高毒力 KP（hypervirulent Klebsiella pneumoniae，hvKP）。cKP 是医院获得性感染的常见致病菌，呈现多重耐药，多见于老年、营养不良、慢性酒精中毒、COPD 和全身衰竭患者，机械通气是其重要的危险因素。hvKP 临床致病力更强，不仅可以导致免疫功能低下的患者感染，还可以引起社区性感染，常见于免疫功能正常的年轻个体，是化脓性肝脓肿的主要致病菌，大部分 hvKP 耐药率较低。

二、病因与发病机制

KP 在人体中常定植于各种黏膜表面，包括上呼吸道和肠道。研究表明，肺炎克雷伯菌感染时，胃肠道定植菌的血清型和致病菌相似，基因测序揭示大部分克雷伯菌感染都源自其自身定植菌。从定植到感染，与细菌致病性、宿主免疫状态、外部因素等多方面因素有关。

多种致病性因子已被证明可协助 KP 的传播和发病，包括荚膜、脂多糖、黏附素、铁载体等。荚膜是由被称为 K 抗原的特异性荚膜多糖组成的，通过抑制免疫细胞吞噬作用、抑制树突细胞的成熟、抵抗抗菌肽和补体来逃避宿主防御。脂多糖是革兰氏阴性菌细胞壁重要的组成部分，具有抗吞噬、抗血清杀菌作用，可引起发热反应及白细胞反应。黏附素是 KP 定植的重要因素，KP 通过菌毛导细菌与宿主细胞或非生物表面（如医疗设备）结合，形成生物膜，与 KP 在人体及医疗设备定植有关。还有一些尚未被彻底研究的毒力因子，如外膜蛋白、孔蛋白和尿囊素代谢，可能共同参与 KP 的感染过程。

宿主免疫状态受损是引起 KP 感染的内源性因素，糖尿病、恶性肿瘤、肝胆系统疾病、COPD、肾衰竭、营养不良均是感染的危险因素。KP 感染的外部因素包括长期使用糖皮质激素和抗生素、移植、血液透析、住院、ICU 住院、有创医疗操作，一些操作破坏了黏膜屏障导致细菌易位，如留置导尿，有些可能直接将病原体带入体内，如气管插管。另外，年龄也是 KP 感染的危险因素，中位年龄在 60 岁以上的患者，研究显示约 17.4% 的社区获得性肺炎和 6.5%～11.6% 医院获得性肺炎都是由 KP 感染所致，也与老年患者基础疾病较多有关。

三、临床表现

KP 主要的感染类型有肺炎（社区获得性肺炎、医院获得性肺炎、呼吸机相关性肺炎）、肝脓肿、泌尿系统感染、伤口感染、血液感染及导管相关感染等。

肺炎克雷伯菌肺炎表现为急性起病，部分患者有上呼吸道感染前驱症状，主要症状为高热、寒战、咳嗽、咳痰和呼吸困难等，痰液由血液和黏液混合，呈现为砖红色胶冻样痰，为本病的特征。当病变累及胸膜、心包时，可引起渗出性或脓性积液，如慢性感染或急性感染迁延至慢性会表现为支气管扩张、肺脓肿和肺纤维化。KP 已经成为全球社区获得性肝脓肿的主要病原菌，有报道显示，引起化脓性肝脓肿的病原体90.9% 是 hvKP，可合并或无肝、胆道和结肠疾病史，更常见于糖尿病患者。KP 能够经过血源途径播散到肺、眼、脑、中枢神经系统和筋膜等处，形成侵袭性综合征，发病率和死亡率高。KP 还可引起婴儿肠炎、脑膜炎、腹膜炎、外伤感染和成人医源性尿道感染。KP 局部感染严重时，可导致 KP 播散入血液引起菌血症，是医院内和社区性菌血症的第二大致病菌，死亡率高达 27.4% ~ 37.0%。

四、耐药机制

KP 可通过多种机制对抗生素产生耐药，包括产 β - 内酰胺酶、外膜孔蛋白缺失、药物作用靶位的改变、生物膜形成、主动外排泵系统的亢进作用等，同时抗菌药物耐药基因借助质粒、转座子、整合子的播散也是耐药菌株临床加剧的重要原因。

1. **β - 内酰胺酶**　种类繁多，最主要的分类方法有两种。根据活性基团，将 β - 内酰胺酶分为丝氨酸酶（A、C、D 类酶）和金属酶（B 类酶）（Ambler 分类法）；按照 β - 内酰胺酶的底物等特征，可以将 β - 内酰胺酶分为青霉素酶、广谱酶、超广谱 β - 内酰胺酶（extended-spectrum beta-lactamase，ESBLs）、头孢菌素酶（AmpC）和碳青霉烯酶等（Bush 分类法）。

A 类包括碳青霉烯酶、ESBLs。B 类 β - 内酰胺酶又称为金属 β - 内酰胺酶（metallo-β -lactamase，MBL），这类酶可以水解除氨曲南外的所有 β - 内酰胺类抗生素，如青霉素、头孢菌素、碳青霉烯类。C 类也可称为 AmpC 酶，克拉维酸却对其活性几乎没有抑制作用。D 类也被称为 OXA 酶，对所有的 β - 内酰胺类抗生素（包括碳青霉烯类）、氨基糖苷类、氯霉素、氨曲南、头孢菌素均产生耐药。

ESBLs 和 AmpC 酶是 KP 对 β - 内酰胺类抗生素耐药的主要原因。ESBLs 可以很好地抑制青霉素、头孢菌素以及氨曲南的活性，但不能水解碳青霉烯类抗生素。AmpC 酶对第一、二、三代头孢菌素水解能力较强，对第四代头孢菌素、碳青霉烯类水解能力弱。

KP 对碳青霉烯类耐药的机制主要是产碳青霉烯酶。碳青霉烯酶是指能水解碳青霉烯类抗生素的一大类 β - 内酰胺酶，分别属于 Ambler 分子分类中的 A 类、B 类和 D 类酶。KPC 酶是 KP 中流行最广泛的碳青霉烯酶，其编码基因大都位于可转移元件（如质粒或转座子）上，可在不同菌种菌属间相互传播。除能灭活所有 β - 内酰胺抗生素外，还对常见的 β - 内酰胺酶抑制剂具有耐药性，但能被阿维巴坦、法硼巴坦、雷利巴坦等新的 β - 内酰胺酶抑制剂灭活或抑制。NDM 是肠杆菌科细菌中最常见的金属酶，金属酶不水解氨曲南，药敏结果氨曲南敏感，其他 β－内酰胺类抗生素大多耐药，往往提示产金属酶，其活性不能被阿维巴坦、法硼巴坦、雷利巴坦灭活或抑制，属于 Ambler B 类碳青霉烯酶。OXA-48 属于 D 类酶，常表现为对碳青霉烯类抗生素低水平耐药，而第三代、第四代头孢菌素敏感，其酶活性能被阿维巴坦抑制，但不能被法硼巴坦、雷利巴坦抑制。

2. **孔蛋白**　革兰氏阴性菌的细胞膜外膜上存在的孔蛋白作为跨膜转运的载体，协助细菌进行物质交换，协助抗生素更好地进入细胞间质中，维持抗生素的浓度，起到杀菌作用。外膜孔蛋白缺失或表达降低，导致抗菌药物不能透过细胞膜进入细菌内。

3. **细菌生物膜** 由细菌自身产生的水、多糖、核酸、蛋白质组成的细胞外聚合物基质为主体，微生物嵌入基质。生物被膜内的多糖基质可阻止各种抗菌药物、蛋白酶、补体等进入菌体，并协助 β - 内酰胺酶破坏抗菌药分子，使细菌耐药性增强。

4. **外排泵** 细菌的外排泵是在各种细菌中普遍存在的膜蛋白，可以从细菌细胞内向外界环境中输出各种各样的物质，编码外排泵的基因过度表达可导致抗菌药物清除增加。

耐药肺炎克雷伯菌的耐药机制比较复杂，由多种因素共同引起。β - 内酰胺类抗生素耐药机制主要是产生 β - 内酰胺酶，也可以在不携带碳青霉烯酶基因的情况下对碳青霉烯类抗生素耐药，主要机制有孔蛋白丢失、外排泵增加和 ESBL、AmpC 等 β - 内酰胺酶的过度产生。替吉环素、喹诺酮类、氨基糖苷类、多黏菌素抗生素耐药机制包括靶点基因突变、外排泵过表达和孔蛋白基因转录减低导致细胞通透性变化及突变基因编码酶对药物的各种修饰。

五、治疗

1. **治疗原则** 无菌标本分离到耐药 KP，多为致病菌，非无菌体液分离到耐药 KP 需区分定植还是感染，如为血液感染，应积极寻找并处理感染源。选择治疗药物及方案时，要重视细菌药敏试验的作用，抗感染治疗包括单药治疗和联合治疗，由于耐药 KP 有效治疗药物有限，应尽可能根据药敏试验结果结合感染部位选择抗菌治疗方案。血液系统、神经系统、多处感染、重症患者常需联合使用抗菌药物，疗程一般较长。

2. **抗感染方案**

（1）常用耐药 KP 感染治疗的主要抗菌药物

1）β - 内酰胺类 - β - 内酰胺酶抑制剂合剂：目前对产 ESBLs 菌株感染治疗有较好临床疗效的是头孢哌酮 / 舒巴坦和哌拉西林 / 他唑巴坦，可作为轻、中度感染患者的主要选择，常需适当增加给药剂量和次数。对于敏感菌株所致下尿路感染，部分患者可口服阿莫西林克拉维酸。CR-KP 对绝大部分 β - 内酰胺类抗生素（包括 β - 内酰胺酶抑制剂）耐药，头孢他啶 / 阿维巴坦为目前国内唯一上市的新型 β - 内酰胺抗生素 / β - 内酰胺酶抑制剂复方制剂，对存在 ESBLs、KPC、AmpC 及 OXA-48 酶的 KP 感染均有一定的抑制作用。

2）碳青霉烯类：对产 ESBLs 菌株具有高度抗菌活性，是产 ESBLs 菌株重症感染（重症脓毒症或脓毒性休克）患者的首选。对碳青霉烯类抗生素 MIC ≤ 8 mg/L 的 CR-KP 感染，可通过加大剂量（如美罗培南 2 g，每 8 小时 1 次）并延长静脉滴注时间至 4 h，使血药浓度高于 MIC 的时间延长，取得一定的临床疗效，可作为联合方案使用。

3）替吉环素：产 ESBLs 菌株（包括 CR-KP）对其敏感性高，可用于确诊或高度怀疑 CR-KP 所致的 HAP（包括 VAP）、皮肤软组织感染和腹腔感染。一般推荐两药或三药联合。在尿液及血液中浓度低，不适合用于尿路和血液感染的治疗。

4）多黏菌素：对产 ESBLs 菌株有很高的敏感性，但不常规用于产 ESBLs 菌株感染的治疗，少数产 ESBLs 菌株同时存在外膜孔蛋白的丢失时，表现为碳青霉烯类抗生素耐药，可使用该类药物进行治疗。多黏菌素主要用于 CR-KP 不同部位感染的治疗，不推荐单独应用。部分患者可在静脉给药的同时脑室内给药治疗中枢神经系统 CR-KP 感染和雾化吸入治疗 CR-KP 肺炎。

5）喹诺酮类和氨基糖苷类：不适用于产 ESBLs 菌株的经验性治疗，可作为产 ESBLs 菌株重症感染的联合用药。体外敏感时，喹诺酮类可用于轻、中度尿路感染和腹腔感染。CR-KP 对喹诺酮类高度耐药，对氨基糖苷类耐药性不一，氨基糖苷类可联合其他抗菌药物治疗 CR-KP 引起的重症感染。

6）磷霉素：体外药敏试验显示其对产 ESBLs 敏感，尿液浓度高，主要适用于非复杂性尿路感染，对于其他系统产 ESBLs 菌株引起的感染也有一定的疗效，但不作为首选。其对 CR-KP 菌株也有一定的抗菌活性，联合其他抗菌药物可用于 CR-KP 所致的肺部感染、腹腔感染、血液感染等治疗。

7）半合成四环素类：体外药敏试验显示 CR-KP 菌株对其有一定的敏感性，米诺环素国内为口服制剂，在中枢神经系统感染时药物在脑脊液中可达较高浓度，多西环素适合于治疗尿路感染。

（2）用药选择：临床治疗多重耐药菌株引起的感染时，需要结合体外药物敏感试验及流行病学数据、感染部位、严重程度等综合判断，合理选择抗菌药物。

1）对于产 ESBLs 的 KP 感染：轻、中度感染可结合药敏试验结果选用头孢哌酮 / 舒巴坦、哌拉西林 / 他唑巴坦等。重症感染患者或者其他药物初始治疗效果不佳时，宜选用碳青霉烯类抗生素。大多数患者仅需单药治疗，仅少数严重感染患者，尤其存在合并非发酵菌感染危险因素者可联合用药，如碳青霉烯类、头孢哌酮 / 舒巴坦、哌拉西林 / 他唑巴坦联合喹诺酮类或氨基糖苷等抗菌药物。

2）CR-KP 感染：现有临床研究表明，除头孢他啶 / 阿维巴坦外，有效的抗菌药物联合是治疗 CR-KP 感染的重要手段。目前，对于 CR-KP 感染，常推荐多黏菌素、替吉环素、碳青霉烯类为主的联合方案，包括：①替吉环素与多黏菌素、碳青霉烯类、磷霉素、氨基糖苷类、氨曲南联合；②多黏菌素与替吉环素、碳青霉烯类、氨基糖苷类、磷霉素联合；③碳青霉烯类（MIC ≤ 8 mg/L）与多黏菌素、替吉环素、氨基糖苷类、喹诺酮类联合；④三药联合：替吉环素与多黏菌素及碳青霉烯类（MIC ≤ 8 mg/L）联合；⑤其他：氨曲南与头孢他啶 / 阿维巴坦联合、磷霉素与氨基糖苷类联合。

3. 预防传播　耐药 KP 更常见于院内获得，对住院患者高风险人群和感染者密切接触人群及时识别感染患者并遵循标准预防措施进行接触防护，从源头控制 KP 传播至关重要。重视医护人员手消毒，KP 可定植于患者及医疗物品表面，洗手是预防病原体传播最关键和最实用的措施。尽量避免或减少侵入性手术及留置操作（包括中心静脉插管、留置导尿、气管插管）。对留置管道的患者，尽可能缩短留置时间。对于置管患者，在病情变化时，应及时识别 KP 感染的可能，包括尽早筛查置管部位的病原体。对 MDR-KP，应采取接触隔离，已知有 MDR-KP 的科室医院转入的患者，在监测结果尚未确定之前，也应做好高风险患者的接触预防措施。

综上所述，耐药肺炎克雷伯菌是引起社区和医院获得性感染不可忽视的潜在病原体，其引起感染的诊断及早期、恰当治疗已成为临床急需解决的重要问题，了解耐药机制、快速识别耐药分型，对于有效指导临床用药非常重要。在制定用药方案时，结合药敏试验结果和药效动力学或药代动力学特点，选择充分的给药剂量和恰当的给药方式。

（夏　杰　谢俊刚）

第七节　鲍曼不动杆菌感染

鲍曼不动杆菌（*Acinetobacter baumanii*）是一种条件致病菌，主要感染人群为免疫力低下的患者，造成机会性感染。在美国和欧洲，由鲍曼不动杆菌引起的感染约占所有与医疗保健相关的感染的 2%，亚洲和中东地区该比率更高。尽管其感染率低于其他革兰氏阴性病原体引起的感染率，但在全球范围内，约 45% 的鲍曼不动杆菌分离株具有多重耐药（MDR），耐多药率几乎是其他革兰氏阴性病原体的 4 倍。因此，世界卫生组织（WHO）已将耐药的鲍曼不动杆菌列为对人类健康构成较大威胁的细菌列表中的关键组，优先考虑新的抗菌治疗的研发工作。本节将从鲍曼不动杆菌的毒力机制、传播途径、临床表现、诊断和治疗 4 个方面简单阐述鲍曼不动杆菌感染的相关问题。

一、毒力机制

在过去的 10 年中，对鲍曼不动杆菌毒力机制的研究主要包括抗干燥性、抵抗消毒、生物膜形成和运动能力，总的来说为鲍曼不动杆菌具有在不利条件下生存的显著能力。最近发现的毒力因子，如促进鲍曼不动杆菌发病机制的分泌系统、表面糖缀合物和微量营养素获取系统，可能决定了鲍曼不动杆菌菌株的毒力潜力。

1. **抗干燥性**　即在干燥条件下保持活力的能力。抗干燥性因鲍曼不动杆菌的临床分离株而异，有些分离株可存活近 100 d。虽然缺乏直接证据，但荚膜多糖很可能有助于鲍曼不动杆菌对干燥的抵抗力。

2. **抵抗消毒**　消毒剂（如氯己定）广泛应用于医院和其他医疗卫生机构。鲍曼不动杆菌已被证明可以使用不动杆菌外排蛋白将氯己定积极泵出细胞，从而可能促进细菌的存活。

3. **生物膜形成**　微生物生物膜是包裹在细胞外基质中的群落。鲍曼不动杆菌种群会在皮肤伤口、软组织、封闭敷料、医疗器械（如气管导管，以及聚碳酸酯和不锈钢材质的器材）上形成坚固的生物膜。

4. **运动能力**　细菌运动与生物体致病能力密切相关。如鞭毛对于铜绿假单胞菌来说犹如细菌马达，是决定毒力的关键。对鲍曼不动杆菌临床分离株的流行病学研究发现，血液分离株比痰分离株更具运动性，这表明鲍曼不动杆菌可能也存在一种"马达"，影响运动能力，从而决定其毒力大小。

5. **糖缀合物**　常见的细菌糖缀合物包括荚膜多糖、糖基化蛋白、脂多糖和聚糖。因为缺乏荚膜的菌株很容易被补体杀死，所以鲍曼不动杆菌的荚膜多糖可以被认为是其主要的毒力因子。缺乏糖基化系统的细胞在生物膜形成方面存在缺陷。鲍曼不动杆菌通过改变脂多糖的脂质 A，阻止其与多黏菌素的结合，从而产生耐药性。而菌毛聚糖可能已经进化为保护蛋白质成分免受抗原识别，而且与亚抑制浓度的抗生素接触后，聚糖结构改变，会进一步增强鲍曼不动杆菌的毒力。所以，糖缀合物在鲍曼不动杆菌中具有关键的结构作用，是介导抵御各种不利生存环境、免疫逃避和调节以及毒力的第一道防线。

6. 微量营养素采集系统 铁、锰和锌等微量金属元素对生命是必不可少的，也是鲍曼不动杆菌生存所必需的。

7. 蛋白质分泌系统 与其他革兰氏阴性病原体类似，鲍曼不动杆菌使用分泌蛋白来促进环境和宿主适应。鲍曼不动杆菌中的蛋白质分泌系统对于黏附宿主细胞、介导肺定植和传播到其他器官、进行细菌竞争等都具有重要作用。

总体来说，鲍曼不动杆菌能够在对许多细菌病原体不利的环境中持续存在的特征，为定植于人类和随后的感染奠定了基础。

二、传播途径

鲍曼不动杆菌具有多种传播途径，包括空气、水和表面接触。鲍曼不动杆菌是一种院内感染常见病原体。鲍曼不动杆菌的环境污染与干燥或潮湿地区有关。另外，存活时间也与特定菌株相关，一些菌株的存活期为 4 个月。受污染的物体表面、医疗设备和（或）患者和医务人员的手可能会成为常见的定植部位。如果医务人员手卫生不严格，医务人员充当载体，将细菌从受污染的表面带到患者或患者之间。

三、临床表现

鲍曼不动杆菌感染主要表现为医院获得性肺炎，特别是在气管插管的患者中更易发生，鲍曼不动杆菌可以在导管上形成生物膜，或直接进入肺泡在组织中建立感染。血液感染通常发生在存在中心静脉导管的情况下，或者继发于广泛的肺炎。另外，鲍曼不动杆菌也会引起皮肤、软组织以及手术部位感染（如骨髓炎、心内膜炎、脑膜炎），以及与导管相关的尿路感染。这些情况的共同点是解剖屏障的破坏，使鲍曼不动杆菌能够直接进入感染部位。由鲍曼不动杆菌引起的社区获得性感染近年也越来越多。社区获得性感染主要发生在温暖、潮湿的热带环境中，特别是在大洋洲和亚洲的部分地区，包括中国和泰国。但通常出现在有合并症的患者身上，包括大量吸烟、过度饮酒、糖尿病、癌症和 COPD。社区获得性感染通常表现为急性肺炎，在极少数情况下会出现脑膜炎、蜂窝组织炎或原发性菌血症。在战争或自然灾害中，鲍曼不动杆菌也经伤口、软组织侵入血液和骨骼造成感染。另外，还有鲍曼不动杆菌引起坏死性筋膜炎的报道，这些病例主要是 HIV 感染、肝硬化、实体器官移植或糖尿病等免疫功能低下的患者。

四、诊断和治疗

鲍曼不动杆菌感染的诊断临床上常采用细菌培养和宏基因组二代测序（mNGS）的检测方法。痰液、肺泡灌洗液、血液、脑脊液、尿液、粪便、咽拭子、肛拭子、引流液、创面分泌物等多种生物标本中均可检出鲍曼不动杆菌。

β - 内酰胺类抗生素是易感鲍曼不动杆菌感染的首选抗菌药物。舒巴坦用于抑制大多数病原体的 β - 内酰胺酶，对不动杆菌属具有直接的抗菌活性。随着舒巴坦耐药率的不断增加，碳青霉烯类药物成为越来越重要的治疗选择。β-内酰胺类抗生素疗效的最佳预测指标是血清药物浓度保持在 MIC 以上的时间。所以，尤其是对于耐药病原体，延长碳青霉烯类药物的输注时间可以最大限度地延长高于 MIC 的时间，从而达到最优化的治疗效果。蒙特卡罗模拟对不动杆菌属的风险分析显示，每 8 h 给药 1 g 美罗培南（维持 3 h 输注）将提供最佳杀菌率。与快速输注相比，延长碳青霉烯输注时间可降低死亡率，且没有任何证据表明耐药性出现率增加。然而，延长输注时间，药代动力学显示药物峰值水平下降。因此，对于 MIC 为 4~16 g/ml 的分离株，应延长输注时间，但对于 MIC 较高的分离株（≥ 16 g/ml），建议间歇给药，以达到高于 MIC 的峰值水平。

氟喹诺酮类药物和氨基糖苷类药物不作为经验性治疗的首选，因为鲍曼不动杆菌对这两种药物的耐药率都很高。在敏感性允许的情况下，氨基糖苷类药物可能是一种潜在的治疗选择。

治疗耐药鲍曼不动杆菌的一种选择药物是替吉环素。虽然替吉环素对鲍曼不动杆菌菌株的 MIC（2 g/ml）通常较低，但该药物的血清浓度也较低。即使 MIC 为 2 g/ml，在使用替吉环素治疗时，结果可能较差，如增加死亡率、无法清除菌血症和发生突破性菌血症。一项系统评价和 meta 分析（非特定于不动杆菌感染）也发现，替吉环素治疗会导致较高的住院死亡率、较差的微生物根除率和延长住院时间。

目前，多黏菌素通常是耐药鲍曼不动杆菌患者最后的治疗选择。一项研究发现，多黏菌素在肺泡内药物浓度相对较差，静脉输注药物 2 h 后采集的支气管肺泡灌洗标本中，尚未检测到多黏菌素，且多黏菌素具有较明显的肾毒性和神经毒性，所以雾化多黏菌素被应用于临床治疗中。相比静脉用药，雾化多黏菌素有可能在肺部达到非常高的浓度，最大限度地减少全身暴露和毒性，同时鲍曼不动杆菌肺炎患者获得了良好的治疗效果。但需要注意的是，多黏菌素可能对肺组织有毒性并诱导支气管痉挛，并且累积剂量依然有发生肾毒性的可能。

事实上，鲍曼不动杆菌对替吉环素和多黏菌素的耐药率也逐年上升，联合治疗成为改善治疗结果的选择。2012 年《中国鲍曼不动杆菌感染诊治与防控专家共识》指出，对于 MDR，可选用舒巴坦或碳青霉烯类药物联合氟喹诺酮类或氨基糖苷类药物。对于 XDR，可选择舒巴坦联合以下一种：米诺环素（或多西环素）、多黏菌素、氨基糖苷类、碳青霉烯类抗生素。或多黏菌素联合以下一种：舒巴坦、碳青霉烯类抗生素；抑或替吉环素联合以下一种：舒巴坦、碳青霉烯类、多黏菌素、喹诺酮类、氨基糖苷类抗生素；甚至三药联合：舒巴坦 + 多西环素 + 碳青霉烯类抗生素，或者亚胺培南 + 利福平 + 多黏菌素或妥布霉素。在所有联合方案中，最合理的一种可能是多黏菌素联合碳青霉烯类抗生素，在多项体外研究中发现其具有协同作用。这种协同作用尤其适用于对碳青霉烯类具有中等耐药性的分离株（如碳青霉烯类 MIC 为 4~16 g/ml）。在非菌血症 XDR 不动杆菌肺炎病例中，可以考虑添加吸入性多黏菌素，作为碳青霉烯类抗生素或其他药物全身治疗的辅助手段。

最后，目前迫切需要对联合治疗进行前瞻性随机研究，进一步确定联合治疗方案是否有用，联合治疗方案是否优于单一治疗，以便指导今后如何选择药物治疗。

（尚　进　谢俊刚）

第八章　病毒性肺炎

第一节　腺病毒感染

WHO 相关数据显示，全球每年死亡人数的 7% 是由下呼吸道感染造成的，其中病毒感染又是社区相关性获得性肺炎的重要原因，在儿童中占比更高，约为 49%。最常被分离出来的呼吸道感染相关的病毒包括呼吸道合胞病毒、流感病毒、副流感病毒和腺病毒。一项加拿大的研究发现，在导致成人住院的社区获得性肺炎中，病毒感染约占 15%，病毒与细菌混合感染约占 4%。细菌性肺炎通常没有季节高发性，而病毒相关性肺炎则好发于 10 月至次年 5 月之间。一项关于成人重症肺炎导致入住 ICU 的回顾性队列分析研究显示，198 例患者中有 115 例进行了支气管肺泡灌洗，159 例进行了鼻拭子的反转录聚合酶链反应（RT-PCR）检测。其中 36.4% 的患者分离出了病毒病原体，35.9% 的患者分离出细菌病原体，二者的致死率没有差别。病毒性肺炎同样需要引起临床医生的关注。

一、腺病毒的结构与感染机制

腺病毒是无包膜的双链 DNA 病毒，主要表面蛋白是三聚物多肽六邻体，呈二十面体结构，二十面体的 12 个顶角均有一条纤突，纤突蛋白通过五邻体基底以非共价键形式连接在二十面体上。共包含 60 余种血清型，分为 A~G 7 个亚组，不同血清型病毒表现出了不同的细胞嗜性，从而产生不同的临床表现。腺病毒可以诱导机体产生强烈的固有免疫应答，产生针对腺病毒衣壳蛋白六邻体的血清型特异性中和抗体，可以防止同种血清型病毒的感染。细胞介导的免疫应答也是重要的宿主防御机制，大多数成人可以产生腺病毒特异性记忆 $CD4^+T$ 细胞，从而产生对不同血清型病毒的交叉反应。对于免疫功能低下，特别是细胞免疫缺陷的患者，腺病毒感染可能带来致死性的威胁。

二、腺病毒的传播

腺病毒常在封闭、拥挤的环境中传播，如夏令营、泳池、新兵营中。可以经过飞沫、粪口、接触污染物等多种途径传播，同时也有婴儿在分娩过程中接触宫颈黏液、供体器官移植后造成受者的感染等其他传播途径的报道。合理的感染控制措施对限制疾病的传播至关重要。对于结膜炎、不能控制排便的胃肠炎患者，应采取接触传播的预防措施。对于呼吸道感染患者，应采取接触和飞沫传播预防措施。腺病毒可以抵抗脂溶性消毒剂，但易被高温、甲醛、次氯酸钠等灭活。免疫功能正常者感染后，粪便中可持续数周排出腺病毒，而免疫功能低下者粪便中排出腺病毒则可长达数月。扁桃体和肠道淋巴细胞可能是重要的病毒储存场所。照顾感染者时，应注意佩戴手套，勤洗手。

三、腺病毒感染的临床表现

感染腺病毒的血清型、被感染者的年龄、免疫状态的不同，均会产生不同的临床表现，眼、消化系统、呼吸系统、神经系统等均可受累。如咽结膜热患者表现为良性滤泡性结膜炎、发热性咽炎和颈部淋巴结炎；流行性角结膜炎患者可有双眼结膜炎和耳前淋巴结肿大，继而出现有痛感的角膜混浊；急性腹泻性疾病严重患者可导致肠系膜淋巴结炎，甚至肠套叠等。1型、2型、3型、4型、5型、7型、14型、21型和35型血清型腺病毒能够引起肺炎，其中B组血清型3型、7型、14型和21型与重症肺炎相关，甚至带来较为严重的并发症。

腺病毒是造成儿童轻度上呼吸道感染的常见病因，在所有感染腺病毒的患儿中，约20%会有肺炎发生。婴儿肺炎比年龄更大儿童的肺炎更严重，通常为急性发作，持续咳嗽和高热，可能伴有嗜睡、腹泻和呕吐。体格检查可见中度至重度呼吸困难，听诊可闻及喘鸣及啰音。偶尔可发生肺外并发症，包括脑膜脑炎、肝炎、心肌炎、肾炎、皮疹和弥散性血管内凝血等。成人中腺病毒感染占1%~7%，其中免疫功能低下、处于封闭或拥挤环境都是危险因素。患者可有发热、咳嗽、上呼吸道感染症状，影像学可见双肺弥漫性间质浸润影。病理学检查可见坏死性支气管炎和细支气管炎，上皮广泛剥脱，固有层充血、水肿，并发单个核细胞浸润、透明膜形成及坏死性肺炎。相较于其他肺炎的病因，患有腺病毒肺炎的幼儿后期更容易产生诸如支气管扩张和闭塞性细支气管炎的后遗症。

一项纳入341例新兵的研究发现，3/4以上的新兵对腺病毒血清型E组4型或B组7型易感，主动监测期间1/4的新兵发生了腺病毒血清型4型所致发热性呼吸系统疾病。B组14型腺病毒最早于1955年在荷兰军队的新兵中被发现，后来该病毒分别曾在欧洲、美国散发性暴发，见于新兵、医护人员及家庭接触者，造成了重度急性呼吸系统疾病的聚集。

对于器官移植术后、先天性免疫缺陷综合征、新生儿、获得性免疫缺陷综合征、肿瘤等免疫功能低下的患者，感染腺病毒的临床表现多样。接受器官移植的患者可能出现初次感染、自身潜伏感染的再激活或供体器官感染的再激活，多种途径导致腺病毒的感染，中位时间约为移植后的1.6个月。感染可能无症状，通过培养、PCR或特异性抗原检测，可在样本中发现腺病毒。也可能较为严重，有特定器官受累和相关表现，如肺炎、肠炎和脑膜脑炎。并有播散性，累及至少2个器官。对于接受造血干细胞移植的患者，可有肺炎、结肠炎、肝炎、脑炎等多种临床综合征。在使用去T细胞骨髓移植及更高强度免疫抑制方案治疗的造血干细胞移植受者中，腺病毒感染率更高。由于较为严重的免疫功能障碍，在一项回顾性研究中发现，相比于实体器官移植者，腺病毒感染引发的死亡病例全部来自造血干细胞移植组。

四、腺病毒感染的诊断

腺病毒感染的诊断常采用病毒培养、腺病毒特异性抗原测定和PCR检测方法。鼻咽拭子、痰液、气管吸物、支气管肺泡灌洗液、结膜拭子、粪便、尿液、血液、脑脊液等多种标本中均可分离出腺病毒。腺病毒感染人类上皮细胞系以及原代人胚肾细胞后，可出现特征性细胞病变效应。腺病毒特异性酶免疫测定或免疫荧光测定可直接检测临床标本中的腺病毒抗原，比病毒培养速度更快，但敏感性较低，对诊断免疫功能低下宿主的腺病毒感染效果不佳。PCR 的敏感性和特异性都很高，可用于检测多种临床标本。高水平病毒血症或血中病毒水平升高与发生腺病毒侵袭性感染和死亡的风险相关。腺病毒感染后，行组织病理活检可见特征性的核内包涵体。感染后期，核内包涵体逐渐变大，当核膜变得模糊时，这些细胞被称为"涂抹"细胞。

五、腺病毒感染的治疗

轻症的腺病毒感染大多呈自限性，选择对症支持治疗。目前尚无对照试验显示抗病毒药物对感染腺病毒患者有益，并没有抗病毒药物被获批用于治疗腺病毒感染。由于免疫功能低下患者、新生儿及部分合并严重疾病的患者，腺病毒感染可以致命，因此对于这些患者，可以采取抗病毒疗法。在一些小型临床研究中，利巴韦林的使用是有效的。但该药在体外的抗病毒活性多变，目前体内有效性证据多为个案报道。而对于免疫功能低下患者，西多福韦对抗病毒具有最大的活性，常用作首选药物，使用西多福韦时，可观察到实时 PCR 检测到腺病毒载量下降。对于造血干细胞移植和肺移植受者，西多福韦改善了患者的临床症状和生存情况。肾毒性是该药物使用的主要限制性因素，需要密切监测肾功能、尿蛋白及电解质的变化情况。低丙种球蛋白血症与严重腺病毒感染有关。混合型静脉用免疫球蛋白含有高水平抗常见低血清型腺病毒的中和抗体，可用作免疫功能低下患者的辅助治疗。

综上所述，人腺病毒是人类常见的病原体，急性感染构成严重威胁，特别是对儿童和免疫功能低下人群，可引起呼吸道、眼和胃肠道等多个系统的损害。选择适宜的检测方法对于明确腺病毒感染至关重要。药物治疗是抗腺病毒感染的对因治疗，未来仍需开展更多研究以寻找更有效、更安全的抗病毒药物。

（孙天宇　刘于红　解立新）

第二节　人鼻病毒感染的研究进展

人鼻病毒（human rhinovirus，HRV）最早发现于 20 世纪 50 年代，自 Price 用组织培养的方法分离出第一株后，至今鉴定的 HRV 血清型已超过 120 种，是人类血清型最多的病毒，与流行性感冒病毒、呼吸道合胞病毒一起被认为是呼吸道感染的主要致病病毒。HRV 通常会导致上呼吸道感染、中耳炎和鼻窦炎，既往认为，HRV 感染导致相对良性的上呼吸道疾病，但近年的研究表明，HRV 逐渐成为慢性肺疾病（如哮喘和COPD）诱发和恶化的主要病因，还可继发鼻窦炎和中耳炎的二次细菌感染。近年来，HRV 致下呼吸道感染、社区获得性肺炎、重症肺炎以及 ARDS 的发病率也明显升高。HRV 感染的发病机制、临床表现与病毒致病性直接相关，目前支持治疗仍然是主要的治疗方法，尚无针对 HRV 的抗病毒药物。本节就 HRV 感染的病毒学、发病机制、临床表现、实验室诊断及预防进展进行综述。

一、HRV 的分子生物学特征及分型

HRV 属于小核糖核酸病毒科肠道病毒属，是单股正链 RNA 病毒，基因组大约为 7200 bp，具有单一的开放性读码框和一段短肽构成的 5'非编码区。其结构为直径 20～27 nm 无包膜覆盖的二十面体的病毒粒子，由 4 种蛋白亚单位 VP1、VP2、VP3 和 VP4 构成了 60 个壳粒的蛋白衣壳，其余非结构蛋白参与病毒基因组复制和组装。VP1、VP2 和 VP3 表达病毒的抗原多样性，而 VP4 在内部将病毒 RNA 核心固定在衣壳上。这四种衣壳蛋白各有 60 个蛋白凸起，使病毒粒子具有二十面体结构，VP1 中有一个峡谷，是 HRV 与宿主细胞表面受体结合的位点。根据受体类型的不同，病毒复制通过内吞作用或胞饮作用被摄取。在已知的 HRV 血清型中，90% 以上利用细胞表面受体细胞间黏附分子 -1（ICAM-1）进入细胞，少数则通过低密度脂蛋白受体（LDLR）附着进入细胞。部分抗病毒药物可诱导峡谷改变，抑制病毒黏附和病毒脱壳。由于没有脂质包膜，HRV 在有机溶剂（如乙醚、氯仿、乙醇以及 5% 苯）中会失活。HRV 有热敏感性，50～56 ℃会丧失感染性。HRV 是人类血清型最多的病毒，包括 HRV1A、HRV1B、HRV2～HRV86 和 HRV88～HRV100 等。HRV87 目前被认定为核酸敏感株的肠道病毒 68。一些交叉性中和试验表明，HRV 没有群抗原。基于受体群不同，原型 HRV 可分为 A 血清型和 B 血清型两种。近年来，部分测序结果显示，新型病毒株 HRV-A2、HRV-NY、HRV-QPM、HRV-X 和 HRV-C 被认为是 HRV 的 C 群，但由于测序方法不同及缺乏全序列数据，而且这些新型病毒不能成功培养，因此尚无法确定血清型。

二、HRV 感染的流行病学

HRV 感染在全世界范围内均有发生，全年均可发病，HRV 的 C 群主要在秋季流行，而 A 群在春季流行。HRV 可通过接触（直接或通过污染物）或气溶胶传播，鼻内和结膜接触感染是 HRV 感染的常见方式。HRV 在室温下室内环境中存活数小时至数日，在正常皮肤上存活 2 h。在自然感染和实验感染中证实 HRV 可通过手引入周围环境，40% 的自然感染志愿者的手和 6% 的家中物品中可以检测到 HRV，而气溶胶中 HRV 持续时间尚不明确。

三、HRV 感染的发病机制

呼吸道上皮细胞是 HRV 感染的靶细胞，HRV 和 ICAM-1 形成的复合物引起病毒表面结构的改变，形成更牢固的连接，进而在呼吸道上皮细胞及局部淋巴组织中复制，引起炎症反应。HRV 受体作用部位位于距表面 20 埃深的低陷处，称为"canyon"区，HRV 可以将受体联接位点隐藏在"canyon"区或低陷处，使庞大的抗体无法进入，同时"canyon"区外部残基的变异使病毒可躲避宿主细胞的免疫监视。宿主对 HRV 感染的反应是导致症状发生的主要原因，在类胆碱神经途径的调控下，鼻腔黏膜血管通透性增加、黏液分泌增多，导致流清涕、鼻塞等症状。实验证实，抗病毒药物能锁定病毒颗粒，使 VP4 和 VP1 处在不能外延的状态，因此阻碍脱壳过程。

四、HRV 感染的临床症状

HRV 感染可无明显的临床表现，典型症状包括大量的清水鼻涕、鼻塞、打喷嚏、头痛、轻度咽痛、咳嗽、有或无发热。研究发现，HRV 的 C 群更易导致医院获得性感染，患者常伴有发热、喘息、下呼吸道疾病，特别是年幼儿及哮喘患儿。HRV 引起的社区获得性肺炎、重症肺炎、ARDS 也越来越多见。

1. 无症状感染 随着病毒检测方法的广泛应用，越来越多的无症状 HRV 感染被发现，特别是在儿童中，无症状感染率为 12%～32%。Iwane 等在美国 3 个不同地区观察到年龄及周围环境因素（包括家庭拥挤、缺乏自来水等）与无症状 HRV 感染率有关，中老年人无症状 HRV 携带率明显低于儿童。

2. 上呼吸道感染与普通感冒 1/2～2/3 的普通感冒（简称感冒）由 HRV 感染引起。有免疫力的宿主普通感冒呈自限性，平均潜伏期为 2 d，症状持续 7～14 d。常见症状包括鼻塞、咽痛、咳嗽、头痛、发热等。与冠状病毒相关性感冒患者相比，呼吸道症状的严重程度和持续时间没有差异。尽管症状相对较轻，但社会经济负担大。

3. 中耳炎 HRV 感染的耳病学表现包括咽鼓管功能障碍、中耳压力异常和中耳炎，合并细菌性病原体感染也很常见。在一项针对鼓膜造瘘管患儿的研究中，有 66% 的患儿同时感染了细菌和病毒，其中小核糖核酸病毒占 2/3。

4. 鼻窦炎 普通感冒的鼻窦异常通常是通过计算机断层扫描和磁共振成像发现的。上颌窦炎和筛窦炎最常见于感染 HRV-39 的健康年轻人。擤鼻涕、咳嗽和打喷嚏时的鼻内压会产生足够的压力将鼻液推进鼻窦，引起鼻窦炎。一项研究通过 RT-PCR 检测在急性社区获得性鼻窦炎患者上颌抽吸标本和鼻拭子标本中发现 HRV-RNA。

5. 下呼吸道感染

（1）喉炎：是 HRV 感染的一种较为罕见的临床表现，常由副流感病毒（PIV）引起，偶尔也有 HRV 感染儿童喉炎的报道。一项研究显示，因急性呼吸道感染住院且呼吸道标本中分离出 HRV 的 5 岁以下儿童，喉炎的入院和出院诊断率分别为 10% 和 3%。

（2）细支气管炎：是住院儿童 HRV 感染常见的原因。一项美国多中心前瞻性研究表明，HRV 是住院儿童细支气管炎的第二大常见病原体，仅次于呼吸道合胞病毒（RSV）。有研究发现，婴儿期 HRV 相关性毛细支气管炎是反复喘息和哮喘发展的独立危险因素。由于肺在妊娠 4 周开始发育，并持续至幼儿期，HRV 感染可能对肺组织产生严重的直接和间接影响，导致慢性肺部疾病。

（3）社区获得性肺炎（CAP）：在 CAP 中，HRV 往往作为病原体与细菌、真菌、其他病毒等病原体一起被检出。但 HRV 不是 CAP 常见的单独致病病原体，Jain 等发现中位年龄为 57 岁的 CAP 患者约 9% 检出 HRV。Choi 等利用 4 年时间在罹患重症肺炎患者的前瞻性队列研究中比较了成人严重的 HRV 和流行性感冒病毒（IFV）相关肺炎的特征、并发症和结局。在 356 例患者中，约 8.1% 的支气管肺泡灌洗液（BALF）中检测到 HRV；与 IFV 相关肺炎相比，HRV 相关肺炎更常见于免疫力低下患者，但感染性休克可能性更小。HRV 作为单独病原体导致重症 CAP 及 ARDS 的报道较少。北京协和医院及郑州大学第一附属医院分别在 2014 年及 2019 年报道了 1 例高中生和 1 例大学生感染 HRV 导致重症 CAP 及 ARDS 的病例。

五、HRV 感染的检测

HRV 通常不会引起其他解剖部位的感染，出现症状后应尽快采集呼吸道标本进行实验室检测。尽管在出现症状的前 1 d 至后 6 d 可分离出病毒，但 HRV 滴度在出现症状的前 2 d 内最高。对于上呼吸道感染，首选鼻咽拭子而非口咽拭子；对于下呼吸道感染，取气管或支气管吸出物、BALF 或肺活检标本（较少见）。

1. 抗原抗体检测　由于 HRV 缺乏常见的群抗原，无法检测其抗原，可通过中和、补体固定和酶联免疫吸附试验（ELISA）测定血清和鼻腔分泌物中的抗体。但其在感染后的 1~2 周才能检测到，IgA 主要出现在鼻腔分泌物中，而 IgG 主要出现在血清中，但抗体检测也无法用于急性感染的诊断，仅用于流行病学研究。

2. 核酸检测　小核糖核酸病毒的基因组在 5′ 非结构区具有高度的核酸同源性。以 5′ 非结构区设计引物或探针，所有血清型的 HRV 理论上都可以检测到。RT-PCR 和核酸序列特异性扩增的检测方法更常用。

宏基因组新一代测序技术（mNGS）直接对样本中的核酸进行高通量测序，其无偏倚，提升了病毒检出率。Mitchell 等在针对 10 例肺移植术后合并感染患者的病原学研究中，利用 mNGS 技术发现了 4 种既往未在澳大利亚报道过的人鼻病毒：A7（HRV-A7）、C22（HRV-C22）、B52（HRV-B52）和 B72（HRV-B72）。而 Anh 等在越南 6 家医院的 386 例脓毒症患者中应用 mNGS 检测到 21 种对人类具有传染性的病毒，其中 HRV 占 1.3%，揭示了越南等热带地区脓毒症患者病原体的复杂性。

3. 分离培养　人胎胚肺成纤维细胞系、某些海拉（HeLa）细胞克隆和人胚肾细胞系是临床实验室最常用的 HRV 培养方法。病毒的分离培养可以偶然检测到由于基因突变 RT-PCR 引物或探针无法检测到的感染。HRV 只能在人类或猴来源的细胞中生长，不同的敏感细胞对 HRV 的灵敏度发生突变，为了得到最好的培养结果，可同时采用至少两种敏感细胞株进行培养。

六、HRV 感染的防治

1. 治疗　目前尚无具有明确效果的抗 HRV 药物。HRV 所致的严重下呼吸道感染（尤其是重症肺炎和 ARDS）以积极的对症支持治疗为主。

（1）衣壳结合剂：病毒衣壳是 HRV 针对病毒复制抑制剂演化的蛋白质。衣壳结合剂可结合到病毒衣壳的疏水性口袋，诱导构象变化，干扰其与细胞受体相互作用的能力。

vapendavir 是一种口服研究性药物，可与 HRV VP1 衣壳蛋白结合，从而阻止病毒 RNA 释放到靶细胞。vapendavir 对已知的 HRV-A 和 HRV-B 血清型表现出抗病毒活性，而针对 HRV-C 病毒的效果尚未确定。一项临床试验显示，健康志愿者服用 vapendavir 2 d 后接种 HRV-39，HRV 的发生率和病毒载量峰值显著降低。

普来可那立（pleconaril）和 vapendavir 具有 70% 的生物利用度、较长的半衰期和良好的中枢神经系统穿透力，通过抑制病毒吸附和脱壳，达到治疗效果。Wald 等发现，经普来可那立治疗的感染高度易感病毒的受试者比病毒易感性降低的受试者症状持续时间更短，而新的抑制剂 pyrazolopyrimidines 可抑制耐普来可那立的 HRV。

（2）蛋白水解酶抑制剂：HRV 中的 3C 蛋白酶是一种病毒编码的酶，从前体多聚蛋白中切割病毒蛋白，是病毒复制和病毒粒子组装所必需的。芦平曲韦（rupintrivir）是体外抑制 3C 蛋白酶最有效的化合物之一，对 HRV 和 EV 具有广泛的活性。实验发现，芦平曲韦具有良好的耐受性，病毒载量和呼吸道症状减少。然而，在自然感染试验中，芦平曲韦并没有显著影响病毒载量和症状严重程度。

（3）干扰素 α-2：干扰素具有抗病毒、抗增殖和免疫作用，减少宿主细胞对感染的易感性。鼻内应用干扰素对 HRV 引起感冒的预防有一定的益处。

（4）紫锥菊制剂：是使用广泛的中草药之一，化学成分包括烷基酰胺、多糖和咖啡酸衍生物。紫锥菊以其免疫作用而闻名，包括刺激巨噬细胞、其他单核细胞和自然杀伤细胞。然而，目前尚无足够的药理和临床数据支持，其安全性和有效性有待进一步评估。

2. **预防** 目前尚无 HRV 预防性药物和疫苗，预防方法主要包括控制社交距离、佩戴口罩和保持手卫生。医护人员使用口罩是减少呼吸道病毒传播的一种既定有效的干预措施。手是 HRV 传播非常重要的中介，手接触鼻腔分泌物可造成自我感染，良好的手卫生习惯可以预防 HRV 的传播。

七、HRV 感染的研究前景

由于 HRV 有多种血清型，现有疫苗研发不乐观，但随着生物技术的飞速发展，有望利用对 HRV 全基因测序设计出新一代抗病毒活性疫苗，并开发大范围用于临床的 HRV 检测技术。随着基础研究的不断深入，希望未来能够开发出可大范围用于临床的抗 HRV 的预防及治疗药物，为防止严重公共卫生事件的发生做出努力。

（王石磊　邢丽华）

第三节　移植术后巨细胞病毒肺炎的防治策略

人巨细胞病毒（CMV）是一种 β-疱疹病毒，它拥有 236 kb 的基因组，包括双链 DNA、4 种 mRNA，并有蛋白衣壳和脂蛋白包裹，是已鉴定的最大的人类疱疹病毒的一种。CMV 最初在 20 世纪 50 年代被报道，当时它从播散性疾病婴儿的尿液中被分离出来，被称为巨细胞包涵体病。在世界上许多地区，绝大多数成人呈 CMV 血清阳性。一旦感染，个体通常终身携带 CMV。在免疫功能低下宿主中，CMV 感染的临床表现可能受到多种宿主和病毒因素的影响，其中感染类型（原发性、再激活与重复感染）、特定移植环境［实体器官移植（SOT）与血液细胞移植（HCT）］和免疫抑制程度尤为明显。临床表现从轻度流行性感冒样发热性疾病［特别是原发性感染，如供体阳性 / 受体阴性（D+/R−）SOT 受者］，到危及生命的组织侵袭性（终末器官）疾病，最常见的是累及肺部、胃肠道（GI）、肝、眼（视网膜炎）或中枢神经系统，而来自潜伏期的重新激活通常最初可无症状。

CMV 感染后可通过直接及间接效应对人体造成危害。直接效应方面，CMV 感染和潜伏状态下的病毒再活化，播散入血，导致 CMV 综合征或终末器官病变。间接效应方面，CMV 感染增加其他病原体（如细菌、真菌和病毒）感染的风险；且由于 CMV 具有调控免疫系统的能力，感染后可诱发受体的移植物功能丧失、全身微血管病变及冠脉病变等。CMV 肺炎是移植患者最常见的感染性并发症之一，一旦发生，病情进展迅速，患者往往在短期内死于呼吸衰竭，病死率高达 30% ~ 50%。

随着各种预防策略的实施，CMV 疾病的发病率和相关的短期可归因死亡率已经降低。CMV 继续对移植受者产生显著的负面影响，这既是由于相关宿主反应和组织损伤（CMV 疾病），也是通过 CMV 介导的复杂生物学效应对移植结果产生负面影响（间接影响）。

一、CMV 感染高危因素

CMV 感染的常见高危因素有：CMV 血清抗原（IgG）阳性、急性移植物抗宿主病（GVHD）、泼尼松使用［1 mg/（kg·d）］或等量糖皮质激素使用、T 淋巴细胞消耗、单倍体相同供体、脐带血移植、不匹配或不相关供体、老年人、HCT 后使用环磷酰胺。移植前受体 CMV 血清状态仍然是异基因 HCT 后 CMV 感染最重要的预测因子，所有患者和供体在接受 HCT 检测前均应进行 CMV 特异性 IgG 检测（A-Ⅱ）。

2018 年国际版 SOT 指南建议移植前对供体和受体进行 CMV IgG 血清学检查以进行风险分层，并不建议进行 IgM 检测，风险程度依次为：D+/R- > D+/R+ > D-/R+ > D-/R-，因此，D+/R- 受体人群属于极高危人群。移植前血清学呈阴性，建议在移植时重复进行血清学检测。在成人中，供体中模棱两可的血清学检测结果应被视为阳性，而在受者中，该结果应被解释为将受者分配给最高适当的 CMV 风险组，以进行移植后管理决策。

另外，免疫抑制的程度对 CMV 感染也有一定的影响，免疫抑制越强，受体 CMV 感染的风险越高、程度越重。抗淋巴细胞球蛋白类制剂，如抗胸腺球蛋白或抗 CD3 单克隆抗体的使用，使 CMV 感染的风险增加 3 ~ 4 倍。两项系统性综述和 meta 分析表明，与他克莫司相比，在接受含有哺乳动物西罗莫司靶蛋白（mTOR）抑制剂（依维莫司、西罗莫司）的免疫抑制方案的患者中，CMV 感染 / 疾病的发病率较低，表明此类患者可能需要较少的预防。在一项单中心前瞻性研究中，在 288 例随机接受 3 种免疫抑制方案中 1 种的患者中，观察到接受 2 种依维莫司方案中任一方案的患者 CMV 感染 / 疾病发生率低，CMV 比例分别降低 90% 和 75%。其他疱疹科病毒或 EB 病毒、人疱疹病毒 6 型等病毒感染属于协同高危因素。

二、CMV 肺炎诊断

血液中 CMV-DNA 的定量 PCR（qPCR）具有高灵敏度和高通量特点，已成为首选的诊断方法。因此，它被广泛纳入诊断 CMV 疾病的临床手段，确定何时开始抢先抗病毒治疗，并监测感染 / 疾病过程。2010 年，WHO 引入了一项国际参考资料，为实现这一目标取得了重大进展。然而，不同的 PCR 检测平台 / 检测方法之间的可变性问题仍然存在。最近的研究已经确定了 CMV-qPCR 检测中多个有助于变异的其他成分，包括扩增分子大小和 DNA 提取方法，其可变性也受到样本类型的显著影响（如血浆、全血与外周血单核细胞）。然而，新的方法（如微滴式数字 PCR 显示）有望减少 CMV-DNA 载量测量的可变性，但这些方法尚未被广泛使用。人们逐渐认识到这一问题，尽管整合了 WHO 国际标准，但病毒载量定量检测间的变异性仍然存在，共识 / 指南建议使用单一样本类型和相同的检测方法进行连续检测，以改进对病毒载量变化的解释。尽管血液病毒载量测定具有实用性，但有一些因素限制了它们在某些临床情况下的使用：如区域化［局部 CMV 复制没有伴随病毒血症（讨论诊断胃肠道 CMV 疾病）］、缺乏特定的阈值启动抢先治疗和停止治疗、新的抗病毒药物对 DNA 定量的潜在影响［如莱特莫韦（letermovir），其作用机制影响目标下游的 DNA 复制］，在一系列临床环境条件下，病毒载量阈值预测疾病的模糊性和需要标准化的病毒载量结果报告。

诊断 HCT 和 SOT 受者发生 CMV 疾病的一个具有挑战性的领域是 CMV 肺炎。既往诊断依赖于支气管肺泡灌洗液（BALF）病毒培养阳性，该标本对组织病理学诊断 CMV 肺炎具有很高的敏感性。然而，BALF CMV 培养结果需要区分无症状的病毒脱落（在这种情况下相对常见）和组织侵袭性感染（肺炎）。定性 PCR（结果报告为阳性或阴性）可用于检测 BALF。然而，虽然排除 CMV-DNA 的存在可能有用，但定性 PCR 缺乏特异性，在区分低水平病毒脱落和器官终末疾病方面可能效果有限。在临床上，qPCR 目前被广泛应用，但通常首选 BALF 定性 PCR 诊断 CMV 肺炎。在目前的指南中，可能的 CMV 肺炎的定义包括通过 qPCR 检测 BALF 中的 CMV-DNA，结合在适当临床环境中肺炎的临床症状和（或）体征。

目前 CMV 肺炎的主要诊断标准为：①符合移植宿主因素。②具有 CMV 肺炎的临床表现，如发热、咳嗽、气促或呼吸困难、第 1 秒用力呼气容积（FEV_1）≤ 80% 基础值、需要氧气支持或原有基础上对氧气的需求增加。③典型的胸部影像学改变，胸部 X 线检查以间质性肺炎的细小网格影及小结节影为主要表现；胸部 CT 表现为磨玻璃影、直径< 1 cm 的小结节影，缺乏大的结节影及有支气管充气征的实变影。④血清 CMV PCR 阳性（PCR 定量检测阈值> 10^3 copies/ml 为病毒复制阳性），伴 BALF 中 CMV PCR 阳性或培养阳性。⑤具有 CMV 综合征的临床表现，如白细胞计数或血小板减少、关节或肌肉疼痛等。⑥肺活组织检查发现 CMV 包涵体，并排除其他原因（如急性排斥反应）导致的肺炎。上述诊断标准中，若符合 1 ~ 5 项诊断标准中任何 1 项及第 6 项，或符合 1 ~ 4 项诊断标准，均可诊断为 CMV 肺炎。

CMV 肺炎主要分为急进型和缓进型。①急进型：在移植术后 1 ~ 2 个月即出现发热、咳嗽、胸闷不适、呼吸困难、活动力下降、缺氧和呼吸衰竭；肺部听诊多无阳性体征，合并细菌或真菌感染者可闻及啰音；肺部影像学主要表现为两肺多发磨玻璃影、直径< 1 cm 的粟粒样结节影（2 ~ 4 mm）；病情进展快，可迅速恶化和死亡；病理学检查显示弥漫性肺泡出血、纤维素沉着。急进型 CMV 肺炎常见于原发感染，受体内无特异性抗体，因而发病急且重，易导致全身病毒血症并继发细菌和真菌感染。②缓进型：在移植术后 3 ~ 4 个月发生，症状与急进型相似，但进展速度缓慢，症状较轻，病死率低；肺部影像学表现为弥漫性间质性肺炎、间质纤维化；病理学检查显示肺泡间质水肿，不同程度的纤维化、淋巴细胞浸润和上皮细胞增生。缓进型 CMV 肺炎常见于 CMV 再感染。

三、CMV 肺炎防治

1. **预防策略** 抗病毒预防和抢先治疗是 HCT 和 SOT 中广泛使用的两种 CMV 预防策略，用于基于受体和（或）供体 CMV 和血清阳性状态的有 CMV 感染 / 疾病风险患者。

（1）抗病毒预防：需要所有高危患者在移植后的特定时间内使用抗病毒药物，目的是在感染 / 再激活风险最大期间维持病毒抑制。对于那些能够耐受该药物的患者，该方法通常能有效地预防病毒血症和疾病，但与预防后相对较高的晚发性 CMV 疾病相关，特别是在 D+/R–SOT 患者中。D+/R– 或 R+SOT 患者通常在移植后 10 d 内予以预防，用药周期一般为 3 ~ 6 个月，心肺联合移植受者长达 12 个月。建议联合使用 CMV 特异性免疫球蛋白制剂与抗病毒药物，口服预防用药时间为半年以上。一般予缬更昔洛韦 900 mg 口服，每日一次，或更昔洛韦注射液 5 mg/kg 静脉滴注，每日 1 次，但中国人群对口服药物缬更昔洛韦的耐受性差，容易出现白细胞下降等骨髓抑制不良反应。因此，推荐普遍预防的剂量为 450 mg 口服，每日 2 次。有大量证据表明，该策略对预防 CMV 疾病有效，并有益地影响 CMV 相关的间接影响（细菌和真菌感染、移植物功能和总生存率），它一直是 SOT 受者预防 CMV 感染的主要策略。随着骨髓毒性更少的抗病毒药物的使用，该策略在 HCT 患者中的应用也越来越广泛。从移植时开始或 HCT 后的第 2 周，每周进行一次感染监测，并持续到 HCT 后的第 100 天；对于接受 HCT 的 CMV 血清阳性患者，在入院前几周接受 HCT 药物（ATG）作为 GVHD 的预防策略，应在入院时开始监测。建议接受 HCT 预防治疗至第 100 天的患者中，在 HCT 后 6 个月（第 180 天）监测感染。此外，建议对在第 100 天后至少有以下 1 种 CMV 感染危险因素的患者［淋巴细胞减少（< 100/mm^3）、第 100 天前的 CMV 感染、GVHD 需要高剂量泼尼松 ≥ 0.5 mg/（kg·d）或同等量的激素治疗、缺乏 CMV 特异性 T 细胞免疫］，需继续监测，必要时启动抢先治疗。在自体 HCT 受体中，大多数情况下不需要采取预防策略，因为自体受体患 CMV 疾病的风险非常低。

（2）抢先治疗：包括定期监测以检测早期 CMV 复制，在预先确定的阈值启用抗病毒药物，以防止 CMV 复制的进展，最终导致 CMV 疾病。当体内检测出 CMV 复制后，立即予以更昔洛韦静脉滴注（5 mg/kg，每日 2 次）或缬更昔洛韦口服（900 mg，每日 2 次）治疗。目前抢先治疗也一直是 HCT 受者首选的 CMV 预防策略，由于可用的抗病毒药物（如更昔洛韦）的毒性，所以仍存在一定的挑战和局限性。中性粒细胞减少是缬更昔洛韦和更昔洛韦治疗 HCT 的常见并发症，应定期评估中性粒细胞绝对计数（A-Ⅲ）。在抢先治疗期间，通常不建议在中性粒细胞降低时减少使用缬更昔洛韦和更昔洛韦的剂量，除非满足下述要求：抢先治疗通常应在诱导给药时持续 2 周直至 CMV-DNA 血症清除，或者如果在诱导治疗 1 ~ 2 周后病毒载量下降，可以考虑改变维持剂量，并持续至 CMV-DNA 血症清除，并可以考虑粒细胞集落刺激因子（G-CSF）支持，直至中性粒细胞绝对计数恢复。然而，随着无显著血液毒性的新型抗病毒药物（即莱特莫韦和研究药物马立巴韦）的出现，在 HCT 环境中进行预防也变得可行，但莱特莫韦对单纯疱疹病毒或水痘 - 带状疱疹病毒没有活性，因此需要阿昔洛韦 / 伐昔洛韦 / 福昔洛韦预防这些疱疹病毒感染。抗病毒治疗期间，建议每周进行 1 次 CMV 病毒载量监测，直至连续 2 次转阴，并持续 CMV 血清指标监测至 12 周。接受第一个疗程抢先治疗的 HCT 患者仍然有复发 DNA 血症的风险，需要额外的抢先治疗。因此，停用抢先治疗后，建议使用缬更昔洛韦口服 900 mg/d（肾功能正常）或二级预防，或监测和抢先治疗。如果实施监测和抢先治疗策略，复发者重新启动抢先治疗应根据机构定义的病毒载量阈值进行修复。通常在第一个疗程中，抢先治疗中使用的相同药物可用于第二个疗程的抢先治疗，有些移植中心使用的是混合方案，先普遍预防较短的一段时间，如果 CMV 检测阳性，再进行抢先治疗。

2. **治疗策略**　受体一旦被怀疑或确诊为 CMV 肺炎时，应适当减少免疫抑制剂的剂量（在没有伴随排斥反应的患者中，建议在以下情况减少免疫抑制：严重 CMV 疾病、临床反应不足、病毒载量高和细胞减少）。根据受体的临床表现以及 CMV 病毒载量的清除程度，进行个体化治疗。对于 CMV 疾病的初始和复发，缬更昔洛韦（每 12 小时 900 mg）或静脉注射更昔洛韦（每 12 小时 5 mg/kg），被推荐为肾功能正常的成人的一线治疗，其中静脉注射更昔洛韦推荐用于处理危及生命和严重的疾病。对于能够耐受并坚持口服药物（强、中度）的轻度至中度 CMV 疾病患者，建议使用缬更昔洛韦，而口服更昔洛韦、阿昔洛韦或伐昔洛韦不推荐用于治疗 CMV 疾病，且常规不推荐使用辅助性免疫球蛋白治疗，免疫球蛋白的使用仍存在争议，因为与单独的抗 CMV 药物相比，没有观察到免疫球蛋白对死亡率有益，且免疫球蛋白治疗 CMV 肺炎的潜在益处的证据极弱。

在治疗期间，建议每周使用按照 WHO 标准校准的检测方法进行血 CMV-DNA 检测以监测反应，并经常监测肾功能以指导剂量调整。仅建议在治疗阶段减少抗病毒药物剂量以适应肾功能恶化，因为次优剂量可能会增加临床衰竭和（或）耐药性的风险。在白细胞计数减少的情况下，在加 G-CSF 和（或）停止其他骨髓抑制疗法之前，不建议将更昔洛韦改为其他药物。而对于更昔洛韦不耐受的患者，膦甲酸钠是推荐的二线药物。由于病毒学反应的个体差异，在治疗的最初几周内，对于 CMV-DNA 血症没有变化或升高的临床改善患者，不建议更换抗病毒药物，临床缓解后，静脉注射更昔洛韦可在能够耐受口服治疗的患者中转换为缬更昔洛韦。抗病毒治疗剂量应至少持续 2 周，直至疾病临床缓解，并在连续 1 周或 2 周的样本中清除低于特定阈值（LLOQ < 200 IU/ml）。

3. **耐药/难治型 CMV**　抗病毒耐药 CMV 是移植中一种罕见但重要的临床问题，潜在的发病机制和危险因素似乎包括 CMV 特异性免疫严重受损、高病毒载量和在不完全抑制抗病毒药物暴露时的病毒复制延长和扩大耐药突变体。SOT 受者的耐药性发生率远高于 HCT 受者。CMV 基因型分析通常用于确认耐药性相关突变的存在，经过 2 周以上的适当剂量的抗病毒药物治疗，CMV 病毒载量未能有 1 log 下降、血浆病毒载量 ≥ 1000 IU/ml，应行上述检测。当怀疑有耐药性 CMV 疾病时，建议在可行的情况下检测相关腔室，因为血浆和玻璃体或体液之间的突变可能存在差异。

对于有视力下降或危及生命的 CMV 感染和疑似抗病毒耐药性的住院患者，建议在等待基因型检测结果时，采用经验性方法转为替代抗病毒药物，通常需要数日至数周。当超过经全剂量缬更昔洛韦或更昔洛韦治疗 2 周后，病毒载量没有降低或临床症状没有明显改善时，应怀疑基因型耐药性。由于潜在的耐药性障碍和不同的病毒学反应动力学的降低，耐药性测试的阈值可能需要从更昔洛韦的阈值中进行修改。

最初，为了检测对更昔洛韦、西多福韦或膦甲酸酯的耐药性，这些检测针对的是

UL97 激酶和 UL54 病毒 DNA 聚合酶基因的狭窄区域，因为所有已知的来自临床分离株的表型耐药性突变都发生在这些区域。UL97 的突变导致了对更昔洛韦不同程度的表型耐药性。相比之下，UL54 的突变可导致对更昔洛韦产生更高水平的耐药性，往往发生在 UL97 突变后的第二步，并可导致对西多福韦和（或）膦甲酸酯的交叉耐药性。在 CMV 耐药性的背景下，目前还没有针对分别包括膦甲酸酯和西多福韦在内的二线和三线药物的随机对照试验。膦甲酸酯与西多福韦相比，西多福韦更容易交叉耐药，这使膦甲酸酯成为 UL97 和 UL54 中治疗更昔洛韦高水平突变耐药的首选药物。目前，一种正在研究的抗病毒药物（马立巴韦）正在研究，以治疗移植受者的 CMV 感染。

四、总结

过去 10 年，在移植环境中，CMV 的预防、诊断和治疗方面取得了重要的进展。预防策略的出现降低了早期 CMV 感染的流行率，使 CMV 的流行病学向晚发性疾病转移。高敏感性的诊断检测改善了移植患者的移植前风险分层和移植后筛查。新的治疗方法，包括注射疫苗和输注病毒特异性 T 细胞（VST），增加了管理 CMV 感染和疾病的选项，然而仍存在诸多挑战。首先，CMV 阳性供体和（或）受体血清状态较差的临床结果相关，这表明需要新的进展来消除 CMV 对移植后患者预后的影响。现有的抗病毒药物存在一些限制，毒性、耐药性和（或）成本，以及其他非药物治疗（如 VST 输注）。同样，诊断工具目前在优化风险分层方面也不精确，导致过度治疗和相关并发症。

在未来，一些关键的进展可能会进一步减少 CMV 对移植的影响。对 CMV 免疫监测分析等诊断工具进行干预研究，可以通过更精确的风险分层，促进越来越有针对性的预防、治疗策略的出台。同样，对新的预防（如疫苗）和治疗（如 VST 输注）战略的严格评估将有助于确定它们在移植和其他临床环境中的潜在作用。目前的治疗毒性和耐药性、药物研发工作仍然是高度优先事项，而疫苗开发仍然是 CMV 感染 / 疾病预防工作的关键目标。

（欧阳恩路　刘于红　解立新）

第四节　新型冠状病毒感染大流行对哮喘和 COPD 患者使用类固醇激素的影响

一、背景

慢性阻塞性肺疾病（chronic obstructive pulmonary disease，COPD）和哮喘是常见的全球性慢性呼吸系统疾病。WHO 估计，全球 COPD 患者约有 2.65 亿、哮喘患者可达 3.39 亿。在新型冠状病毒感染（COVID-19）流行的大环境下，通过对多项观察性研究进行系统回顾及 meta 分析，人们发现是否合并 COPD 及哮喘是影响新型冠状病毒感染患者预后的重要因素。2021 年美国爱因斯坦医学院 Felix M. Reyes 等对 MEDLINE（U.S. National Library of Medicine, Bethesda, MD, USA）、Scopus（Elsevier, Amsterdam, Netherlands）和 medRxiv（Cold Spring Harbor Laboratory, Suffolk, NY, USA）数据库中

21 309 例新型冠状病毒感染患者进行了系统回顾及 meta 分析，其中分别纳入 1465 例合并 COPD、633 例合并哮喘患者。结果表明，在住院的新型冠状病毒感染患者中，合并 COPD 患者死亡风险往往较未合并 COPD 患者更高（OR 2.29；95%CI 1.79 ~ 2.93；I^2 59.6%）。合并哮喘患者和未合并哮喘患者的死亡率没有显著差异（OR 0.87；95%CI 0.68 ~ 1.10；I^2 0.0%），但疾病恶化风险较高。

合并 COPD 及哮喘对于新型冠状病毒感染患者的预后产生影响，可能与新型冠状病毒的黏附位点血管紧张素转换酶 2（ACE2）受体基因的表达有关。吸烟的 COPD 患者将在一定程度上引发 ACE2 受体潜在上调，非吸烟 COPD 患者中继发性炎症信号传导及分泌细胞中 ACE2 受体基因表达上调也将引发 ACE2 受体的表达增加。更重要的是，COPD 人群比普通人群或哮喘人群有更多的合并症，如缺血性心脏病、心律失常、心力衰竭、肺循环疾病和动脉疾病。因此，COPD 人群与非 COPD 人群相比预后不佳比例更高。而我们关注到合并哮喘新型冠状病毒感染患者预后在一定程度上可能优于合并 COPD 的新型冠状病毒感染患者。不同的哮喘表型可能与 SARS-CoV-2 有不同的相互作用：外周血嗜酸性粒细胞低的哮喘患者 ACE2 表达增加，而具有慢性呼吸道过敏史的患者通过白细胞介素下调 ACE2 表达。

类固醇激素具有抗炎和免疫抑制特性。一方面，吸入性类固醇激素可以随着气流以细小分散的气溶胶模式到达下呼吸道及支气管黏膜，这对于治疗炎症性呼吸道疾病（如哮喘或 COPD）特别重要。同时，有学者提出由于皮质类固醇具有抗炎和免疫调节特性，在一定程度上能够下调 SARS-CoV-2 受体表达、减少病毒复制，可能对部分严重和危重的新型冠状病毒感染患者有效。然而，类固醇激素的免疫抑制在对抗病毒过程中可能产生潜在不利影响，例如其所引发的中性粒细胞募集减少和病毒清除延迟等一直是长期用药的慢性肺部疾病患者所关注的问题。根据 WHO 发布的警示：在新型冠状病毒感染流行期间类固醇激素的用药类型、给药途径、药物剂量、给药时间都将影响其安全性、有效性，这一公告引发大家热烈的关注与讨论。

二、新型冠状病毒感染流行的大环境下哮喘人群对类固醇激素的使用

根据最新版 GINA 2021 的主要建议（GINA 策略报告为临床医生提供了每年更新的基于证据的哮喘管理和预防策略）：多项研究表明，应用吸入剂控制哮喘的人群患新型冠状病毒感染风险并未增加，建议继续服用处方哮喘药物，包括单独应用或与 β_2 受体激动剂联合使用的吸入性类固醇激素，以控制症状，降低疾病迅速恶化的风险。

病毒性呼吸道感染可以促进气道上皮细胞内诱导促炎细胞因子（如 IL-1、IL-6 和 IL-11）表达，诱发哮喘和 COPD 等慢性肺病加重。在新型冠状病毒感染病程中观察到相似的促炎细胞因子（包括 IL-1 和 IL-6）的诱导过程及随之而来的病情。新型冠状病毒感染合并哮喘患者的治疗主要目标是防止肺储备能力进一步下降。当出现呼吸峰流速下降等肺功能恶化的情况时，建议吸入性糖皮质激素（ICS）剂量增至基线治疗的 4 倍，以防止严重恶化，降低紧急事件发生的概率。与仅接受吸入短效 β_2 受体激动剂（SABA）治疗的患者相比，使用 ICS/ 长效 β_2 受体激动剂（LABA，如福莫特罗）吸入剂作为维持和缓解治疗（SMART）的患者，如果能够在症状发作时增加按需剂量，其病情严重恶化的风险将会降低 2/3。

此外，由于皮质类固醇具有抗炎和免疫调节特性，其在临床上对重度和危重的新型冠状病毒感染患者有效。在新型冠状病毒感染中，不平衡的炎症反应被认为在低氧血症型呼吸衰竭的病理生理中发挥关键作用。伴随细胞因子和炎症介质过度释放的全身炎症反应可导致肺损伤，并发展为 ARDS。体外研究表明，ICS 具有抗病毒作用的机制包括下调对病毒细胞进入至关重要的 *ACE2* 和 *TMPRSS2* 受体基因的表达，以及减少新型冠状病毒在气道上皮细胞中的复制。日本东京国立传染病研究所的一项体外研究发现，环索奈德和莫米松可以通过靶向处理病毒非结构蛋白 15（NSP-15）阻断新型冠状病毒的复制。与此类似，关于布地奈德和支气管扩张药（格隆溴铵和福莫特罗）的另一项体外研究表明，对人呼吸道上皮细胞中冠状病毒 HCoV-229E 的复制和细胞因子产生将具有抑制作用。

对于尚未感染新型冠状病毒感染的哮喘患者，在新型冠状病毒感染流行的大环境下，能够通过常规治疗而良好地控制症状显得非常重要，将降低疾病恶化风险，减少相关的医院干预需求。这对于患者尽可能减少接触新型冠状病毒的风险、降低不必要的医疗资源消耗具有重要意义。但根据 WHO 警告：在新型冠状病毒感染大流行期间，鉴于新型冠状病毒的传播方式，应尽可能降低气溶胶致病风险，如何选择合适的吸入器对于缓解人们的担忧十分关键。

三、新型冠状病毒感染流行的大环境下 COPD 患者对类固醇激素的使用

早前多项研究表明，COPD 患者停用类固醇激素将增加其肺功能等恶化的概率，这可能与类固醇能够降低 COPD 患者病毒性感染风险有关。体外研究表明，吸入性类固醇激素通过两种主要机制实现抗病毒作用：降低病毒细胞入侵所需的 *ACE2* 和 *TMPRSS2* 基因的表达、减少新型冠状病毒在气道上皮细胞中的复制。最新版慢性阻塞性肺疾病全球倡议（Global Initiative for Obstructive Lung Disease，GOLD）建议：迄今为止，没有任何明确的科学证据支持在新型冠状病毒感染流行期间 COPD 患者应避免吸入或口服皮质类固醇。COPD 患者应保持常规治疗，但同时强调注意个性化管理及用药的重要性。

四、关于药物吸入器的选择

由上可知，对于哮喘或 COPD 患者，为降低疾病恶化风险，应继续使用常规吸入性药物。然而，鉴于新型冠状病毒呼吸道传播特性和空气传播风险，哮喘及 COPD 患者对使用吸入药物显得犹豫不决，同时，雾化治疗很可能会增加新型冠状病毒传播给医护人员及其他患者的风险。

尽管包括加压计量吸入器（pMDI）、干粉吸入器（DPI）或软雾吸入器（SMI）等污染风险较低在内的常用医用气溶胶吸入器被污染的风险较低，但不排除雾化器治疗可能增加飞沫和气溶胶向远处播散病原体的风险。为此，WHO、全球哮喘倡议组织和英国国家健康与护理卓越研究所（the UK's National Institute for Health and Care Excellence，NICE）同时建议：在允许的情况下，应优先使用带有间隔装置的计量吸入器而不是雾化器来输送药物。相应地，当哮喘及 COPD 患者雾化药物不可避免时，必须使用空气传播感染隔离室进行雾化，配备适当的个人防护设备，并同时采取适当的

接触和空气传播预防措施。

五、结论

总而言之，在新型冠状病毒感染流行的大环境下，哮喘及COPD患者继续使用吸入性类固醇激素治疗的益处超过了不确定的风险。鉴于应用吸入性类固醇激素可以降低这两种慢性肺疾病恶化的风险，主流的呼吸和健康学会均提出：不论是否患有新型冠状病毒感染，不建议在哮喘及COPD患者中停用相关药物。一方面，对于未感染新型冠状病毒的哮喘及COPD患者，停用类固醇激素可引发病情恶化，相应升高的住院率将可能增加感染新型冠状病毒的风险。另一方面，对于新型冠状病毒感染合并哮喘及COPD患者，停用此类药物所引发的病情加重可能进一步降低患者的肺储备，对预后造成严重不良影响。

考虑上述原因，临床医生应始终考虑尽可能地维持小剂量的基线治疗，以实现对哮喘患者的症状控制。然而，目前对于COPD人群是否需要维持吸入性类固醇激素的治疗，尚存在不同的观点，但我们对于改善患者肺功能及预后的目标是明确的。与此同时，应注重个体的差异性，意识到制定个体化用药方案具有重要价值。

（王　博　刘于红　解立新）

第五节　糖皮质激素在新型冠状病毒感染 治疗中的多维度思考

目前，糖皮质激素（glucocorticoid，GC）在新型冠状病毒感染（COVID-19）轻症及重症患者中均已显示出显著效果，虽有大量针对其有效性的分析文章，但就其在免疫调节中反复的争论，使得机制分析与临床数据间的矛盾愈加深刻。新型冠状病毒感染暴发以来，危重症支持技术的革新、前沿科技对免疫系统的深入分析、无症状感染者及年龄相关免疫异质性的发现，使我们有机会通过不局限于免疫调节的更新、更全面的视角对该问题进行探索。我们认为，GC在新型冠状病毒感染临床研究中得出的有效性较流行性感冒、严重急性呼吸综合征（SARS）及中东呼吸综合征（MERS）更加显著，是病毒感染特点、免疫异质性、ICU治疗技术进步等在内的综合因素共同促成的结果。

糖皮质激素一直在呼吸危重症中难以割舍。在过去的70年中，我们曾尝试使用一切办法企图在重症感染中得到GC的明确结论，然而，随着充满争议的临床结局及基础研究的不断深入，GC的应用范围逐渐收紧，特别是SARS-CoV-1、流行性感冒、MERS等重症病毒感染方面的令人沮丧的数据，基本上否定了GC的价值。一项对共6548例患者的10项研究进行的meta分析报告称，类固醇的使用与流行性感冒肺炎患者死亡率和ICU住院时间的增加相关。这种效果可能是由于类固醇的免疫抑制作用延长了病毒血症，以及增加细菌重复感染的风险。此外，类固醇可能增加其他系统性并发症的风险，如自身免疫和心血管事件，并可促进对在ARDS患者机械通气中广泛使用的神经肌肉阻断剂的耐药性。

一项关于SARS-CoV-1感染患者使用GC的meta分析发现，在29项评估的研究中，25项研究无有效性结论，4项研究结论认为GC与死亡率增加有关。此外，高剂量的GC与糖尿病和SARS相关精神系统疾病有关。一项纳入30例SARS-CoV-1感染患者采用甲泼尼龙治疗显示，疾病初期的特点是CD4$^+$、CD8$^+$和CD3$^+$细胞显著减少，该类型免疫抑制可能因高剂量GC而恶化，从而增加二次感染的风险。最后，在一项对SARS-CoV-1患者的研究中，将利巴韦林和氢化可的松治疗与安慰剂组进行了比较，发现与安慰剂组相比，接受联合治疗的患者糖皮质激素治疗可能与血浆病毒载量增加有关。

同样，接受GC治疗的MERS-CoV感染患者存在更迁延的病毒复制、需要更强的机械通气、血管收缩剂和肾脏替代治疗，并伴有更高的死亡率，虽然在对一些偏差和混杂因素进行统计校正后没有发现类固醇治疗与90 d死亡率相关。新型冠状病毒感染初期，美国传染病学会（IDSA）曾基于此前未证明有益处的冠状病毒的数据，建议在新型冠状病毒感染期间不要使用糖皮质激素。

正当一系列针对新型冠状病毒感染的药物接连折载时，RECOVERY研究的阳性结果再次将GC推到治疗一线，2020年6月25日，该指南被更新为建议在重症新型冠状病毒感染住院患者中使用GC，而不是不使用糖皮质激素（最好是地塞米松，或甲泼尼龙或泼尼松）。对于无低氧血症的患者，仍不鼓励使用类固醇治疗。鉴于令人信服的益处证据，WHO和若干国家卫生研究所正在更新指南，建议对患有低氧血症型呼吸衰竭的新型冠状病毒感染患者使用地塞米松（WHO，2020）。最近的PRINCIPLE研究也发现，对于未入院但14 d内症状无明显改善的社区患者，雾化吸入布地奈德可以显著改善症状、缩短恢复时间并降低住院率，而这项研究面对的主要是年龄≥65岁或≥50岁并伴有合并症的人群。这就意味着，无论是轻症或重症，GC均显示出明显的优势，根据作者的分析，这与GC对抗局部及全身炎症反应密切相关。

为何GC在新型冠状病毒感染之前的病毒性肺炎或脓毒症及ARDS治疗中争议不断，而在新型冠状病毒感染治疗中取得非常明显的效果？是否新型冠状病毒感染的病理生理机制决定了GC的有效性？这对先前相关感染的研究有何启示？在以后的其他类型病原体感染中有何借鉴意义？

其实，在新型冠状病毒感染前后，已有很多综述从不同方面分析GC的作用机制、临床特点等，企图解开其中的奥秘。然而，越深入研究，越陷入一种极其矛盾的困惑，如重症感染明明伴有严重的免疫抑制，而GC作为强效免疫抑制药物，是如何减少其对适应性免疫的进一步恶化，而发挥免疫调节作用的？如果单从一方面不断深入探索，可能如同盲人摸象，局部永远展现不了GC在某类感染性疾病中的整体特点。我们从多维角度将新型冠状病毒感染疾病特点整个串联起来，跳出免疫的范畴，来寻找一个合适的答案。主要涉及：①为什么会有无症状感染者？②新型冠状病毒与SARS-CoV感染有何异同？③新型冠状病毒对固有免疫和适应性免疫造成何种影响？④感染状态下激素发挥了什么作用？⑤是否有其他因素促成GC在新型冠状病毒感染疾病中的效果？⑥如何看待老年患者的免疫异常？

将这些问题串联起来思考，实际上是统筹新型冠状病毒感染的流行病学和病理生理特点以及研究进展，对危重症免疫治疗有更好的把握。

一、与 SARS-CoV 比较，新型冠状病毒感染有何新特点

冠状病毒亚科有 4 个属（α、β、γ 和 δ 冠状病毒）。感染人类的冠状病毒（HCoV）属于其中 2 个属（α 冠状病毒和 β 冠状病毒）。α 冠状病毒包括 HCoV229E 和 HCoV-NL63，β 冠状病毒包括 HCoV-HKU1、HCoV-OC43、MERS-CoV、SARS-CoV 和新型冠状病毒。冠状病毒基因组编码 4~5 种结构蛋白：刺突（S）、膜（M）、包膜（E）、核衣壳（N）和血凝素酯酶（HE）蛋白。新型冠状病毒在结构和致病性方面与 SARS-CoV 较 MERS-CoV 更相似，两种冠状病毒均使用相同的 spike（S）蛋白与宿主细胞结合，均使用相似的细胞蛋白酶激活 S 蛋白。新型冠状病毒刺突蛋白与 SARS-CoV 刺突蛋白序列相似性为 76%~78%。受体结合结构域（S2）与 SARS-CoV 的 S2 结构域序列相似度为 73%~76%。新型冠状病毒的受体结合基序与 SARS-CoV 具有 50%~53% 的序列相似性，因此这两种冠状病毒具有病毒融合和进入宿主细胞的共同机制。S 蛋白 S1 结构域内的受体结合域（RBD）位于 S1 的 N- 端或 C- 端。S 蛋白与其受体之间的相互作用决定了病毒的物种特异性和组织亲和性。SARS-CoV 和新型冠状病毒利用宿主细胞血管紧张素转换酶 2（ACE2）受体，MHV 与 CEACAM1 结合，而 MERS-CoV 与二肽基肽酶 4（DPP4）结合进入人细胞。病毒成功附着于宿主细胞表面后，利用组织蛋白酶、TMPRRS2 等蛋白酶进入宿主细胞质。这些依赖酸的蛋白酶进行 S 蛋白的裂解，随后病毒和宿主细胞膜融合。虽然 SARS-CoV 与新型冠状病毒具有惊人的相似性，但与 SARS-CoV 相比，新型冠状病毒传播速度更快。这可能是由于冠状病毒之间 S 蛋白的结构差异造成的，这种差异反应在新型冠状病毒的 S 蛋白与 ACE2 结合的亲和力是 SARS-CoV 的 10~20 倍。

二、病毒载量是不是影响病程的决定性因素（为何会有无症状感染人群）

讨论这个问题的原因是既往流行性感冒及 SARS-CoV-1 的研究中发现 GC 与病毒清除延迟有关，很多人相信这可能与病程严重程度转归密切相关。而在新型冠状病毒感染中，无症状感染者的出现使"病毒载量与症状及病程严重程度相关性"这个问题有了新的解读。

无症状感染者的出现与新型冠状病毒本身的免疫逃避效应有关，即可以有效避免启动或延迟启动与 I 型和 III 型干扰素（IFN）相关的固有免疫反应，继而不会激活适应性免疫反应。无症状感染者作为新型冠状病毒宿主，是新型冠状病毒感染大流行的重要原因。首先，无症状感染者分为症状前期人群（即潜伏期人群）和感染后不发病者（即携带者）。无症状感染者在新型冠状病毒感染患者中的总体比例估计为 13.34%。实际上，在无症状个体中，一些感染基本上是症状前感染，即在出现临床症状之前的潜伏期内短暂的无症状状态。在新型冠状病毒感染患者中，症状前感染的比例估计为 7.64%，而大约 8.44% 为隐性感染，在整个疾病过程和延长随访期间无症状。目前已有的证据是无症状患者比有症状患者更年轻，但有症状和无症状感染者的病毒载量无差异。这一点十分重要，因为这意味着病毒引起的病理生理过程，而非病毒本身，才是病情严重程度的决定性因素，那么 GC 延缓病毒的复制也并非其用于治疗的绝对危险因

素。况且目前的研究发现，GC 促进肺部炎症吸收的同时，并不会延缓病毒核酸转阴的速度。

儿童无症状感染者的比例明显高于成人和老年人。在一项 72 314 例病例的回顾分析中，10 岁以下儿童占总体病例的比例不足 1%，大多数受感染儿童的临床症状轻微或无症状，但在呼吸道和粪便中观察到延长的病毒脱落。尽管一些研究认为，无症状人群的病毒清除速度要快于有症状人群，RNA 转阴仍发生在发病至少 2 周后。隐性感染、症状前感染和有症状感染的中位病毒脱落时间分别为 12.1 d、16.6 d 和 16.6 d，无症状个体的中位病毒脱落时间估计为 14.14 d。由于长时间的病毒脱落和缺乏可见特征，无症状的个体被视为一个流行病学上重要的感染源。在被感染的医护人员中也发现了很高比例的无症状个体。有几个原因可能导致这一现象。第一，受影响的医务人员大多为年轻人，他们只表现出轻微或中度临床症状。第二，已知的新型冠状病毒感染高危人群医护人员在暴露后进行紧急密集检测，因此感染更有可能在症状前阶段被发现。在新型冠状病毒感染进化过程中，病毒似乎倾向于持续和适应性地在人群中传播。这也将为在人类与新型冠状病毒感染之间的长期相互作用中产生适应人类宿主的新的突变病毒提供更多机会。而无症状感染者和隐性感染者比例的增加似乎降低了新型冠状病毒的致病性。新型冠状病毒感染的病死率估计为 2.58%，显著低于 SARS-CoV（10%）和 MERS-CoV（35%）。

在无症状感染者中，47.62% 表现为肺部病变。最常见的异常为磨玻璃混浊（41.11%），其次为单侧肺炎（30.95%）和双侧肺炎（27.13%）。可见，虽然没有临床症状，但客观证据提示病毒仍然导致了明显的肺部病变。

因此，对病毒传播性及无症状人群的深入分析有助于我们对病毒感染后究竟是本身致病性强还是其引起的免疫紊乱间接引起系统性损害的可能性大有更全面的认知，从而对病毒清除及免疫治疗有更可靠的背景依据。

三、新型冠状病毒感染发生后 T 细胞变化特点及 GC 的影响

新型冠状病毒感染可启动有效的特异性免疫应答，包括通过辅助 T 细胞（Th）和细胞毒性 T 细胞（CTL）的免疫激活和抗病毒免疫应答，并诱导感染细胞死亡，这是抗病毒机制的核心。轻度新型冠状病毒感染患者的 T 细胞水平升高，产生了强大的抗病毒免疫反应。但由于原始细胞广泛增殖和分化需要时间（一般是在免疫启动后 6～10 d）来产生足够的细胞以控制病毒感染。一旦有足够数量的效应 T 细胞（辅助 T 细胞和细胞毒性 T 细胞）和效应 B 细胞（抗体分泌细胞，称为浆细胞）增殖和分化，它们协同工作，快速且特异性地清除感染细胞和循环中的病毒粒子。在新型冠状病毒感染症状出现后的前 2 周，外周血中有明显的新型冠状病毒特异性 CD4$^+$T 细胞和 CD8$^+$T 细胞；大多数新型冠状病毒特异性 CD4$^+$T 细胞表现出中央记忆表型，主要产生 Th1 细胞因子，而 CD8$^+$T 细胞表现出更多的效应表型。与抗体和 CD8$^+$T 细胞相比，新型冠状病毒特异性 CD4$^+$T 细胞与新型冠状病毒感染病情轻重的相关性最强。CD4$^+$T 细胞有能力分化成一系列的辅助和效应细胞类型，可调节 B 细胞，辅助 CD8$^+$T 细胞，募集固有免疫细胞，有直接的抗病毒活性，并促进组织修复。新型冠状病毒识别表达 ACE2 受体的细胞，包括上皮细胞和巨噬细胞。在正常免疫环境中，受感染的上皮细胞降解病毒颗

粒，并将其呈递给细胞毒性 CD8⁺T 细胞（CTLs）。CTLs 通过经典的 TCR-MHC Ⅰ 相互作用，检测病毒蛋白，释放颗粒酶 B 和穿孔素等细胞毒颗粒，这是 CD8⁺T 细胞的细胞毒分子，有利于消除病毒感染的细胞。但 CD8⁺T 细胞靶向病毒感染的细胞，可通过模式识别受体［PRRs，包括 RIG-I-like 受体（RLRs）和 Toll-like 受体（TLRs）］，识别宿主细胞中的病毒 RNA 或损伤相关分子模式（DAMPs）等病毒病原体相关分子模式（PAMPs），引发炎症反应，导致炎症细胞因子和趋化因子分泌增加，如 IFN-γ、白细胞介素（IL）-6、单核细胞趋化蛋白 -1（MCP1）和 C-X-C 基序趋化因子 10（CXCL10），连同 Th1、Th17、NK 和 NKT 细胞与其他固有免疫细胞一起分泌的细胞因子共同攻击病毒感染的细胞，过度刺激可能导致组织损伤。此外，巨噬细胞通过 ACE2 受体检测新型冠状病毒，并通过 TCR-MHC Ⅱ 相互作用将病毒来源的多肽提供给 Th0，一旦暴露于抗原，Th0 细胞主要向 Th1 极化，释放 IFN-γ 来消灭病毒，Th2 触发体液介导的免疫反应和抗新型冠状病毒的抗体分泌。在免疫功能不强的环境中，新型冠状病毒通过 ACE2 受体识别上皮细胞或巨噬细胞。病毒 RNA 通过劫持宿主的转录机制进行复制。而 CD4⁺T 细胞和 CD8⁺T 细胞不能提供足够的细胞 / 体液介导的免疫反应来消除病毒感染的细胞，这些病毒的后代会感染多个细胞，导致组织损伤和进一步的致命并发症。从高比例的 HLA-DR（CD4 3.47%）和 CD38（CD8 39.4%）双阳性细胞中得到的证据显示，新型冠状病毒感染患者 CD4⁺ 和 CD8⁺T 细胞数量大大减少，伴有过度激活。同样，SARS-CoV 患者的急性期严重反应与 CD4⁺T 细胞和 CD8⁺T 细胞的严重下降有关，可能由淋巴细胞在肺内的浸润和（或）细胞凋亡导致，因为单细胞分析发现 ACE2 表达与 IFN 信号呈正相关，重症患者标本中 CCL2、CCL3、CCL20、CXCL10、IL-8 和 IL-1B 基因表达水平较高，从而促进 T 细胞在肺部聚集。而适应性免疫细胞浸润肺可导致炎症反应增强，导致肺水肿。在严重的新型冠状病毒感染病例中，IL-1β、IL-6、IL-2、IL-10 和肿瘤坏死因子（TNF）-α 等细胞因子的产生增加，导致细胞因子风暴产生，引发进一步的不利后果，最终也可导致淋巴细胞减少。

另外，Th0 细胞向 Th17 表型启动，导致 TH1 介导的免疫应答受到抑制，也在炎症因子风暴中发挥重要作用。在新型冠状病毒感染中，T 细胞不但数量耗尽，也通过未知的机制过度表达 PD-1、CTLA-4、TIM-3 和 TIGIT 等衰竭标志物。在持续抗原刺激下，持续表达抑制性免疫检查点可导致效应功能的渐进性丧失，这是不同严重程度病情中免疫异质性的一个特点。

其他发现，例如与健康对照组相比，新型冠状病毒感染患者中活化 T 细胞（CD4⁺HLADR⁺CD38⁺）和衰竭或衰老 T 细胞（CD4⁺PD-1⁺ CD57⁺）的比例均较高。与健康对照组和轻症患者相比，重症患者中以低表达 IFN-γ、IL-2 和 TNF-α 为特点的 CD4⁺T 细胞比例较高，且 PD-1、CTLA-4、TIGIT、granzyme B 和 perforin 表达水平较高的 CD8⁺T 细胞增多，提示新型冠状病毒感染可导致 CD4⁺T 细胞功能受损，维持 CD8⁺T 细胞的过度激活。此外，新型冠状病毒感染重症患者循环中 CD8⁺ PD-1⁺ CTLA-4⁺ TIGIT⁺ T 细胞的频率高于轻症患者，提示其可能衰竭。也有研究指出，与中度感染患者相比，重症患者的 BALF 内巨噬细胞和中性粒细胞水平较高，但 DCs 和 CD8⁺T 细胞水平较低，但重症中 CD8⁺T 细胞增殖更多，但克隆扩增较少，这表明严重病例中 CD8⁺T 细胞对新型冠状病毒的应答可能受到抑制，可能与新型冠状病毒引起的 Ⅰ 型 IFN 表达降低有关。

因此，新型冠状病毒感染不同导致很强的异质性，适应性免疫的不同参与细胞因疾病严重程度、不同时间点及个体差异等原因会有复杂的变化，同时研究的异质性使不同文献结论有矛盾的可能，进行综合解读可能会带来一定的困惑，大体规律基本如图 8-1（彩图 12）所示。

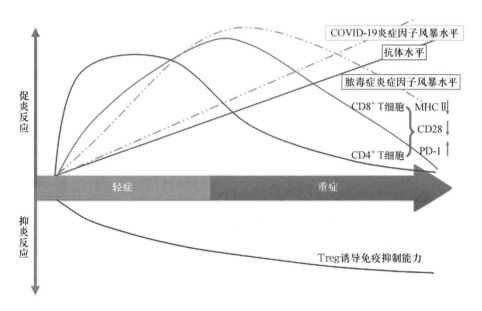

图 8-1（彩图 12） 轻症和重症新型冠状病毒感染患者整体免疫变化趋势

对 GC 对免疫的影响的理解主要来自使用外源性 GC 来治疗免疫或炎性疾病。然而，越来越清楚的是内源性 GC 既促进又抑制 T 细胞免疫。免疫激活和由此导致的促炎细胞因子循环水平的增加是内源性肾上腺 GC 合成最有效的诱导因素之一。内源性 GC 水平在多种病原体的作用下迅速上升，包括许多病毒性、细菌性和寄生性感染。肾上腺 GC 的产生与 IFN-γ、IL-1β、IL-6、IL-8、粒细胞 - 巨噬细胞集落刺激因子（GM-CSF）和 TNF 等细胞因子的增加密切相关，并可在感染后数小时内开始，通常是对固有免疫细胞产生这些细胞因子的反应。内源性 GC 现在被认为对 T 细胞功能有不同的增强作用，在胸腺中选择合适的 T 细胞受体（TCR），调节 T 细胞在不同解剖结构之间的交流，在促进 Th2 细胞功能的同时抑制 Th1 应答，特别是对 IL-17 辅助 T 细胞应答的影响，及促进记忆 T 细胞的分化和维持。此外，除远距离功能外，肾上腺外（局部）产生的 GC 作为旁分泌信号，特别针对胸腺、黏膜和肿瘤中不同环境中激活的 T 细胞。这些在发育和免疫反应期间对不同 T 细胞群的多效性影响，为 GC 如何形成免疫提供了微妙的理解。虽然 GC 信号可以增强 T 细胞功能，但升高的内源性 GC 的主要作用是压倒性地抑制 T 细胞效应反应。在肾上腺不产生 GC 的情况下，病原体的清除速度要快得多，但其代价是由于不受抑制的 T 细胞反应、细胞因子风暴和血管冲击而增加死亡率。因此，内源性 GC 对效应 T 细胞反应是一个重要的制动。

GC 可以通过减少固有免疫细胞的抗原呈递、共刺激和细胞因子产生功能来抑制 T 细胞反应的启动，也会引起未成熟胸腺细胞以及 T 细胞肿瘤的细胞死亡。T 细胞对 GC

诱导的凋亡的敏感性取决于固有细胞因子，如 GC 暴露的激活程度和时间（激活前、激活中或激活后）。GC 的许多最重要作用是它们直接作用于 T 细胞，主要通过调节免疫调节蛋白、抑制性受体和凋亡基因的表达增加，促炎细胞因子、共刺激分子和细胞周期介质的表达减少这些关键的转录环节。GC 抑制 T 细胞表达共刺激分子（如 CD2、CD28 和 41bb）和 细 胞 因 子（包 括 IL-1、IL-2、IL-4、IL-5、IL-6、IL-8、IL-9、IL-13、IL-22、TNF、TSLP、IFN-α、IFN-β、IFN-γ）和趋化因子（包括 CCL3、CCL4、CCL5、CCL7、CCL8、CCL11 和 CCL13）。GC 在转录后水平间接诱导 NK 细胞 PD-1 的表达，在 T 细胞中也观察到 GC 通过 GR 结合 PDCD1 启动子的 PD-1 转录的反式激活，从而上调 PD-1。此外，GC 上调 CTLA4、LAG3 和 TIM3 等共抑制分子。总的结果是对 T 细胞效应程序的强大抑制。

尽管 GC 信号的总体作用是抑制 T 细胞的激活，但亚群的差异性抑制意味着 GC 促进特定的 T 辅助细胞反应：它们能有效地抑制炎症型 Th1 反应，中度抑制 Th2 细胞反应，并对产生 IL-17 的 Th17 有允许作用。GC 整体抑制 Th1 细胞反应，可通过有效抑制巨噬细胞和树突状细胞产生 IL-12 和 IFN-γ，减少 Th1 细胞的诱导，但由于 T 细胞来源的细胞因子在持续的免疫反应中可加强 T 细胞的分化，所以 GC 对 T 细胞分化的影响很大程度来源于 GC 在 T 细胞内的直接作用。抑制 IL-12 诱导的 STAT4 磷酸化可抑制其激活和由此产生的转录活性，抑制 STAT1 基因表达可抑制 IFN-γ 信号转导，这两种作用均可阻止 Th1 细胞分化。GC 进一步抑制 Tbx21 和 Ifng 基因的表达，GR 直接与 T-bet 蛋白结合，阻止 Th1 细胞转录程序的表达。

GC 抑制 Th2 细胞分化的程度远小于 Th1，可以说是优先允许 Th2 细胞应答。通过抑制固有免疫细胞 IL-12 和 IFN-γ 的产生，阻止 Th1 细胞分化，使 Th2 细胞摆脱抑制。但 GC 诱导的 MKP1 可抑制 p38 的激活和 GATA3 的诱导，从而抑制 Th2 细胞内 IL-4、IL-5 和 IL-13 的表达。

在 Th17 方面，GC 上调 T 细胞 IL-1 和转化生长因子（TGF）-β 受体的表达，并与 IL-6 激活的 STAT3 协同，促进 Th17 细胞分化。此外，虽然 GC 可以抑制 Th17 产生 IL-22 和 GM-CSF，但 GC 可以增加 RORγt 表达和 IL-17 产生。因此，一般来说，GC 允许甚至促进 Th17 反应。

由此可见，GC 对 T 辅助细胞分化的作用具有明显的层级关系，即强抑制 Th1 细胞，中等抑制 Th2 细胞，允许 Th17 细胞应答。这一层次延伸到辅助 T 细胞的存活，与 Th2 细胞和 Th17 细胞培养相比，GC 处理导致 Th1 细胞的特异性凋亡至少增加了 3 倍。这种差异是由于 Th1 细胞中 GC 诱导 BCL-2 较弱，诱导 BIM 更强，而 Th2 细胞和 Th17 细胞中 BCL-2 表达稳定或增加，从而拮抗了 GC 诱导的凋亡。

与辅助 T 细胞不同，胸腺外 Treg 细胞的分化明显是由 GC 信号促进的。TGF-β 受体、FOXP3 和 IL-10 的上调与 Treg 细胞分化和功能的增加是一致的。此外，GR 在 Treg 细胞分化过程中上调，GC 反应性 Gilz 促进 Treg 细胞分化。动物研究发现，促进 GR 在 T 细胞中过度表达可减少大约 50% 的 T 辅助细胞数量，但它对 Treg 细胞数量没有抑制作用，甚至可能增加。此外，GR 敲除的 Treg 细胞特异性缺失可加剧结肠炎。更引人注目的是，GR 敲除小鼠对 GC 治疗自身免疫病或过敏性疾病的反应性很差，因此在效应 T 细胞应答中，诱导 Treg 细胞活性可能是 GC 免疫抑制的主要机制。与其他辅助 T

细胞相比，Treg 不太容易受到 GC 诱导细胞凋亡，GC 在 Treg 细胞分化和功能中发挥重要作用，增强 Treg 细胞功能是内生 GC 增强免疫抑制的一个主要机制。

危重症后期血液检测发现 Tregs 比例显著升高，PD-1 及 PD-L1 表达显著增多，而除 Tregs 外的其他 T 细胞的数量及比例均显著降低，且 28 d 生存 / 死亡患者脓毒症初期均伴有淋巴细胞减少症。危重症中适应性免疫的变化趋势与 GC 干预后的趋势方向相同，意味着在危重症中以淋巴细胞来探索评估 GC 的机制和治疗是不合理的，需要从大局进行深入分析。

四、新型冠状病毒感染发生后固有免疫细胞的行为特点

在经典病毒感染模型中，固有免疫系统在感染后几小时内迅速识别感染并触发 I 型 IFN 表达和相关分子的预警信号。该反应可限制病毒在受感染细胞内的复制，在局部组织环境中创造抗病毒状态，包括招募固有免疫系统的效应细胞，以及启动适应性免疫反应。对新型冠状病毒的固有免疫反应最初是由肺上皮细胞、肺泡巨噬细胞和中性粒细胞引起的，这些细胞释放促炎因子和抗病毒 IFN（I 型和 III 型），随后触发包括 T 淋巴细胞和 B 淋巴细胞在内的适应性免疫反应。固有免疫中，中性粒细胞和单核细胞发挥重要的吞噬功能，这两种细胞进入外周血后功能开始分化。中性粒细胞可在外周血中存活数小时至数日，然后发生凋亡，并被组织内吞噬细胞清除。感染发生后，机体局部的防御机制包括弹性蛋白酶的释放、过氧化物调节因子的表达、细菌吞噬功能加强、细胞内杀伤作用。中性粒细胞释放 DNA 后可形成中性粒细胞外诱捕网（NETs），可辅助捕获病原体并激活局部凝血反应。脓毒症中，中性粒细胞特征性改变是抵抗凋亡活性加强。体外培养时，中性粒细胞约 50% 在 24 h 后发生凋亡，但是脓毒症时此比例会降至 5%~10%。单核细胞可在外周血中存活数日，然后进入组织中，成熟后变为巨噬细胞或树突状细胞，从而调节局部免疫反应。主要组织相容性抗原 HLA-DR 表达的降低是脓毒症时单核细胞的典型变化，并且这种变化与感染严重性及死亡风险升高持续相关，故其水平目前被认为是指导免疫调节治疗的潜在标志物。

炎症因子风暴仍然是主导新型冠状病毒感染病程的核心，这个论断是目前支持 GC 有效性的最合理的逻辑推断。细胞因子风暴是指在各种病理条件下检测到的大量促炎因子和趋化因子，这是新型冠状病毒感染患者的关键病理特征之一。在新型冠状病毒感染危重患者中，细胞因子风暴由多种免疫细胞类型，包括巨噬细胞、中性粒细胞、树突状细胞、NK 细胞、B 细胞和 T 细胞引起，特别是固有免疫细胞释放的 TNF-α、IL-6 和 IL-1β 是新型冠状病毒感染晚期患者细胞因子释放综合征和严重全身炎症反应的主要驱动力之一，其中一些可能是导致这些患者淋巴细胞减少和（或）Th1 反应不足的潜在机制之一。在新型冠状病毒感染重症病例中，血清 TNF-α 和 IL-6 水平升高与 T 细胞总数呈负相关，表明这些细胞因子可能参与了淋巴细胞减少和 T 细胞损失；而恢复期患者血清中上述细胞因子水平显著降低，T 细胞计数恢复。趋化因子和细胞因子，如 CCL2/3/5、CXCL8/9/10 和 IFN-c、TNF-α、IL-1β、IL-1RA、IL-6、IL-7、IL-8、IL-12、IL-33、粒细胞 / 粒细胞 - 巨噬细胞集落刺激因子（G-CSF 和 GM-CSF）、血管内皮生长因子 A（VEGFA）和血小板衍生生长因子亚单位 B（PDGFB）水平升高，促进其他白细胞向组织募集，促进效应功能，导致严重的 ARDS 和组织损伤。此外，Th17 来源

的细胞因子与 ARDS 患者的病理生理特点密切相关，这些因子最终引起弥漫性肺泡损伤和肺泡透明膜损伤，导致间质增宽和水肿，血管通透性增加，并启动凝血级联反应。此外，约 17% 的新型冠状病毒感染康复患者呈纤维状条纹，提示病变是在慢性肺部炎症过程中形成的，这是不同病因导致 ARDS 恢复期殊途同归的表现。

炎症细胞因子激活的 HPA 轴产生 GC 通过负反馈回路参与免疫反应的下调，以恢复稳态。单核细胞和巨噬细胞是最有效的促炎介质的产生者。因此，这些细胞是 GC 限制压倒性和持续炎症的主要目标。在体外，GC 下调髓系的细胞因子 IL-1β、IL-6、IL-12、TNF-α、GM-CSF、MCP-1 和 IL-8，同时抑制酶的合成，如 iNOS 和 COX-2。体内研究发现，骨髓特异性 GR 敲除小鼠的脓毒症休克模型中，由于缺乏对通过 GR 在单核细胞、巨噬细胞和粒细胞中控制 TNF、IL-6 和 IL-1β 的产生，导致死亡率显著升高。其他关于 GC 对髓系影响的研究表明，炎症过程中内源性 GC 的释放也是炎症放大阶段向消退阶段转变的重要机制。一项对 GC 处理的人单核细胞整体基因表达的研究表明，GC 不仅抑制单核细胞的炎症功能，而且诱导单核细胞向抗炎激活表型转变，包括增强吞噬特性、迁移行为和防止凋亡。此外，GC 也可以诱导单核细胞、小鼠腹膜和骨髓巨噬细胞产生 IL-10。

GC 还上调人单核细胞和巨噬细胞中 CD163 的表达。CD163 是激活的巨噬细胞的标志物，可增加人巨噬细胞通过吞噬作用清除凋亡细胞的能力，从而有助于减轻炎症。GC 也会影响抗原呈递。脓毒症患者高皮质醇水平与循环单核细胞主要组织相容性复合体（MHC）Ⅱ类表达下调有关，从而降低单核细胞诱导效应 T 细胞激活的能力。因此，GC 刺激单核细胞 / 巨噬细胞优化清除细胞碎片和死亡的中性粒细胞来缓解炎症，同时特异性免疫调节机制在炎症过程中协同工作，使免疫系统准备好对应激源做出有效反应，然后关闭免疫反应，恢复内稳态。因此，我们有理由认为，全身炎性疾病中 GC 治疗的时机可能是临床结果的关键决定因素。如同 RECOVERY 研究指出的，GC 在新型冠状病毒感染症状出现 7 d 后接受治疗的患者中获益最明显，此时炎症性肺损伤可能更为显著。

五、年龄—免疫—易感性—免疫—糖皮质激素

在像新型冠状病毒感染这样异质性的传染病中，宿主因素是决定疾病严重性和进展的关键。高龄本身是严重新型冠状病毒感染极其不利健康结果的最重要的风险因素。中国早期的数据表明，新型冠状病毒感染病死率随年龄增长而增长，从 0.4%（≤ 40 岁），到 1.3%（50 ~ 69 岁），到 3.6%（60 ~ 69 岁），再到 8%（70 ~ 79 岁），14.8%（≥ 80 岁）；总病死率为 2.3%。美国疾病控制和预防中心（CDC）报告的数据也显示，老年人因新型冠状病毒感染住院、ICU 住院和继发死亡的比例显著高于任何更年轻的年龄组（> 65 岁）。美国各地养老院的新型冠状病毒感染病例和死亡人数也很能说明问题。目前，美国有 150 万疗养院居民，不足总人口的 0.5%。然而，约 7% 的新型冠状病毒感染确诊病例发生在这些老年人中。此外，美国 40% 的新型冠状病毒感染死亡病例都发生在这些区域。毫无疑问，老龄化是严重新型冠状病毒感染疾病及其不良健康结局（包括住院、ICU 住院和死亡）的重要危险因素。与 20 岁的人相比，65 岁的人死于新型冠状病毒感染的风险高 90 倍，75 岁的人死于新型冠状病毒感染的风险高 200

倍（CDC，2020 年）。

年龄相关的重要免疫因素是炎性衰老（inflammaging）。人类正常衰老的一个特征是年龄相关的、非感染状态下的、慢性、低水平炎症反应。以 IL-6 为代表的慢性炎症反应导致适应性免疫随着年龄的增长而下降，而先天免疫经历了更微妙的变化，如白细胞浸润持续产生以杀死病原体为目的的活性分子，但最终破坏组织的结构和细胞成分；激活免疫细胞产生细胞因子的生产放大或调节炎症反应和改变附近细胞的表型，往往损害正常组织功能；许多老化的组织结构可能处于慢性炎症状态，尽管没有感染的迹象；合成代谢信号也受到持续慢性干扰等。这些与年龄相关的变化很可能是由于终生接触病原体和抗原、内源性宿主来源的细胞碎片（损伤相关的分子模式，即受损的细胞器、细胞和大分子）以及免疫细胞的内在变化和可能的遗传倾向造成的。一个主要的机制可能是持续的慢性感染，如由巨细胞病毒引起的感染与加速免疫衰老有关。引起炎症的各种刺激集中在少数基本机制和途径上，如 NF-κB 和 Nlrp3 炎症小体的激活，负责产生炎症分子。随着线粒体功能障碍、DNA 损伤、DNA 损伤反应和细胞衰老而产生的活性氧是这种情况下的主要参与者。根据现有的证据分析，这种年龄相关的慢性促炎性免疫状态的改变进一步增强了新型冠状病毒感染时的炎症反应，导致老年人细胞因子风暴的恶化。它还可能影响 ACE2 的表达，促进病毒进入。

了解儿童对新型冠状病毒的防御机制，可以从另一个角度了解老年人的适应性免疫的脆弱性。与成人病例相比，儿童新型冠状病毒感染病例中 CD4$^+$ 和 CD8$^+$T 细胞总数以及 CD4$^+$ 和 CD8$^+$T 细胞计数明显更高。另外，儿童新型冠状病毒感染表现出低于成人新型冠状病毒感染患者的 T 细胞活化水平，表明儿童对新型冠状病毒感染有更好的免疫系统控制和调节。在新型冠状病毒感染中，胸腺功能可能在保存 T 细胞方面发挥重要作用。Liu 等的研究表明，胸腺素 α1 逆转了淋巴减少和衰竭的 T 细胞，降低了成人重症新型冠状病毒感染的死亡率。此外，尽管儿童的免疫系统尚未发育完全，但他（她）们仍表现出很强的先天免疫力。一种可能性是儿童期定期接种的不同疫苗训练了体内的免疫反应，这是否适用于老年人（即接种其他不相关疫苗，如流感疫苗的潜在保护作用）仍有待研究。而 T 细胞应答对预防严重新型冠状病毒感染很重要，T 细胞应答越早越好，但幼稚 T 细胞的丰度随着年龄的增长而显著下降，新型冠状病毒感染疾病严重程度与幼稚 T 细胞频率呈负相关，所以老年人在感染早期不足以产生可检测到的新型冠状病毒 T 细胞反应，或使新型冠状病毒 T 细胞反应如此缓慢，以致病毒有太多的优势无法克服。同时，SARS 的早期先天性免疫逃避，T 细胞反应启动的普遍延迟可能会加剧这种情况。因此，老年人不太可能对新型冠状病毒做出协调的适应性免疫反应。

这种年龄导致的慢性炎症衰老反应对固有免疫和适应性免疫的影响显著降低了 GC 治疗的敏感性，从而导致了高龄（> 70 岁）患者无法从 GC 中获益，这一点从 RECOVERY 研究的后期分析中得到体现。因此，在考虑如何应用 GC 治疗时，一方面要考虑病情的严重程度；另一方面也要分析患者年龄相关的基础免疫状况。

六、其他影响 GC 作用的因素——危重症治疗的进展

2003 年 SARS 暴发期间，大部分研究集中在无创机械通气对病情的改善上，而对

于有创机械通气的患者并没有做更深入的研究，虽然当时保护性通气等各种研究正在国际上逐步开展，此处涉及一个很重要的现实，就是在对 ARDS 认识不深入时采取的以高潮气量为代表的不恰当的通气方式造成二次打击，反而是加重病情的一个很重要的原因。二次打击的危害是深远的，有时甚至超过了原发病本身导致的危害的严重程度，甚至造成了患者死亡，这很可能是诸多 GC 临床研究无阳性结果甚至有害的重要原因。而这种打击很大程度上是当时的临床技术阶段难以认知的。同时，多种因素叠加进一步加重了患者病情转归的不确定性。这种现象可以通过混沌理论来解释。混沌理论认为，动态系统对初始变化高度敏感。应用于危重症治疗，即使在诊断或治疗创伤、败血症或肺损伤时延迟数小时，也会导致不可逆转的巨大生理变化，这将变得越来越难以克服。传统的 ARDS 治疗研究通常纳入 ARDS 渗出期的患者，此时肺损伤的轨迹可能是不可逆的，或至少是极难改善的。在不同的时间线上，如果再叠加其他医源性损伤因素，如高潮气量通气、延迟复苏、不恰当的抗感染方案、再灌注损伤、高浓度吸氧、持续仰卧位、误吸、容量过负荷、呼吸机相关性肺炎等 2003 年以前普遍存在的治疗手段，病情的不确定性会被不断放大，如此往复，最后造成崩塌式结局。在对既往文献的分析综合后，发现感染患者在医院获得的二次打击是导致高死亡率的重要原因，这些问题在一定程度上加重了患者的死亡风险，假如参与到药物临床干预试验中，往往会因为这些打击造成的损伤过重而不会体现出显著性差异。各地、各时间段进行的 GC 的临床研究结果的异质性就很好地体现了这一点。

危重症治疗技术的进步为 GC 干预治疗提供了新的应对环境，可能使临床研究出现更显著的结果。近年来，危重症发病率虽呈进行性增加，但相关死亡率进行性下降，提示对脓毒症休克患者的管理有所进步［mortality：40% in 2003 to 26.5% in 2016，average annual decline，1.4%（95%CI 0.4 ~ 2.3）；P=0.009 for linear trend］。死亡率的降低主要是由于抗生素的合理应用及呼吸支持技术的改善等。其他研究也发现虽然 1999—2013 年，15 年间脓毒症在 ICU 的发病率和严重程度逐渐升高，但粗死亡率下降了18%，特别是合理的抗生素联合治疗使菌血症的发病率显著降低。

只有在暴风雨平静之后，我们才能比较矮处礁石的高低。通过对二次打击的预防和危重症临床路径的完善，致力于细节改善的药物干预才能显示出其优势。近年来，几项关于 GC 在危重症中应用临床研究，以及新型冠状病毒感染暴发后 GC 治疗的阳性结果很好地说明了这一点。因此，我们对近年来危重症临床研究的解读及与过去研究的比较，一定要基于总体治疗方案进步这个大背景，而且很多既往理论上有效而在临床试验中阴性的药物，在新的治疗理念下，也许会有更好的结果。

GC 方案的优化及危重症支持手段的进步使 GC 除免疫抑制外的不良反应不再成为一种担忧。曾经报道过的不良反应主要有消化道出血、二次感染、高血糖、高钠血症、神经肌肉无力及骨质疏松等。实际上，除高血糖和高钠血症外，其他不良反应均无统计学差异。

七、总结

GC 虽然是一种老药，多年已无创新，但由于其对不同类型细胞产生的复杂的调节作用以及明确的抗炎效果，在危重症治疗中仍持续受到关注。GC 的临床应用史实际上就是人们对免疫系统不断探索及危重症治疗支持技术不断进步的历史。随着各类组学及单细胞研究的深入，GC 的作用机制会更加明确，基于不同危重症亚型的个体化免疫调节治疗必然会给临床带来更多获益。

（宋立成）

第九章　真菌性肺炎

第一节　侵袭性肺曲霉病的 CT 影像学特点

侵袭性肺曲霉病常见于免疫缺陷患者，但部分肺曲霉病患者并无严格意义上的免疫缺陷，其在影像学上具有一定的特征，本节主要就其影像学表现及其与其他真菌感染疾病的鉴别进行介绍。

一、肺曲霉病概述

大多数肺曲霉病患者并无严格意义上的免疫缺陷，37.8% 的患者甚至无任何慢性基础疾病。侵袭性肺曲霉菌（invasive pulmonary aspergillosis，IPA）主要见于免疫缺陷患者（粒细胞减低 / 非粒细胞减低），在大量真菌孢子暴露后，IPA 也可以见于免疫缺陷人群。据报道，新型冠状病毒感染合并 IPA 的患者占 19.6% ~ 33.3%。CPA 患者往往没有免疫缺陷，但有潜在的肺部疾病，如 COPD、支气管扩张、囊性纤维化、结节病，既往或并发结核病或非结核分枝杆菌病。曲霉性支气管炎可能是导致患者持续呼吸道症状的原因，在没有实质性曲霉病证据的痰液中反复检测到曲霉，尤其是支气管扩张和囊性纤维化患者。

IPA 是由曲霉侵入肺组织所引起的深部真菌感染性疾病，发展成坏死性出血性肺炎，形成多发性肺脓肿或肉芽肿，病灶边缘可有小动脉栓塞，病情进展迅速，表现凶险，主要包括气道侵袭性和血管侵袭性。

二、IPA 的 HRCT 表现

1. 血管侵袭性肺曲霉病的 HRCT 表现

（1）渗出、实变性改变：肺野内单发或多发斑片影，肺叶或肺段实变影。

（2）结节或肿块：单个或多个，周围晕征（较早出现）。

（3）晕征：软组织密度结节或肿块周围环以浅浅的、磨玻璃样的"晕"，出现率高，对本病的早期诊断具有高度提示性价值。病理基础为中心凝固性坏死，周围的晕环代表坏死周围出血区。

（4）空洞：空气半月征（系本病另一种特征性表现，属晚期征象）、悬球征及洞丝征。

（5）反晕征：中心低密度影，周围实性环高密度影。

（6）出血性肺梗死改变：尖端指向肺门，底部位于胸膜的楔形影。

总体来说，血管侵袭性肺曲霉病常见于免疫缺陷人群。

晕征中间实性肿块 / 结节密度相对较高，周围的"晕"可多可少，可清晰，也可不清晰，此种类型与腺癌出现的实性结节不同。气腔实变中可见支气管充气征。糖尿病患者肺内肿块 / 结节周围伴有不同程度的磨玻璃影，边缘模糊，但此种改变可在短期内消失（图 9-1）。晕征在 IPA 患者病程中并非固定存在，其在病程早期的发生率高，随着病情进展，晕征会逐渐减少。有一定的特异度，但灵敏度欠佳。

空洞内悬浮结节，即悬球征（图 9-2）。

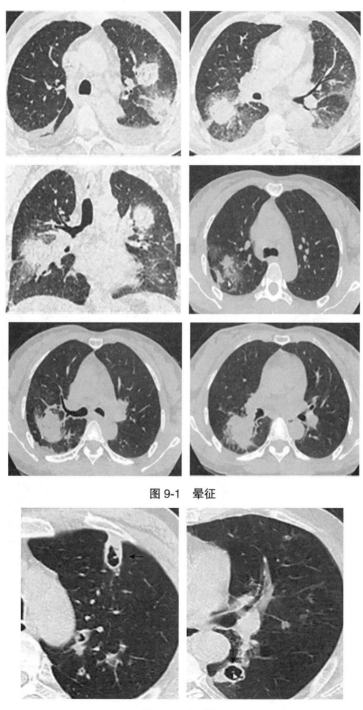

图 9-1　晕征

图 9-2　悬球征

空洞内有丝状结构，即洞丝征（图 9-3）。

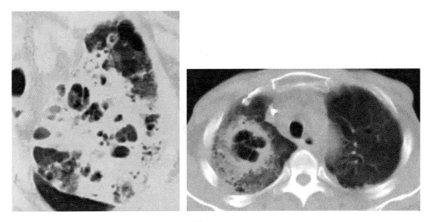

图 9-3　洞丝征

图 9-4 为 56 岁糖尿病患者，双肺多发空洞，洞丝征，此种征象提示侵袭性真菌病。

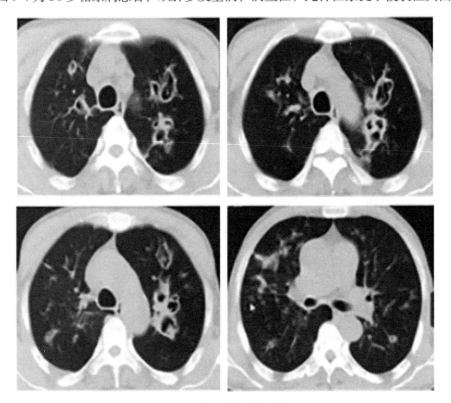

图 9-4　糖尿病患者洞丝征

2. 气道侵袭性肺曲霉病的 HRCT 表现

（1）气管炎，支气管增粗，树芽征（图 9-5）。

（2）气道周围实变，小叶性肺炎。

（3）小叶中央性小结节。

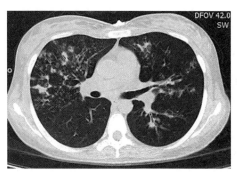
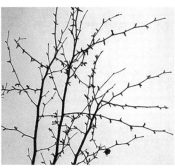

图 9-5　树芽征

图 9-6 为干细胞移植患者，双肺沿支气管血管束多发的小叶中心结节和树芽征，提示气道侵袭性肺真菌病。

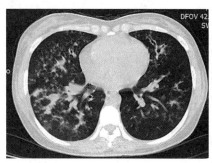
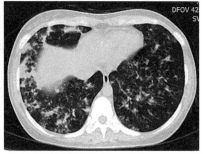

图 9-6　干细胞移植患者树芽征

图 9-7 为骨髓移植术后患者，胸部 CT 可见双肺沿支气管血管束分布小叶性实变及实性结节灶，结合临床，提示存在气道侵袭性肺曲霉病的可能。

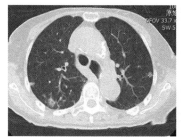
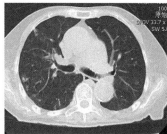
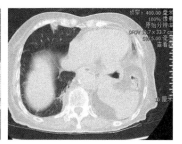

图 9-7　双肺沿支气管血管束分布小叶性实变及实性结节灶

三、免疫正常患者常见影像

1. **气道播散性肺曲霉病** （常见于有气道疾病背景者）。细支气管炎或支气管炎；树芽征；非对称团片影和（或）双侧向心性实变。

2. **慢性肺曲霉病**　空洞，伴或不伴空气新月征；应与慢性纤维空洞型肺结核相鉴别。

四、免疫缺陷患者常见影像

1. **免疫功能持续低下**　晕征；肺梗死样楔形实变影；多发结节。

2. **免疫功能重建**　空洞或空气新月征；慢性肺曲霉病；内壁不规则的厚壁空洞。

免疫缺陷患者胸部影像学表现如图 9-8 所示。

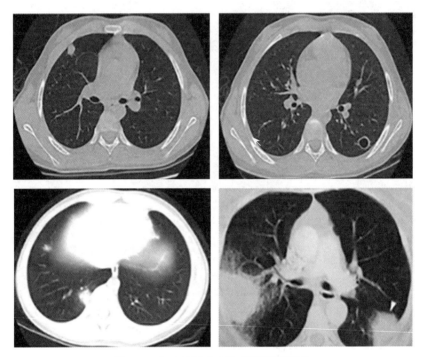

图 9-8　免疫缺陷患者胸部影像学表现

五、IPA 与其他真菌感染的鉴别

1. **肺隐球菌病**　主要通过吸入空气中的新型隐球菌孢子而感染，其对中枢神经系统亲和力较高，其次为皮肤和肺，单独侵犯肺部约占 20%。

病理改变：早期肉眼可见黄白色或粉红色胶状半透明物质，晚期则为大小不等的肉芽肿，病灶内可见干酪样坏死和小空洞，不形成钙化，周围无明显包膜。

病理类型：①结节肉芽肿型多见于机体免疫力正常患者；②粟粒性肉芽肿型；③肺炎型。后两型主要见于免疫功能低下或长期应用免疫抑制剂者，可累及多个肺叶。

肺隐球菌病影像学表现如图 9-9 所示。

2. **肺毛霉病**

（1）分布：需氧型条件致病性真菌，脑（66%），肺（16%）。

（2）发病：几乎均为免疫功能低下患者。

（3）分型：以肺炎型为主。

（4）病理：浸润血管和实质，导致血管炎和实变。

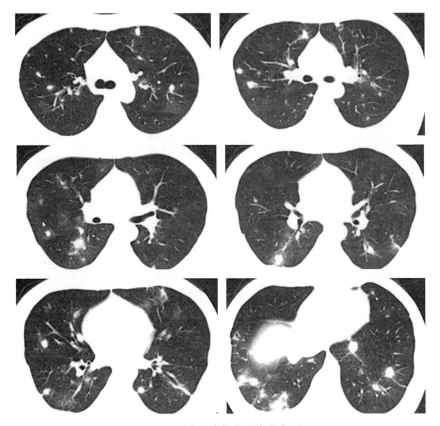

图 9-9　肺隐球菌病影像学表现

（5）免疫抑制患者快速进展的肺炎。

（6）肿块、结节（厚壁空洞）或气腔实变（后部常见，贴近胸膜）。

（7）反晕征、晕征为典型表现。

图 9-10 为一名 64 岁淋巴瘤干细胞移植术后患者，入院第 3 日出现典型的外周晕征和内部反晕征，厚壁实性环，高度怀疑存在真菌感染。

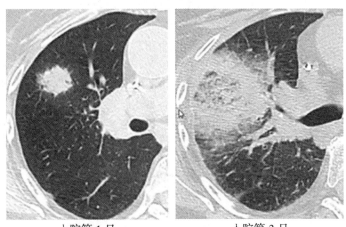

入院第 1 日　　　　　　　　　　入院第 3 日

图 9-10　晕征和反晕征表现（淋巴瘤干细胞移植术后）

图 9-11 为 38 岁白血病化疗后患者，第 2 日出现外周反晕征、中间晕征的磨玻璃样改变，快速增大。

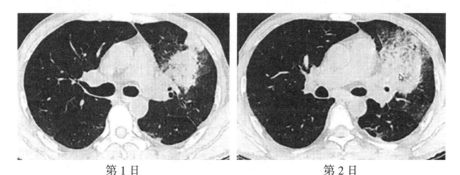

第 1 日　　　　　　　　　　　　　　　第 2 日

图 9-11　晕征和反晕征表现（白血病化疗后）

3. **诺卡菌病**　当肺内出现多发结节时，IPA 与诺卡菌病也较难鉴别。目前暂无大样本多中心的研究比较 IPA 和诺卡菌病的影像学差异，但从临床表现分析，诺卡菌病的中性粒细胞、C 反应蛋白、白细胞、降钙素原升高会更明显，更具有细菌特点。

诺卡菌病（图 9-12，图 9-13）患者也可出现多发结节、空洞（干性空洞较多），洞丝征和悬球征较少，周围晕征少。结节和空洞多以胸壁下肺野外带为主，在结节和空洞出现过程中往往较少出现晕征，而且其中会出现气液平，而 IPA 发展过程中可见晕征出现（图 9-14）。

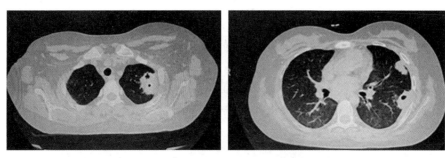

图 9-12　诺卡菌病影像学表现

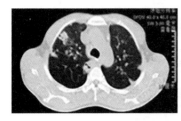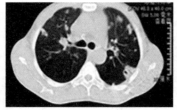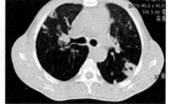

图 9-13　皮疽诺卡菌病影像学表现

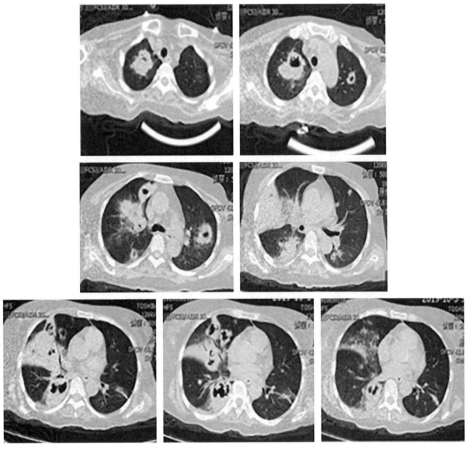

图 9-14 烟曲霉感染影像学表现

总之，真菌感染的影像学表现并非完全具有特异性，在病原学诊断过程中，影像学能够提供一定的线索，仍需结合临床和实验室检查结果进行最终判断。

（刘　敏）

第二节　侵袭性肺曲霉病的诊断标准

临床医生在工作中常遇到不同基础状态及不同免疫功能的患者，而针对这些患者，IPA 的诊断标准及抗感染治疗时机均存在一定程度的差异，因而临床诊治也需因人而异，以免延误病情，影响患者的预后。

一、IPA 诊断标准

对于 IPA，"最佳"诊断标准的要求包括：①足够灵敏，防止漏诊；②足够特异，防止误诊；③早期诊断；④与"金标准"高度一致。

现有的 IPA 诊断标准包括针对免疫抑制患者的 EORTC/MSG（2008 年版，2019 年版）、针对 COPD 患者的 Bulpa 标准、针对 ICU 重症患者的 ICU Algorithm、针对重症流行性感冒患者的专家共识（IAPA 标准）、针对心肺移植患者的诊断标准（ISHLT 标准），这也说明不同类型 IPA 患者具有各自特点，并不能一概而论。现有诊断标准均属于分级诊断，但它们的确诊标准（Proven）基本一致，主要通过组织病理学依据判断，2019 年 EORTC/MSG 标准新增了组织 PCR 作为确诊标准。但重症患者的组织标本往往获取困难，支气管黏膜活检能否替代组织病理作为确证标准仍有待验证。Probable IPA 称为临床诊断或极似诊断，此类患者需要同时具备宿主因素、临床标准和微生物学标准，由于并不需要获取组织学标本，故其对 ICU 患者的诊断意义重大。Possible IPA（拟诊标准）是指同时具备宿主因素和临床标准，但缺乏病原学依据，有助于早期开展经验性抗感染治疗。

临床上最常用的诊断标准是"临床诊断"这一等级，需要根据不同人群选择合适的标准。有学者做过研究，将 IPA 好发人群分为低度风险、中度风险、高度风险三组（表 9-1），部分患者并非重度免疫抑制患者，有些患者甚至不具备明确的免疫抑制因素。近年来，随着激素和免疫抑制剂的广泛应用以及重症流行性感冒病毒继发感染的问题被逐渐关注，IPA 的宿主因素也得到很大程度的扩展。

表 9-1 IPA 好发人群风险等级分布

风险等级	IPA 好发人群
高度风险	粒细胞缺乏症（中性粒细胞 $< 0.5 \times 10^9$/L）
	血液系统恶性肿瘤
	造血干细胞移植
中度风险	入 ICU 前持续糖皮质激素应用史
	慢性阻塞性肺疾病
	肝硬化 ICU 住院时间超过 7 d
	实体器官恶性肿瘤
	HIV 感染
	肺移植
	系统性疾病需要免疫抑制治疗
低度风险	重度烧伤
	其他实体器官移植（心脏/肝/肾）
	ICU 住院时间超过 21 d
	重度营养不良
	心脏手术后

注：HIV. 人类免疫缺陷病毒；ICU. 重症监护病房。

二、综合 ICU 中 IPA 的好发人群

相较于血液系统疾病和造血干细胞移植导致粒细胞缺乏的经典免疫抑制患者，自身免疫病、慢性呼吸系统疾病、肺移植术后以及重症流行性感冒患者，甚至既往无基础疾病一次性吸入大量真菌孢子的患者，可能是 ICU 收治的主要患者群。

三、不同诊断标准在内科／呼吸 ICU 中 IPA 好发人群中的应用

1. **血液系统疾病致粒细胞缺乏症——EORTC/MSG 标准**　EORTC/MSG 标准（表 9-2）在 2019 年扩展了宿主因素之后，能够更广泛地适用于血液系统疾病患者以及长期应用免疫抑制剂患者。

表 9-2　IPA 诊断标准——EORTC/MSG 标准

EORTC/MSG：同时符合 1 项宿主因素 + 1 项临床特征 + 1 项病原学	
宿主因素	中性粒细胞减少（< 0.5×10^9/L）≥ 10 d
	接受同种异体干细胞移植；接受实体器官移植
	先天性严重免疫缺陷病（慢性肉芽肿病、严重的联合免疫缺陷、STAT3 缺陷）
	过去 60 d 内，使用泼尼松 0.3 mg/（kg·d）> 3 周
	90 d 内接受 T 细胞免疫抑制剂治疗
	血液系统恶性肿瘤（活动性肿瘤）
	累及肠道、肺或肝的激素治疗无效的Ⅲ~Ⅳ级急性 GVHD
	使用 B 细胞免疫抑制剂治疗，如依鲁替尼
临床特征	CT：结节影伴／不伴晕征，或空气新月体征，或空洞，或楔形实变／叶段实变
病原学	病理、镜检或培养
	特异性真菌抗原（血 GM 试验 ≥ 1 或 BALF GM 试验 ≥ 1 或血 GM 试验 ≥ 0.7 且 BALF GM 试验 ≥ 0.8）
	PCR（血 PCR ≥ 2 次阳性，血 PCR ≥ 1 次且 BALF PCR ≥ 1 次阳性）

注：GVHD. 急性移植物抗宿主病；PCR. 聚合酶链反应；BALF. 支气管肺泡灌洗液。

通过与金标准的对比发现，EORTC/MSG 标准在经典免疫抑制患者中的诊断效能仍然存在争议，其诊断符合率可能不足 40%。主要可能存在以下几个方面原因：①这一诊断标准需要患者外出行胸部 CT 检查，但部分重症患者无法完成转运；②并非所有患者均可复查胸部 CT，大部分患者无法连续监测 CT 变化；③并非所有患者均出现经典的血管受侵型征象，而是以类似于其他细菌性肺炎的非特征性的影像学征象为主。

EORTC/MSG 标准的宿主因素还包含了激素和免疫抑制剂的应用，故也适用于结缔组织病或恶性肿瘤应用免疫抑制治疗的患者。既往研究提示，对于非经典的免疫抑制患者，与粒细胞缺乏症患者不同，他们出现典型的血管受侵型 CT 征象非常少见，不足 40%。另外，此类患者可能由于原发病加重，需要短时间大剂量激素冲击治疗，尽管激素使用时间不符合诊断标准，但这种大剂量激素冲击仍然是 IPA 的高危因素。所以，

对于此类患者，EORTC/MSG 标准中对激素使用剂量、持续时间，以及对特征性血管受侵型 CT 征象的严格要求，都影响其诊断效能。

2. **慢性气道疾病急性加重（以 COPD 为例）——Bulpa 标准** 2007 年，Bulpa 教授研究团队就发现 COPD 等慢性气道病变患者其实并不存在免疫抑制因素，尽管使用了糖皮质激素，但可能多以吸入为主，并不适用 EORTC/MSG 标准，所以专门提出了针对这类患者的 Bulpa 标准（表 9-3），该标准的要求相对比较宽泛，只要是 GOLD Ⅲ级或Ⅳ级的 COPD 患者有糖皮质激素应用史（无论是吸入、口服，还是静脉使用），出现了抗生素治疗无效的呼吸困难和影像学新发渗出影（影像学包含胸部 CT 或胸部 X 线片均可，也并不要求影像学的具体征象），并且具备血清学或培养的阳性证据，即可临床诊断 IPA。

表 9-3　IPA 诊断标准——Bulpa 标准

Bulpa 标准：同时符合全部宿主因素 + 全部临床特征 + 1 项病原学	
宿主因素	COPD（GOLD Ⅲ或Ⅳ级）
	应用激素治疗（吸入或口服或静脉）
临床特征	抗生素治疗无效的呼吸困难
	近 3 个月内新发的影像学异常
病原学	直接证据：病理、镜检或培养
	间接证据：特异性真菌抗原（连续 2 次血 GM 试验）

注：COPD. 慢性阻塞性肺疾病。

研究结果表明，对于 COPD 患者，BALF GM 试验的敏感性大于血 GM 试验及下呼吸道标本培养，可以辅助此类患者的早期诊断。值得注意的是，Bulpa 标准并未包含 BALF GM 试验，这可能是由于 2007 年 BALF GM 试验尚未普及，这一因素可能会导致部分患者漏诊。尽管 Bulpa 标准在 2007 年就已被提出，但目前仍缺乏评估其诊断效能的研究。

我们在收治的重度 COPD 患者中开展了相关研究，比较了 Bulpa 标准、EORTC/MSG 标准和 ICU 标准的诊断效能。将研究对象分为 4 组（即全部 COPD 患者、有 IPA 微生物学证据者、痰曲霉培养阳性者及确诊 IPA 者），每组范围逐渐缩小，要求逐渐严格，分别观察上述三个诊断标准在每组患者中的诊断率。结果发现，无论是哪类患者，Bulpa 标准的诊断率都最高，其次是 ICU 标准，EORTC/MSG 标准的诊断率最低，这一排序也在确诊病例中得到了验证。我们分析了各诊断标准之间存在差异的原因，最终发现，EORTC/MSG 标准对于激素持续时间的要求以及对于 CT 特定征象的规定，ICU 标准对于下呼吸道标本曲霉培养阳性作为入选标准的严格限定，是影响这两个标准在 COPD 患者中诊断价值的重要原因。

我们综合上述三个标准提出了修订的 Bulpa 标准（表 9-4），参照 ICU 标准加入了部分临床表现和影像学征象的要求，不再要求 CT 及特征性血管受侵型征象，同时除外过于非特异的影像学征象；明确了病原学检测包括的种类及检测次数。这将有助于解决 Bulpa 标准的漏诊问题，但这一标准目前尚未在确诊病例中进行验证。

表 9-4　IPA 诊断标准——修订的 Bulpa 标准

修订的 Bulpa 标准：同时符合全部宿主因素 + 1 项临床特征 + 1 项影像学表现 + 1 项病原学		
宿主因素	COPD（GOLD Ⅲ或Ⅳ级）+ 应用激素治疗（吸入或全身）	
临床特征	新发呼吸困难加重或咯血	
	合适抗生素治疗 3 d 仍持续发热	
	应用抗生素后或无明显诱因，退热 48 h 后再次发热	
	尽管应用合适的抗生素及呼吸支持，呼吸功能仍恶化	
影像学表现	3 个月内胸部 X 线片或 CT 新发异常：	
	非特异性斑片渗出影　　沿气道分布的多发结节 /　　单发 / 散发结节影伴 /	
	斑片影　　　　　　　　不伴晕征	
	楔形影 / 大片实变影　　空气新月征　　　　　空洞	
病原学	LRT 直接镜检和（或）培养阳性	
	连续两次血和（或）BALF GM 试验阳性	
	一次血 GM 试验 + 一次 BALF GM 试验阳性	

注：BALF. 支气管肺泡灌洗液；COPD. 慢性阻塞性肺疾病；LRT. 下呼吸道标本。

3. 肺移植宿主——ISHLT 标准　肺移植患者具有自身的特殊性，如肺移植术后患者大多采用三联的免疫抑制治疗，所以其本身就可以作为 IPA 的经典危险因素。另外，肺移植术后患者还存在吻合口曲霉感染问题。ISHLT 标准（表 9-5）可以归为宿主因素（肺移植患者）、临床标准、病原学依据三项，只是在病原学证据中纳入了 PCR，削弱了血 GM 试验的意义。

表 9-5　IPA 诊断标准——ISHLT 标准

ISHLT 标准：同时符合 1 项临床特征 + 1 项影像学 + 1 项病原学	
临床特征	无明显诱因，体温＞ 38.5℃或体温＜ 36.5℃
	白细胞减少＜ 4×10⁹/L 或白细胞增高＞ 12×10⁹/L
	痰 / 气管内吸出物脓性分泌物 / 量增多 / 性质改变
	新发或加重的咳嗽、呼吸困难、胸膜摩擦音、啰音、支气管呼吸音
	气体交换功能恶化（PaO₂/FiO₂ ＜ 240 mmHg 或机械通气氧需求增加）
影像学	胸腔积液
	胸部 X 线片：新发 / 进行性加重的渗出影、实变、空洞、结节
	CT：新发 / 进行性加重的渗出影、实变、空洞、结节中的一项
病原学	单次血 /BALF 霉菌培养阳性
	单次血 /BALF PCR 阳性
	单次血 /BALF GM 阳性
	至少两次痰霉菌培养 /PCR 阳性

注：BALF. 支气管肺泡灌洗液；PCR. 聚合酶链反应。

4. ICU 中 IPA 的诊断标准——ICU Algorithm（表 9-6） 由于 ICU 中痰培养曲霉阳性比普通病房痰培养阳性提示感染而非定植的可能性更大，所以这一标准是以痰培养阳性作为入选标准，并且结合其他症状、影像学，再加一条宿主因素或 BALF 培养阳性即可临床诊断 IPA。

表 9-6　ICU 中 IPA 的诊断标准

ICU Algorithm：同时符合入选标准 + 1 项临床特征 + 影像学 + 宿主因素或病原学	
入选标准	LRT 曲霉培养阳性
临床特征	尽管应用合适的抗生素，仍顽固性发热 > 3 d
	应用抗生素后或无明显诱因，退热 48 h 后再次发热
	胸膜性胸痛　　　　　　　　　　　胸膜摩擦音
	呼吸困难　　　　　　　　　　　　咯血
	尽管应用合适的抗生素及呼吸支持，呼吸功能仍恶化
影像学	异常的胸部 X 线片 / 胸部 CT，无特殊征象要求
宿主因素	粒细胞缺乏症
	血液 / 实体器官恶性肿瘤应用细胞毒药物
	糖皮质激素 > 20 mg/d
	遗传 / 获得性免疫功能缺陷
病原学	BALF 半定量阳性，镜检可见分支状菌丝

注：BALF. 支气管肺泡灌洗液；LRT. 下呼吸道标本。

有研究者对 ICU 标准的诊断效能进行了评价，以 GM 试验、临床特征和影像学的 IPA 作为诊断标准，发现如果以这三条为诊断标准，仅有 18% 的患者符合 ICU 标准，将这些入组患者按照是否进行了抗真菌治疗分为两组，发现治疗组 Putative IPA（相当于其他标准中的 probable IPA）的比例仅略高于非治疗组，而非治疗组曲霉定植比例也仅略高于治疗组，ICU 标准诊断 Putative IPA 和治疗的吻合率也相对较低，仅有 60% 左右。此外，他们对 ICU 标准中的条目进行了逐一分析，发现下呼吸道真菌培养阳性、临床症状、影像学异常和宿主因素均不能指导治疗决策，只有 BALF 半定量培养或直接镜检阳性可以指导治疗决策。此外，ICU 标准诊断的 Putative IPA 患者和定植患者在脏器功能衰竭发生率、住院病死率之间并无明显差异，因此该研究最终得出了一个结论：ICU 标准无法指导治疗决策和改善预后。

由此可见，ICU 标准的诊断效能存疑。可能原因包括如下几点：①ICU 患者的免疫状态不同，因此痰培养阳性率不同；②该标准对宿主的要求过于严格；③未纳入 GM 试验作为病原学证据。

5. 免疫功能正常宿主 临床上存在一些免疫功能正常宿主，如一次性大量吸入真菌孢子而致病的情况，此类患者并没有针对性的临床诊断标准，要综合患者的病史、临床表现、气管镜检查及影像学征象进行综合判断。

6. 重症流行性感冒宿主 重症流行性感冒是近年来被发现的 IPA 非常重要的危险

因素。我们的研究数据也提示重症流行性感冒继发 IPA 的发病率和病死率均较高，需要引起高度重视。发表在 *Intensive Care Medicine* 上的专家共识明确区分了侵袭性肺曲霉病及曲霉菌性气管支气管炎这两个概念，并且强调了气管镜的重要性，因为约有50% 的流行性感冒继发 IPA 的患者病变仅局限于气道，此时气管镜下特征表现有助于早期诊断。此外，这一标准也强调了 GM 试验的重要地位，明确提出重症流行性感冒患者如果存在肺部浸润影，结合血或 BALF GM 试验阳性，即可直接临床诊断为 IPA；而如果 GM 试验阴性，则需结合 BALF 培养结果，如果 BALF 真菌培养阳性，可以临床诊断 IPA。如果仅获取了低质量的下呼吸道标本（如痰或气道内吸引物）培养阳性，需要再结合影像学（实变＋空洞）才可以临床诊断 IPA。

7. 新的诊断标准——早期、特异、无创　我们期待一种无创的实验室检查手段，既能辅助早期诊断，又具有较高的特异性。目前临床在研的可能具备潜在诊断潜能的方法包括二代测序技术、床旁曲霉菌抗原快速检测、血清特异性曲霉 IgG、血／痰PCR、呼出气曲霉菌特异性代谢产物检测等，但这些相对比较新型的检测方法的适用人群和方法本身的敏感性及特异性尚未得到广泛证实，所以这些方法目前尚未用于现行的诊断标准中。

四、总结

目前针对 IPA 尚无统一的诊断标准适用于所有患者，部分新提出的诊断标准尚未被证实其诊断效能。理想的诊断标准需要进一步扩大宿主因素范围。此类患者的临床表现具有非特异性，所以需要强调合适的抗细菌治疗无效或者好转后再次恶化的特点。在影像学方面，胸部 CT、胸部 X 线片均可作为影像学依据，但建议增加特定的气道受侵型征象。考虑不同免疫状态宿主病原学的影响，纳入多种微生物学标准，并规定检测次数，同时可以引入新技术，辅助 IPA 的早期诊断。

（黄琳娜）

第三节　侵袭性支气管肺曲霉病抗真菌治疗时机

抗真菌治疗时机的把握离不开病原学的支持，预防性治疗、经验性治疗、诊断性治疗、靶向治疗都需要根据患者的具体情况而选择抗真菌治疗的时机。对于侵袭性肺曲霉病（IPA）的高危患者，建立 IPA 的预测模型或许对临床有所帮助。

近年来，IPA 的发病率逐年增加，逐渐受到重视。美国一项在侵袭性曲霉病（IA）相关住院患者中开展的人口学研究发现，2004—2013 年，IA 的总增长率高达 74.2%，年增长率为 4.4%。IA 的总体发病人群呈逐年增加趋势。另一项西班牙回顾性观察性研究将尸检结果证实为 IA 的 ICU 人群纳入分析，依据初始抗真菌治疗作为评估标准，结果发现，仅 40% 的患者生前被诊断为 IA，这提示 IA 的漏诊率仍然很高。美国一项研究分析了 2009—2013 年的数据，比较了 IA 和非 IA 患者的特征和预后，使用倾向性评分匹配，计算了 IA 相关的病死率、30 d 再住院率、住院天数以及费用，结果发现，IA

患者上述指标较非 IA 患者均明显增高。IA 显著增加病死率，延长住院天数，加重经济负担。

一、抗真菌治疗面临的问题

CAESAR 研究针对造血干细胞移植患者，提示预防性抗真菌治疗有助于提高患者的生存率。China-SCAN 研究针对 ICU 患者，提示经验性抗真菌治疗可能降低早期院内死亡率。虽然抗真菌药物已经被证实可以改善患者的预后，但在临床上，抗真菌治疗仍面临诸多问题：①抗真菌药物使用不规范：无法精准把握给药时机和给药方案；存在延迟治疗、过度预防、过度治疗的可能。②不恰当用药引发耐药：不恰当的预防性治疗会产生不同程度的耐药。③抗真菌治疗相关医疗费用支出巨大：抗真菌药物价格一般都较为昂贵，且抗真菌治疗疗程相对较长，住院天数增加。

一项研究纳入了国内某医院使用抗真菌药物治疗肺部感染的 60 例患者，结果发现，抗真菌药物不合理使用比例高达 30% 左右，药品种类选择不合理是最为突出的问题，抗真菌治疗时机选择不当也是存在的主要问题。

二、常见抗真菌治疗时机

临床上，抗真菌治疗时机可以分为 4 大类：靶向预防（预防性治疗）、拟诊治疗（经验性治疗）、诊断驱动治疗（先发 / 抢先治疗）、确诊治疗（靶向治疗）。

1. **靶向预防** 对于所有存在 IA 高危因素的患者，在没有临床症状或病原学证据，也未怀疑 IA 时，可给予预防性抗真菌治疗。其目的是期待通过这种方案来降低 IA 发生率，但这种方案存在用药过度、增加治疗费用的风险。

2. **拟诊治疗** 当存在 IA 高危因素、临床症状高度怀疑 IA，但没有影像学和病原学证据时，即启动抗真菌治疗。期待通过这种方案早期启动治疗，降低 IA 病死率，但这种方案在临床上仍然存在用药过度、增加治疗费用的问题。

3. **诊断驱动治疗** 当存在 IA 高危因素和临床症状，并且出现 IA 相关影像学表现和病原学证据，但尚未达到 IA 的临床诊断或确诊条件时，即启动抗真菌治疗。此方法可防止抗真菌药物的过度应用，但如果选择的影像学或病原学证据不够敏感，可能存在延迟诊断的风险。

4. **确诊治疗** 当临床上达到了 IA 的临床诊断标准或确诊标准时，再开始抗真菌治疗，其延迟治疗的风险可能更大。

三、如何把握抗真菌治疗时机

临床上，把握抗真菌治疗时机有时比较困难，主要原因在于存在以下困惑：①靶向预防治疗能否真正降低 IA 发生率？②拟诊治疗能否真正降低 IA 病死率？③靶向或拟诊治疗是否存在治疗过度？是否增加药物不良反应？是否增加耐药性？是否增加费用？④诊断驱动治疗或确诊治疗是否延误治疗时机及增加 IA 病死率？

鉴于临床上不同人群 IA 发病率不同，选择的抗真菌治疗时机也可能存在一定的差异。对于侵袭性真菌病（invasive fungal disease，IFD）发病率 ≥ 5% 的人群，靶向预防治疗可能获益；对于 IFD 发病率 ≥ 10% 的高危人群，靶向预防治疗显著获益。

四、血液病 / 血液系统恶性肿瘤 / 造血干细胞移植抗真菌治疗时机

既往研究提示，与不预防抗真菌治疗相比，首次或再次预防性抗真菌治疗均可降低造血干细胞移植患者 IFD 的发生率，并且能够改善预后。2016 年某项研究结果提示，经验性治疗可以降低血液系统肿瘤 / 粒细胞缺乏症患者 IFD 发病率，但经验性治疗和抢先治疗之间的存活率并无显著差异；两者的药物副作用、住院天数并无组间差异，抢先治疗明显减少医疗费用。2018 年关于血液系统恶性肿瘤 IA 治疗的研究也提示，经验性抗真菌治疗和抢先治疗的存活率组间无显著差异。一项针对造血干细胞移植患者的研究发现，预防性治疗花费最多，但可有效降低 IA 发生率；与经验性治疗相比，抢先治疗可以降低 5% 抗真菌治疗率，但不能降低总费用；三者之中，经验性治疗花费最少。

我国学者针对血液系统恶性肿瘤、造血干细胞移植患者的危险因素进行了单因素和多因素分析，得到了危险因素评分以及对应的 IFD 发病率。据此将这些患者分为低危、中危、高危三组，从而明确了个体化的抗真菌治疗启动时机，这种个体化的时机选择可以避免单纯根据发热进行的经验性治疗过度，并可根据 IFD 相关敏感指标，尽早开始抗真菌治疗，防止治疗延误。分析低危、中危、高危三组患者 IFD 发病率的不同发现，中危、高危患者可以通过预防性治疗获益，预防性治疗并不能降低低危患者 IFD 的发生率；对于高危 + 粒细胞缺乏症患者，如果广谱抗细菌治疗 4 ~ 7 d 无效，应早期启动经验性抗真菌治疗；对于低危患者，可以等待影像学异常或出现血清 GM 试验或 G 试验阳性时，再启动抢先治疗。

五、肺移植抗真菌治疗时机

肺移植患者 IA 发病率为 3% ~ 26%。大多数肺移植中心（包括笔者所在中心）术后都会常规应用预防性抗真菌药物，如卡泊芬净静脉滴注和吸入两性霉素 B 雾化，卡泊芬净一般会用到术后 3 周，如果没有真菌感染证据，即可停药。两性霉素 B 雾化，如果没有不良反应，一般会使用 3 个月左右。2020 年，一项研究探讨了移植术后早期（1 年内）预防性抗真菌治疗的远期（1 年后）疗效。结果发现，术后 1 年内预防性抗真菌治疗可以明显降低晚发 IPA 的发生率；经过 4 年的随访，预防性抗真菌治疗患者 IPA 的发生率仅为 4% 左右。

目前国内指南推荐所有移植受者均进行预防性抗真菌治疗。对于有 IPA 高危因素的患者，可以考虑应用伏立康唑或泊沙康唑进行靶向预防。当出现临床症状时，应积极给予经验性抗真菌治疗，并通过密切监测 CT 和血 /BALF GM 试验的变化调整治疗方案。

六、COPD 急性加重期抗真菌治疗时机

COPD 合并 IPA 患者的临床表现无特异性，最常见的表现是伴随呼吸困难加重的、普通抗细菌治疗无效的非特异性肺炎。临床症状和影像学特点均不典型。Bupa 教授团队研究发现，COPD 最常见的影像学表现是非特异性的浸润影，其次是空洞、结节、实变和胸腔积液。非特征性血管受侵袭型征象出现率较高，而特征性血管受侵袭型征象出现率较低。分析发现，多发的结节影尤其是沿气道分布的多发结节影是此类患者较为特异的影像学表现。当 COPD 患者出现此种影像学特征时，需要给予一定的重视。

研究发现，COPD 患者 BALF GM 试验具有较高的敏感度，可以辅助早期诊断。另外，对于存在高危因素的 COPD 患者，如稳定期全身使用类固醇、住院期间使用 ≥ 3 种抗细菌药物、机械通气时间 ≥ 7 d、GOLD 分级为极重度、抗细菌药物使用时间 ≥ 14 d，IPA 的发生风险更大。对于慢性气道疾病患者，我们一般不给予预防性抗真菌治疗，大多给予经验性和诊断驱动的抗真菌治疗。对于存在高危因素的患者，近期有呼吸困难加重的、抗生素治疗无效的非特异性肺炎，尤其是 CT 出现了沿气道分布的结节影时，就应考虑开启经验性抗真菌治疗。当合并 BALF GM 试验阳性时，即可开启抢先抗真菌治疗，可能有助于改善患者的预后（图 9-15）。

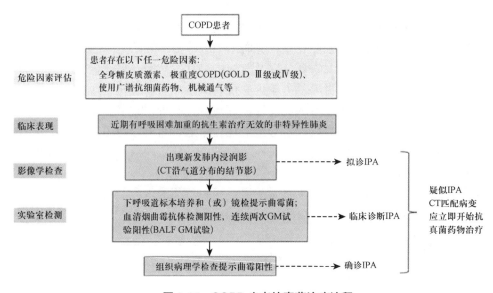

图 9-15 COPD 患者抗真菌治疗流程

七、重症流感病毒性肺炎抗真菌治疗时机

近年的研究发现，重症流感病毒性肺炎患者 IA 的发生率和病死率都非常高，而延迟治疗可能会导致此类患者的预后更差。是否有必要对所有重症流感病毒性肺炎患者均进行预防性抗真菌治疗？近期关于重症流感病毒性肺炎是否需要早期开启预防性抗真菌治疗的研究已发布结果，该研究纳入 2017 年 12 月—2020 年 3 月荷兰 - 比利时真菌研究小组 9 个中心和法国 3 个中心入住 ICU 合并呼吸衰竭的重症流感病毒性肺炎患者，将其分为泊沙康唑预防性治疗组和标准治疗组，主要研究终点为 ICU 期间重症流感病毒性肺炎相关侵袭性曲霉菌病（IAA）的发生率。最终入选了 88 例重症流感病毒性肺炎患者，随机分为两组，并且排除了入住 ICU 48 h 内诊断为 IAA 的患者，建立了改良的意向治疗人群（MITT），在 88 例患者中，有 21 例发生了 IAA。遗憾的是，有 15 例患者在入住 ICU 48 h 之内发生 IAA。根据该研究的诊断流程，这 15 例患者不纳入 MITT 人群，由于该研究排除的患者过多，妨碍了研究结论的确切性。

对于有临床症状或实验室检查提示曲霉感染的患者是否需进行经验性或抢先性治疗，一个高危因素评分系统可能有助于临床决策。2020 年，根据笔者所在中心收治的

3 个流行性感冒季节患者的临床资料，建立了一项 9 分评分系统。该系统以 4 分为界值，将患者分为高危组和低危组，高危组患者采取经验性抗真菌治疗。考虑到部分患者无法外出进行胸部 CT 检查，部分医院不常规开展淋巴细胞亚群检测，我们也建立了简化版的评分系统，该评分系统以 3 分为界值。

下一步研究方案是比较高危患者经验性治疗、高危患者不开启经验性治疗及低危患者 IAA 的发生率，并且比较在确诊 IAA 患者中经验性治疗和靶向治疗患者间的病死率是否存在差异，以评估经验性抗真菌治疗是否有助于降低 IAA 的发生率，并且改善预后。

八、总结

抗真菌药物使用不规范问题普遍存在，可导致过度治疗、增加耐药风险和医疗费用，也可导致延迟治疗，增加病死率。抗真菌治疗时机分为靶向预防、拟诊治疗、诊断驱动治疗、确诊治疗。根据不同人群 IA 发病率选择恰当的治疗时机：血液系统肿瘤 / 造血干细胞移植 / 肺移植患者 IA 发病率高，强调预防性治疗，能够有效降低 IA 发生率，但对预后并无明显影响；对于 IA 发病率低的患者，如慢性气道疾病患者、结缔组织疾病应用免疫抑制剂患者，不强调应用预防性治疗，但应监测其影像学和病原学证据，早期开启拟诊治疗或诊断驱动治疗。同一人群中区分 IA 高危患者对治疗时机的选择具有重要意义，高危因素评分有助于开启诊断驱动治疗人群的选择，防止治疗延误。

（黄琳娜）

第四节　新型冠状病毒感染的致死性合并症——CAPA

重症新型冠状病毒感染患者存在共同感染（co-infection），不容忽视，尤其是合并新型冠状病毒感染相关性肺曲霉病（COVID-19-associated pulmonary aspergillosis，CAPA），病死率高。对于 CAPA，共同感染与共同生长（co-exist）一定要仔细鉴别，不可漏诊，亦不可过度诊断。

一、CAPA 可能的发病机制

2019 年 12 月底，新型冠状病毒首次被分离出，随即成为全球性呼吸系统感染性疾病。2021 年 7 月 5 日，WHO 官方监测网站显示，全球新型冠状病毒感染的患者数量已经达到了 1 亿 8000 万，且有近 400 万患者因此死亡。经浏览 Web of Science 网站发现，与新型冠状病毒感染相关的研究发表文献的数量已经超过 16 万篇。对这 16 万篇文章进行聚类分析，结果发现，研究热点存在阶段性变化，从最初的新型冠状病毒感染流行病学特征、宿主易感性，到 2020 年的疫苗及治疗药物研发，再到研究热点，关注共同感染等并发症的发生及预后。

第一例与呼吸道病毒共同感染的侵袭性肺曲霉菌病来自 1952 年的病例报道。51 岁女性患者，无慢性基础疾病，流行性感冒病毒感染后发热伴气促，入院治疗 16 d 后死亡，尸检提示左肺空洞并伴有大量曲霉菌菌丝。经检索 Pubmed 数据库，有学者发现流行性感冒季节侵袭性肺曲霉病发病率略高，基于此提出了假设，流行性感冒是否为侵袭性肺曲霉菌病（IPA）发病的高危因素之一。2018 年 *Lancet* 上发表的一项前瞻性研究纳入了 7 个流行性感冒季节、7 所不同的 ICU 内 800 余例 IPA 患者，经 Cox 回归分析显示，流行性感冒确实是引起 IPA 的独立危险因素，其校正 *OR* 值高达 5.19。

但现实中仍然存在很多疑问：流行性感冒相关性肺曲霉病（influenza-associated pulmonary aspergillosis，IAPA）如何定义？如何鉴别共同生长与共同感染？曾有研究显示，对于 ICU 内的重症流行性感冒病毒 H1N1 感染患者，合并 IPA 与非合并 IPA 相比，患者的全因死亡率差异并无统计学意义。因此提出反思：关于 IAPA，通常我们会漏诊，但是否也存在过度诊断的可能？是否混淆了共同生长与共同感染的概念？

2020 年初，武汉市金银潭医院的病例观察性研究指出，在首批收治的重症新型冠状病毒感染患者中，诊断为疑似合并真菌感染者 4 例，疑似合并细菌感染者 1 例。随即的大样本观察性研究表明，在重症新型冠状病毒感染继发医院获得性肺炎的患者中，相继检出了黄曲霉、烟曲霉等。

CAPA 可能的发病机制与 IPA 有共同之处，但也存在差异。新型冠状病毒与肺泡上皮细胞的体外共同生长实验证实：病毒导致肺泡上皮屏障破坏，彼此连接受损，纤毛清除功能减弱及宿主免疫功能紊乱，进而使曲霉菌更容易入侵。此外，新型冠状病毒损伤气道柱状纤毛上皮细胞，导致其坏死，累及终末细支气管和肺泡，即便损伤的细胞可以再生，其也为无纤毛的鳞状上皮，屏障功能缺失，使机体更加易感。此外，新型冠状病毒通过与刺突蛋白及血管紧张素转换酶 2 受体结合，靶向入侵肺泡上皮细胞和 II 型肺泡细胞，使气道黏膜屏障受损。另有研究显示，跨膜蛋白酶 TMPRSS2 对 S1/S2 结构域的切割导致刺突蛋白激活，从而促使病毒通过血管紧张素转换酶 2 进入靶细胞，同时也为真菌入侵提供了途径。

我们在武汉市第三医院支援期间开展了一项针对 246 例新型冠状病毒感染患者的回顾性分析，发现新型冠状病毒主要是消耗 T 淋巴细胞亚群，淋巴细胞绝对值减少合并功能缺陷可使真菌在宿主体内不受控制地复制，最终形成 IPA。

CAPA 作为一种超级感染，可导致新型冠状病毒感染患者全因死亡率增加。2020 年一项发表于 *Clin Infect Dis* 的研究纳入了 108 例 CAPA 患者，与单纯重症新型冠状病毒感染患者相比，CAPA 患者死亡率额外增加近 20%。

目前我们所面临的挑战是，无论是 IAPA 还是 CAPA，在诊断方面仍存在很大困难，因为它们可能不具备典型的宿主因素和影像学特征。2021 年 3 月，MSG 的 ICU 工作组已经将新型冠状病毒感染归为 IPA 高危宿主。虽然我们已知对于此类患者要进行早期筛查、明确诊断且及时治疗，同时纤维支气管镜镜检及肺泡灌洗具有较高的诊断价值。但新型冠状病毒感染是一种高度传染性疾病，纤维支气管镜镜检及灌洗时容易产生气溶胶，一方面污染环境，另一方面增加了医务人员的职业暴露风险。减少气管镜操作对于保护医务人员免受气溶胶暴露是必要的，但同时也可能错过了气管镜下对于 IPA 患者气道情况的直视观察，如及时发现伪膜、溃疡、斑片等。

新型冠状病毒感染患者气道中检出的曲霉菌是共同生长还是共同感染？回顾 2020 年以后发表的研究，我们可以发现，部分研究中若患者痰液或经气管插管吸取的上呼吸道分泌物中一旦分离出了曲霉，即将其定义为共同感染。这会给读者带来一种印象，即 CAPA 的发病率很高。甚至有文献显示，在气道分离出的所有病原体中，曲霉所占比例可达第 4 位。那么，这些患者都是 CAPA 吗？

J Fungi 上的一项研究显示，截至 2020 年 6 月，仅有 35 例经病理证实的 CAPA 被报道。不可否认的是，目前确诊的 CAPA 病例数相对较少，往往存在漏诊，但也存在过度诊断，因此最重要的是需要完善诊断方法。血清半乳甘露聚糖检测特异性很高（＞85%），但其敏感度波动很大（29%～100%），且受到多种混杂因素的干扰，如是否使用 β-内酰胺类抗菌药物、导致感染的曲霉菌种、宿主因素、样本保存因素和阳性判断值。

无论是 IAPA 还是 CAPA 的患者，都不是既往经典的免疫缺陷宿主。在对此疾病具有高度认识的基础上，需考虑患者存在的高风险性。那么在新型冠状病毒感染期间是否可以使用最佳诊断工具保证疾病的检出率？有三方面因素值得我们关注：①新型冠状病毒感染患者气道标本的采样风险；②新型冠状病毒感染期间医务人员的送检意识；③实验室条件、人力配置需综合考虑。

二、CAPA 宿主因素及疾病特征

CAPA 和 IAPA 都是呼吸道病毒继发的侵袭性肺曲霉病，既有相似之处，又存在不同。二者的发病率和病死率均相对较高，都是在感染了呼吸道病毒短期之内诱发的 IPA，且缺乏典型的侵袭性真菌感染宿主因素，入院后疾病诊断的时间相似，均存在淋巴细胞减少症等。2020 年，发表于 *N Engl J Med* 的 RECOVERY 研究显示，对于需要使用机械通气的重症新型冠状病毒感染患者，糖皮质激素治疗可以改善其预后水平。在此之前，有关糖皮质激素的使用存在争议，且没有指南共识推荐。但在此研究之后，可能更多的糖皮质激素处方会应用于重症新型冠状病毒感染患者，以期能改善临床预后水平，但同时需要注意的是，它可能会进一步抑制宿主的免疫功能。

另外一项 2021 年发表于 *Lancet* 的研究显示，使用了 IL-6 受体阻滞剂——托珠单抗，可以改善新型冠状病毒感染患者缺氧和全身高炎性反应，抑制细胞因子风暴，同时降低患者的全因死亡率。但无论是糖皮质激素还是托珠单抗，这些研究都没有提供患者远期并发症的信息，如有无继发 IPA。

新型冠状病毒感染影像学特异性不显著，典型的影像学表现是靠近肺边缘的多发磨玻璃样结节，同时可伴有细小的肺动脉栓塞以及肺缺血性坏死。不典型的患者可以在肺叶中出现晕轮征或反晕轮征。

三、CAPA 的诊断

对于 CAPA 的诊断标准，仍存在一些争议，且以临床诊断为主。肺活检并发症多，机械通气患者容易并发气胸。支气管肺泡灌洗一方面产生气溶胶污染环境，另一方面使操作者暴露于受感染的风险中。而 mini BALF 仅被批准用于诊断 VAP，未完全批准用于检测 IPA 的抗体及 PCR。人工气道吸引及痰液不能完全代表下呼吸道分泌物，相关标志物检测未被批准，即使标本中微生物的分离率高，但常代表定植。此外，血清 GM 试验对排除 CAPA 的价值已经下降。有研究表明，在已证实的 CAPA 病例中，仅有 20% 的患者血清 GM 试验为阳性结果。因此，多数 CAPA 是由 BALF GM 试验及胶体金免疫层析（LFD）诊断。

虽然 BALF GM 试验诊断 IPA 的敏感性高于血清 GM 试验，但不同指南所推荐的 BALF GM 试验阳性截断值并不统一。2016 年 IDSA 给出的 BALF GM 试验截断值＞ 0.5。2017 年 ESCMID-ECMM-ERS 提出 COPD BALF GM 试验截断值＞ 1.0，ICU ＞ 0.5，肺移植高达 1.5。2021 年 3 月，EORTC/MSGERC 又提出 ICU 中 BALF GM 试验的截断值＞ 0.8。这也给临床医生造成很大困惑。LFD 技术目前在临床已逐渐推广应用，其检测原理为试剂盒中提前包埋了 JF-5 的单克隆抗体，形成抗原抗体的交叉反应。研究表明，单用 LFD 进行诊断分析，其敏感性和特异性仅为 80%。若将 LFD 与 BALF GM 试验＞ 1.0 进行联合诊断，其对 IPA 的敏感性和特异性均可以接近 95%。

来自 *Lancet Infect Dis* 的专家共识推荐将 CAPA 的定义和诊断分为两部分，第一部分为气管支气管形式，第二部分为肺形式。气管支气管形式的确诊，仍需通过病理活检；如果是临床诊断，则纤维支气管镜检查是必需的，它可以通过气管镜直接观察气道壁的溃疡、结节、伪膜、斑片、焦痂等典型性的病理性改变，然后再结合 BALF 或血 GM 试验进行诊断。肺形式的 CAPA 影像学往往不典型，若出现多发结节或空洞，需要高度怀疑此病，并积极寻找微生物学证据。

四、CAPA 的治疗及相关注意事项

无论是 IPA、CAPA，还是 IAPA，伏立康唑始终是治疗的基石。2002 年，*N Engl J Med* 发表的一项研究显示，对于 IPA 患者，伏立康唑组的临床治愈率高于两性霉素 B 组，且全因死亡率低于两性霉素 B 组。但药物之间存在的相互作用不容忽视，伏立康唑通过 CYP2C9、CYP2C19 和 CYP3A4 这三条通路进行代谢，其可能与瑞德西韦发生相互作用（CYP3A4 的底物），但整体效果尚不明确。此外，艾沙康唑具有良好的药代动力学特性，同样通过 CYP3A4 代谢，但药物之间的相互作用小。

IDSA 指南推荐，如果是 IPA 患者，建议进行唑类药物敏感性试验；如果唑类药物敏感，则使用伏立康唑或艾沙康唑，并进行治疗药物监测（TDM）；如果唑类药物耐药，可以使用伏立康唑联合棘白菌素类药物或选择两性霉素 B 脂质体，但治疗期间应注意随访患者的肾功能。CAPA 的最佳疗程尚未明确，一般要维持 6 ～ 12 周。对于免疫抑制人群（如血液系统肿瘤或接受免疫抑制治疗人群），更长的疗程可能是必要的，以预防疾病复发。迄今为止，尚未推荐在 ICU 内针对重症新型冠状病毒感染患者进行预防性抗曲霉治疗。

CAPA 治疗疗程较长，且存在较多的潜在并发症，因此 TDM 非常必要。2020 年，ESICM/ESCMID 发布声明，推荐 ICU 患者若使用伏立康唑，需监测药物浓度，且建议血浆谷浓度为 2 ～ 6 mg/L，比我国的专家共识（1 ～ 1.5 mg/L）推荐浓度要略高一点。若伏立康唑血浆谷浓度＞ 1 mg/L，则治疗有效率会大幅增高，如果谷浓度＞ 5.5 mg/L，可能会继发肝或神经系统损害。

五、小结

重症新型冠状病毒感染患者可能存在共同感染，不容忽视，尤其是合并 CAPA。对于 CAPA，共同感染与共同生长一定要区分清楚，不可漏诊，亦不可过度诊断。非培

养性诊断方法发展速度快，临床医生需知晓其原理，妥善应用，做好 CAPA 诊疗工作，以期早诊断、早治疗，最终改善患者的临床预后水平。

（余跃天）

第五节 肺移植术后侵袭性真菌病的诊断和治疗

侵袭性真菌病（invasive fungal disease，IFD）是肺移植术后患者出现肺部浸润性病变的主要原因，对于如何防控肺移植术后 IFD、如何界定普遍预防和抢先治疗的时机、如何确定肺移植支气管灌洗液 GM 试验的 cut-off 值以及耐药真菌的防控策略等问题，仍需深入探讨。

一、实体脏器移植感染的时间轴

谈到真菌感染，就无法绕开免疫抑制患者，而肺移植患者是最经典的免疫抑制患者。所有的实体脏器（包括心脏、肝、肺、肾）移植在不同时期都有不同的感染源。在围手术期（移植后 1 个月内），大部分患者仍在医院内，以医院获得性感染为主，病原菌通常为各种细菌，其中以耐药革兰氏阴性杆菌感染最突出。移植术后 1 个月至 1 年，机体的免疫抑制较强，无论是肺移植还是其他实体脏器移植患者，都更容易出现各种机会性感染，而真菌感染就处于这一阶段，其发病率最高，致病菌包括曲霉、毛霉、新生隐球菌及肺孢子菌等。肺移植术后 1 年以上，机体免疫抑制强度逐渐下降，此时可能出现社区获得性感染，成为肺移植术后突出问题之一。无论如何，肺移植患者需要终身服用免疫抑制剂，所以这些患者是终身免疫抑制患者，也是感染的易发人群。

二、肺移植术后真菌感染特点

肺移植术后真菌感染有其自身特点。第一，因为存在免疫抑制，所以细胞免疫和体液免疫均存在异常，临床症状和影像学不特异，与非免疫功能低下宿主的影像学存在差异。第二，因为所有实体脏器移植患者都要服用各种排异药，尤其是钙调磷酸酶抑制剂（CNI）类免疫抑制剂，其与常见的抗真菌药尤其是经典的三唑类抗真菌药存在相互作用，所以在这一阶段，治疗药物监测（TDM）至关重要。此外，肺移植术后还存在耐药真菌和罕见真菌感染问题。

三、肺移植术后真菌感染的流行病学

不同中心报道的真菌感染发病率波动在 8.1% ~ 16%。多中心研究显示，3 个月内侵袭性真菌感染的病死率达 21.7%。肺移植术后真菌感染可能通过一定的免疫机制损伤移植的供肺，进而导致肺移植物功能障碍，真菌感染与慢性肺移植物功能障碍的风险增加有关，这是需要我们关注的问题。

移植后的不同时期真菌感染类型也不同。例如，肺移植术后 1 个月内，各种酵母菌属感染较为突出，主要为深部无菌体液的感染，如胸腔酵母菌感染或血液酵母菌感染。侵袭性念珠菌病通常发生在肺移植术后的第 1 个月。曲霉感染高发于肺移植术后

1 个月至 1 年,是引起肺移植术后 IFD 的最常见真菌感染。侵袭性曲霉病通常发生在移植术后 3.2 个月(中位时间),发病率为 3%～15%。肺移植患者多为终末期肺病,包括常见的肺纤维化和 COPD,这些患者术前曾使用大量免疫抑制剂及反复抗感染治疗,所以是真菌感染的高危人群,手术前后曲霉定植率相对较高。真菌定植率波动于20%～50%,大部分规模较大的研究真菌定植率大于 30%,接近 40%,提示真菌定植率大约 30% 最为准确。国外一项大型临床研究在 12.5%(65/519)和 18.3%(95/519)的肺移植患者中观察到移植前和移植后曲霉菌属的定植,54 例肺移植患者出现与曲霉病相关的临床综合征,1 年累计发生率为 10.6%。

四、相关概念

1. **定植(colonization)** 呼吸道分泌物(痰或 BALF)通过培养、PCR 或生物标志物(GM 试验或隐球菌抗原)检测到真菌,但无症状、影像学和内镜下表现。

2. **普遍预防(universal anti-fungal prophylaxis)** 移植术后在分离出任何真菌病原之前对所有受者给予抗真菌药物。

3. **靶向预防(targeted anti-fungal prophylaxis)** 移植术后在分离出任何真菌病原或血清真菌标志物阳性之前对有 IFD 风险的高危受者给予抗真菌药物。

4. **抢先治疗(preemptive anti-fungal therapy)** 移植术后在分离出真菌病原或血清真菌标志物阳性之后,同时缺乏 IFD 证据时给予抗真菌药物。

单肺移植、早期气道缺血、CMV 感染、出现急性排斥反应需要上调免疫抑制剂用量、需要免疫诱导治疗、肺移植前后曲霉定植、CF 患者术中曲霉培养阳性、获得性低免疫球蛋白血症等,都属于肺移植术后曲霉感染高危受者。部分文献或中心会建议对这些高危受者进行普遍预防。加拿大多伦多有现今全球最大的移植中心,他们对抢先治疗开展了相关研究,以 BALF 培养或 GM 试验阳性为导向的抢先治疗显著降低了侵袭性曲霉病的风险;与普遍预防相比,可将抗真菌暴露量减少 50%,且不会影响患者1 年的死亡率。

五、侵袭性真菌病

呼吸道分泌物(痰或 BALF)通过培养、PCR 或生物标志物(GM 试验或隐球菌抗原)检测到真菌,同时有症状、影像学和内镜下表现或组织病理学提示真菌侵袭的证据(表 9-7)。

表 9-7 侵袭性真菌病的诊断标准

诊断级别	危险因素	临床特征[a]	微生物学	组织病理学
确诊(proven)	+	+	+[b]	+
临床诊断(probable)	+	+	+[c]	−
拟诊(possible)	+	+	−	−

注:[a]包括影像学;+:有,−:无;[b]肺组织、胸腔积液、血液真菌培养阳性;[c]除确诊标准外,也包括特异性真菌抗原检测阳性及合格的深部痰标本连续 ≥ 2 次分离到同种真菌。

在诊断方面，依旧沿用经典的 IFD 诊断标准，但肺移植术后会有相应的特点。首先，肺移植术后患者的气管 - 支气管曲霉病（TBA）发生率显著高于侵袭性肺曲霉病（IPA）。血清 GM 试验敏感性不高，所以一般不将该方法作为诊断参考。相比之下，BALF GM 试验的诊断意义更大。但对 BALF GM 试验的临界值仍存在争议。国际上将 cut off 值定为 1.0，但受灌洗液的量及有无出血等因素影响，结果存在差异，可能出现假阳性结果。对于肺移植患者，不建议常规使用 PCR 进行真菌感染的诊断和监测，可与其他诊断方式联合用于诊断 IA，但均无确切证据（表 9-8）。

表 9-8 国际心肺移植协会关于侵袭性真菌病的诊断建议

诊断建议	推荐等级	证据水平	适用于心脏移植	适用于肺移植
血清 GM 试验不应被用于 IA 诊断	I	C	√	√
BALF-GM 试验可被用于 IA 诊断	I	B	√	√
BALF-GM 试验阳性最佳临界值未知；使用 cut off 1.0 的临界值会增加特异性；使用 cut off 0.5 的临界值可优化灵敏度但可能出现假阳性，因此应谨慎解释结果	I	B	√	√
BALF-GM 试验可用于区分定植和 IFD	I	C		√
BALF-GM 试验可用于移植中心由常规预防转为抢先治疗	II	C		√
不建议常规使用 BALF-PCR	II	C	√	√
BALF-PCR 应仅与其他真菌诊断方式（如胸部 CT，BALF-GM 试验，培养）联合用于诊断 IA	II	C	√	√
不建议使用 BALF-BDG	III	B	√	√
2 个典型的影像学特点：移植后早期（3 个月内）- 树芽状结节和支气管壁增厚。移植后晚期（＞ 1 年）- 肺实质结节	II	C		√

ISHLT 关于 IFD 治疗建议：①移植中心采取普遍预防 / 抢先治疗与流行病学、移植术后时间、真菌诊断措施和 TDM 有关；②移植术后 2 ~ 4 周内预防酵母菌属感染；③移植术后 2 ~ 4 周后实施具有抗真菌活性的普遍预防或抢先治疗；④普遍预防 4 ~ 6 个月；⑤抢先治疗 3 ~ 4 个月；⑥伏立康唑使用时间不长于 6 ~ 9 个月。

六、肺移植术后侵袭性真菌病

病例：某患者，男性，30 岁，终末期尘肺。

现病史：2018 年 11 月 30 日，患者于我院在气管插管全麻下行双肺移植术，术后第 4 天返回普通病房。2018 年 12 月 5 日，查 BALF 结核分枝杆菌 X-pert 阳性，BALF 抗酸杆菌涂片阳性，予左氧氟沙星、异烟肼、乙胺丁醇、吡嗪酰胺四联抗结核治疗。2018 年 12 月 15 日，患者出现发热，体温最高 38.5 ℃，反复耐碳青霉烯类鲍曼不动杆菌（CRAB）培养阳性（BALF），多黏菌素 B+ 替吉环素或舒巴坦抗感染治疗，患者热退、白细胞计数恢复正常，考虑治疗有效，但患者出现头面部麻木症状。2018年12月23日，患者出现呼吸、心搏骤停，考虑多黏菌素B引起呼吸骤停。因患者感染重，停用霉酚酸酯类抗排异药，予他克莫司及甲泼尼龙抗排异治疗。

患者存在多黏菌素B引起的肌酐升高。移植后半年，间断调整免疫抑制剂。半年复查时，肾功能持续减退，eGFR基本上维持在25 ml/（min·1.73 m²）左右。2019年5月28日，患者有咳嗽、咳痰症状，胸部CT可见以双肺（尤其是右肺）分布为主的树芽征（图9-16）。2019年6月12日，患者出现痰中带血丝。2019年6月13日，支气管镜检查可见吻合口良好，支气管黏膜出现霉斑、白膜（图9-16）。2019年6月17日，黏膜活检大量炎性坏死物中可见曲霉菌［图9-16（彩图13）］。

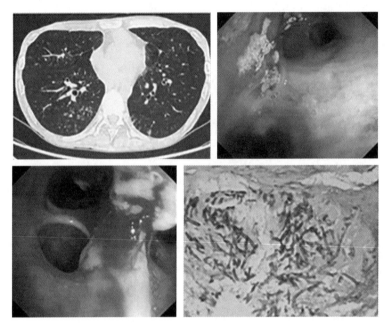

图9-16（彩图13） 患者胸部CT、支气管镜及黏膜活检结果

确诊：TBA。临床诊断为IPA。

根据ISHLT对肺移植术后曲霉感染的推荐策略，虽然不常规推荐联合应用，但考虑患者同时合并了TBA和IPA，感染较重，遂采取了伏立康唑和米卡芬净的联合治疗策略，疗程2周。

治疗期间，对伏立康唑进行了治疗药物监测（TDM）（图9-17），尽量使其浓度保持在需求范围内。

此时面临着一个非常重要的问题，即免疫抑制剂的调整。因为患者肾功能不全，所以将他克莫司改为西罗莫司。在有TDM条件的中心，可以很好地进行西罗莫司和伏立康唑的监测，也可以考虑两药联用。经过努力，患者肾功能有所恢复，肌酐清除率有所上升。考虑长期治疗的问题，结合患者当时的情况，我们又将抗排异药由西罗莫司调整为他克莫司，同时继续给予伏立康唑治疗IPA（图9-18）。

经过上述治疗后，支气管镜下可见霉斑和出血、坏死明显好转［图9-19（彩图14）］，时间将近1个月，总疗程约3个月。该患者目前为术后3年，随访生活质量较好。

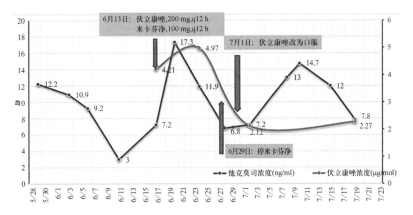

图 9-17 治疗药物监测

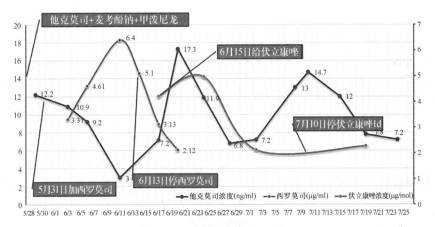

图 9-18 免疫抑制方案的调整

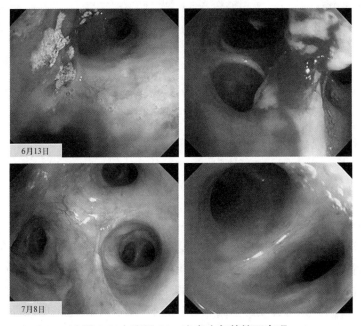

（图 9-19）彩图 14 患者支气管镜下表现

七、侵袭性霉菌感染

病例：某患者，女性，40岁，氧化铝厂工人，BMI 21.5 kg/m²。15年前开始有"铝粉"接触史，无规范的防护措施，5年前停止接触。

主诉：活动后气短5年，加重1年，双下肢水肿4个月。

病史：5年前患者无明显诱因出现气短，活动后明显，于当地诊断为"肺尘埃沉着病"。此后气短症状进行性加重，起初爬2~3楼后出现，逐渐表现为平路稍快走即可出现气短。1年来平均每2个月住院1次，每次给予醋酸泼尼松口服（35 mg/d，每2周减量10 mg，服药约1个月后停药）。利尿，西地那非降肺动脉压，家庭氧疗。4个月来气短症状进一步加重，需持续氧疗，双下肢水肿，伴少尿、食欲缺乏、反酸、胃灼热及腹胀等症状。

胸部CT：双侧胸膜弥漫性磨玻璃影，支气管扩张，肺动脉极度增宽（图9-20）。患者因长期肺尘埃沉着病导致重度肺动脉高压和心功能不全。

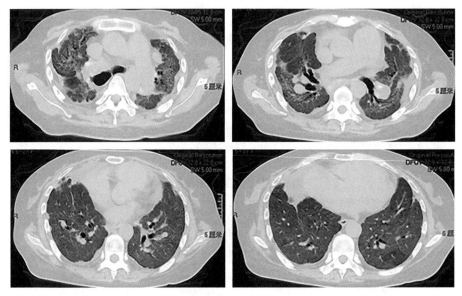

图 9-20 患者胸部 CT 图像

肺功能评价：限制性通气功能障碍、重度弥散功能障碍。

心功能评价：心电图示右室肥大，BNP升高（931.8 pg/ml）；心脏超声示右室壁运动减低，呈D字征。右心导管提示肺动脉平均压已达43 mmHg，提示肺心病非常严重。

手术评估：①手术指征：诊断"肺尘埃沉着病（氧化铝）"明确，病变类型不可逆，合并呼吸衰竭、肺动脉高压、右心衰竭，符合肺移植指征，完善心脏、肺、肿瘤、感染、免疫等方面评估，无禁忌证，于2010年12月24日在VV-ECMO辅助下行双肺移植术。②术前情况：鼻导管吸氧4~5 L/min，SpO₂ 90%~95%；针对原发病，给予甲泼尼龙15 mg qd；针对肺动脉高压、心功能不全，给予西地那非20 mg tid、托拉塞米10 mg qd、螺内酯20 mg qd、地高辛0.125 mg qd；预防抗凝，给予那曲肝素0.4 ml。

手术情况：手术时间 7 h50 min。循环：出血量 1500 ml，尿量 2200 ml，液体入量 8500 ml。术中循环障碍：血压最低 70/45 mmHg，去甲肾上腺素［0.5 ~ 1.0 μg/（kg·min）］、肾上腺素［0.05 ~ 0.10 μg/（kg·min）］、米力农泵入。移植肺冷缺血时间：R 295 min，L 500 min。免疫诱导：巴利昔单抗 20 mg + 甲泼尼龙 750 mg。术中预防用抗生素：头孢哌酮舒巴坦。

术后情况：原发性移植物功能不全（PGD）1 ~ 2 级，心功能不佳，利尿脱水困难，CRRT 脱水治疗。术后第 3 天撤除 VV-ECMO，第 4 天拔除气管插管，序贯 NIPPV。由于患者术前合并重度肺动脉高压和左心功能障碍，故术后最突出的问题是心源性休克，我们采取了多种治疗手段，最终使其逐渐恢复。术后 1.5 个月患者出院。首次出院时，患者基本可以恢复正常生活，常规抗排异治疗和预防感染，肺功能有所恢复，此时主要症状是胃肠道反应，并无过多的呼吸道症状。出院前复查胸部 CT，可见肺野比较清晰。

术后 3 个月再次复查，右上肺新发结节，双肺较多弥漫磨玻璃影（图 9-21）。无发热、咳嗽、咳痰、咯血、胸痛、呼吸困难等症状；双肺未闻及干啰音、湿啰音，下肢轻度水肿，心腹无其他异常。感染指标正常。细胞免疫和体液免疫功能低下，同时合并心肾功能不全。对于常规心肾功能不全，采取利尿和肾保护治疗。

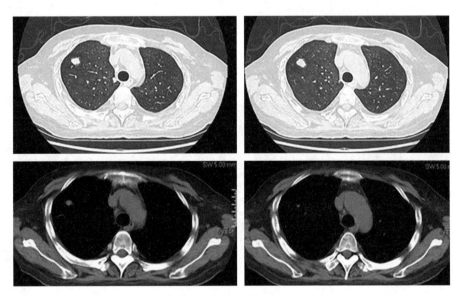

图 9-21　复查胸部 CT 图像

支气管镜下可见轻度充血，无明显脓性分泌物［图 9-22（彩图 15）］。

BALF 病原学：细菌培养鲍曼不动杆菌；真菌涂片可见丝状真菌；未培养出真菌；BALF GM 试验 0.6；病毒、抗酸涂片 Gene-Xpert、T-SPOT、结核抗体、PPD 试验、隐球菌抗原均阴性，给予左氧氟沙星治疗 2 周。

影像学：病变进展，结节仍在生长，同时在右上肺后段又出现新发结节。

行 CT 引导下穿刺，同时送病理检查，病原可见丝状真菌，考虑帚霉可能。病理提示两端肺泡结构消失，增生的纤维组织内可见大量中性粒细胞浸润，脓肿形成，小血管增生，组织细胞聚集，可见灶状坏死，特殊染色 PAS、银染可见阳性真菌。

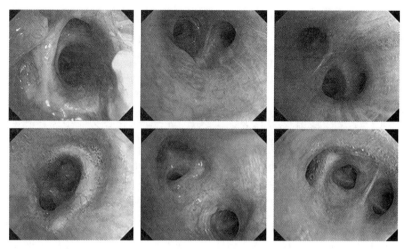

图 9-22（彩图 15） 复查支气管镜图像

治疗情况：根据实体器官移植感染治疗策略，评估患者处于免疫高风险还是免疫低风险阶段。该患者目前属于免疫低风险，但感染问题较为突出（确诊帚霉肺炎），遂停用霉酚酸酯类药物，同时加用丙种球蛋白，加强免疫功能调节；针对帚霉肺炎，采取三联治疗，米卡芬净 150 mg qd，2 周；泊沙康唑 200 mg q6 h + 特比萘芬 250 mg qd，3 个月。

随访：用药 2 周后病变范围缩小，但不明显；用药 1 个月后病灶明显缩小；用药3 个月后上肺后段结节消失，上肺间段的结节明显缩小（图 9-23）。治疗效果较好。

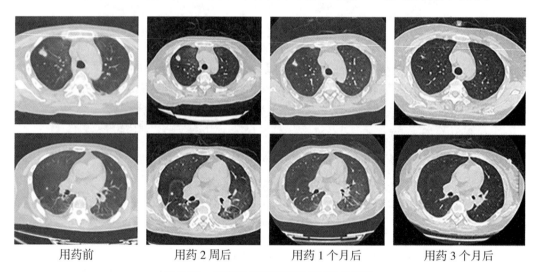

| 用药前 | 用药 2 周后 | 用药 1 个月后 | 用药 3 个月后 |

图 9-23 患者治疗前后胸部 CT 变化情况

帚霉感染以呼吸困难为主要临床表现，其危险因素可能与既往真菌感染和系统抗真菌治疗有关。

八、总结

肺移植术后真菌感染仍有很多问题亟待解决，包括如何防控 IFD、如何选择和界定普遍预防 / 抢先治疗方案、哪类患者适合普遍预防 / 抢先治疗、肺移植 BALF GM 试验的 cut off 值以及耐药真菌防控策略等，这些问题仍需要进行深入探讨。

（陈文慧）

第六节　ICU 内侵袭性支气管肺曲霉病发病机制及患者免疫状态评估

侵袭性支气管肺曲霉病（IBPA）的临床表现及影像学表现均缺乏特异性，这也为早期发现及诊断带来困难。了解其发病机制及患者的免疫状态，对于提高该病的诊断率、改善患者预后具有明确的意义。

一、曲霉感染与免疫机制

1. **IBPA 的发病机制**　统计发现，烟曲霉的感染概率最高，这与其特殊的形态学有关。烟曲霉孢子直径为 2～5 μm。以 $PM_{2.5}$ 为例，直径 2.5 μm 的微粒最容易通过呼吸道，并在肺泡内沉积。而黑曲霉和黄曲霉的孢子直径大于烟曲霉孢子直径，往往在通过上呼吸道时，被黏液纤毛层捕获。通常情况下，空气中会散在曲霉菌孢子，每日约有 200 个曲霉菌孢子会被吸入呼吸道内，一般正常人不会被感染，当机体免疫力下降或免疫功能受损时，曲霉菌孢子会定植于气道黏膜或气道上皮表层，如果机体未能及时将其清除，其会在局部生长。

2. **黏液纤毛系统的防御机制**

（1）黏液纤毛系统与黏液层：正常黏液层厚 5～10 μm，并可进一步分为两层。黏液层的表面为凝胶层，较为坚韧和黏稠，有利于黏附沉积的颗粒；黏液层的深层为溶胶层，黏稠度较低，便于纤毛旋转和驱动黏液层移动。某些疾病可能引起黏液层的组成成分发生变化，不利于纤毛摆动清除，导致其他分泌物潴留，这种情况可见于肺囊性纤维化和哮喘。

（2）气道壁结构与黏液纤毛系统：纤毛长 5～7 μm，以 1000～1500 次 / 分的频率同步摆动。纤毛向前摆动时，纤毛尖端广泛触及凝胶层，并推动其向前移动；纤毛向后摆动时，纤毛明显弯曲，完全收缩于溶胶层中，以降低回摆时的阻力。

（3）黏液中含有 IgA：IgA 由浆细胞和淋巴组织生成，这一体液免疫因子对外源性蛋白、细菌和病毒具有重要的防御作用。

（4）曲霉菌也可以通过多种方式逃脱免疫监视：曲霉菌在黏液纤毛层通过胶霉毒素、烟曲霉酸和曲霉毒素破坏黏液纤毛层的稳定性；曲霉菌也可通过疣孢漆斑菌原抑制上皮细胞纤毛的摆动和活性。一旦曲霉菌被捕获，其可以通过上述毒素帮助其逃逸，进而使后续曲霉的孢子更易在上皮定植。此外，曲霉菌还能够产生唾液酸基团，使其更易与气道表面（尤其是呼吸道上皮细胞基底膜）相结合，并对其进行破坏。其还可通过丝氨酸蛋白酶破坏肺泡上皮细胞，使局部屏障功能受损，最终实现定植和感染。

3. **巨噬细胞的防御机制**　在肺泡腔和气道内主要是巨噬细胞吞噬曲霉菌；在上皮外，主要是中性粒细胞进行吞噬。另外，中性粒细胞也可以通过过氧化反应对曲霉菌进行清除。曲霉菌本身也可以通过各种酶来对抗中性粒细胞的清除。

4. **IBPA 的临床分类与免疫功能的关系**　临床上，曲霉菌对宿主造成的损伤类型与宿主的免疫功能状态相关。当宿主存在严重免疫功能缺陷时，曲霉菌可通过逃逸宿主的免疫造成严重的侵袭性感染，对组织造成机械性损伤。但当患者尚保留一部分免疫功能时，曲霉菌诱发的过度免疫炎症反应可能是造成患者自身脏器功能损伤或组织结构损伤的重要因素。

5. **免疫缺陷与致病菌**　容易引起真菌感染的免疫缺陷主要源于解剖屏障的受损以及中性粒细胞的减少及功能障碍。另外，当 T 淋巴细胞或 B 淋巴细胞免疫功能低下时，如移植后长期应用免疫抑制剂等情况，也可合并真菌感染。

二、不同类型重症患者感染 IPA 的免疫机制

1. **糖皮质激素增加 IBPA 风险的机制**　糖皮质激素可在多个方面抑制机体固有免疫和特异免疫功能，如减少巨噬细胞数量、降低其趋化和吞噬能力，减弱中性粒细胞和淋巴细胞功能，增加曲霉菌的生长速度。

2. **COPD-IPA 的免疫机制**　COPD 患者气道纤毛防御因吸烟和反复感染受损，导致相关清除曲霉菌分生孢子的功能受损，曲霉的分生孢子易与气道黏膜上皮结合，曲霉首先侵袭进入支气管黏膜，随后可进入相邻肺实质，最后可进一步浸润和侵袭肺血管导致继发性肺梗死。另外，COPD 患者粒细胞缺乏并不十分严重，在肺内较少出现播散，影像学常表现为沿气道分布的侵袭性感染，多数患者病情加重多是由于其自身免疫系统对曲霉感染发生不当或过度的免疫炎症反应，而非侵袭性感染本身所致。

3. **肝硬化相关免疫缺陷机制**　肝硬化时，由于脾隔离，可导致中性粒细胞数量减少。同时，肝硬化可导致免疫细胞吞噬功能不全，尤其是感染部位吞噬功能的减弱，其减弱程度取决于肝病的阶段。肝硬化还可引起免疫细胞趋化功能不全，包括导致内皮细胞黏附能力和炎症细胞迁移能力下降。

4. **糖尿病合并 IPA 的发病机制**　糖尿病患者存在一系列免疫功能异常：①中性粒细胞趋化功能、吞噬功能、细胞内杀菌作用均减弱。②淋巴细胞活化受限。③免疫球蛋白、补体、抗体等重要物质分泌减少。由于长期血糖控制不良，蛋白质代谢受损。

同时，血糖升高可带来一系列感染风险：①为真菌的生长创造了适宜的环境。②增高的血浆渗透压使免疫细胞杀菌能力减弱。糖尿病相关微血管并发症引起的肺部微血管病变和通气 / 血流比值失调使局部组织缺氧，导致抗感染能力减弱。这些都可能与糖尿病患者易感性有关。

5. **重症流行性感冒患者 IPA 易感性**　一方面，流行性感冒病毒自身可抑制巨噬细胞和 T 细胞功能；重症流行性感冒引发的强烈的固有免疫反应介导的细胞因子（如 IL-10）水平升高同样有害。IL-10 负性调控固有免疫和获得性免疫，增加患者对 IPA 的易感性。另一方面，研究发现，流行性感冒合并 IPA 与 CD4$^+$T 细胞计数 < 200/μl 存在相关性，提示如果流行性感冒患者有特异性免疫缺失或异常，容易发生 IPA。

三、重症患者 IPA 相关临床免疫评价

重症患者可借鉴下列相关指标评价患者的免疫功能，协助判断患者发生 IBPA 的易感性。

1. **中性粒细胞水平**　①中性粒细胞计数 < 500 × 10^6/L，感染的易感性显著增加；

②中性粒细胞计数＜100×10^6/L，粒细胞免疫防御机制几乎完全丧失。

2. 粒细胞减少或缺乏的持续时间（t）　①10 d＜t≤3周，细菌感染的风险明显增加；②t＞3周，真菌感染的风险显著增加。

3. IgG 水平　IgG＜2000 mg/L 时，感染的易感性显著增加，尤其是荚膜菌感染。

4. T细胞亚群计数（CD4$^+$T细胞）：①＜500×10^6/L 时，细菌性肺炎、结核（典型）、卡波西肉瘤易感；②＜200×10^6/L，耶氏肺孢子菌、结核分枝杆菌、隐球菌、弓形虫易感；③＜50×10^6/L，CMV、非结核分枝杆菌易感。

四、小结

IBPA 是引起患者免疫功能低下乃至死亡的主要原因之一，近年来 ICU 患者中 IBPA 的发生率呈明显上升趋势。由于 IBPA 临床表现及影像学表现缺乏特异性，为早期发现及诊断带来困难。不同类型重症患者感染 IBPA 的免疫机制不同，对重症患者 IBPA 相关免疫指标（如中性粒细胞、粒细胞减少或缺乏的持续时间、IgG 水平、T 细胞亚群计数等）进行评价，有助于协助判断患者是否发生 IBPA。

（贺航咏）

第七节　毛霉病的诊治进展

毛霉病（mucormycosis）又称接合菌病（zygomycosis），是一种由接合菌亚门、毛霉目、毛霉科中的多种真菌（主要为根霉菌和毛霉菌）所致的疾病，也是一种发病急、进展速度快、病死率高的条件致病性真菌感染。

一、概念及病原学特点

1. 概念　毛霉菌（Mucor）又称黑霉、长毛霉，是一类菌丝较宽（6～25 μm）、几乎无隔的真菌，为需氧菌，但可在无氧条件下生长，在25～55 ℃温度下可以在绝大多数的培养基中生长。其特征如下：

（1）宽菌丝：菌丝壁两侧不平行，呈透明、薄壁带状。

（2）菌丝几乎无隔，呈特征性的扭曲、塌陷或折叠状。

（3）菌丝分枝间隔不规则，通常呈直角分枝。

（4）生长迅速，菌落呈絮状或棉花状。

（5）在组织中主要呈菌丝态。

2. 病原学特点　病理活检组织中可见大量粗大、无节、呈直角分枝的毛霉菌菌丝。光镜下可见粗大、无节、呈直角分枝的菌丝。培养特性：表面为棉花样，初为白色，后变成灰色和其他颜色。

二、流行病学特点

在真菌感染中，毛霉病发病率高，且发病率逐年升高。1876 年德国 Furbinger 首次描述，1885 年，Arnold Paltauf 报道了第一例播散性毛霉病病例。本病全球确切发病率、患病率尚不清楚，因为很少有基于人口的研究，法国一项为期 10 年的研究显示，毛霉病的发病率为 1.2/10 000。

印度的毛霉病发病率（约 9.5/10 万）一直远远高于世界平均水平，其患病率是发达国家的 80 倍。据媒体报道，感染毛霉病的新型冠状病毒感染患者数量激增，当"新型冠状病毒感染"遇上"毛霉菌"，这无疑是雪上加霜！在印度以外的国家，与新型冠状病毒感染相关的毛霉病很少。为什么印度的情况如此不同呢？可能的原因：①在新型冠状病毒感染大流行之前，毛霉病在印度发病率已经很高；②毛霉病的暴发与受污染的产品有关；③糖尿病在印度的流行率高，而且患者往往血糖控制不佳。

毛霉病是一种罕见的机会性真菌感染，其典型表现进展迅速，主要侵犯糖尿病和免疫抑制患者（如血液系统恶性肿瘤、造血干细胞移植、实体器官移植患者）。按照临床表现不同，可分为鼻脑毛霉病、肺毛霉病、胃肠道毛霉病、皮肤毛霉病等。一位 18 岁肾移植后男性患者因肺毛霉病切除左肺下叶，后又在胸廓切开处发生了皮肤散播性毛霉菌感染。

传播媒介：经污染空气吸入或直接接触感染。创伤皮肤移植、昆虫叮咬、外科手术和烧伤感染，通过土壤或灰尘使烧伤部位感染。

易感对象：人，动物中的牛、马、犬、猪、鸟等都易感，实验鼠也易感。

性别差异：好发于男性，男女比例为（2.3 ~ 3）：1。

季节性：8 月和 9 月。

危险因素：①血液系统恶性疾病（白血病、淋巴瘤、多发性骨髓瘤）；②中性粒细胞减少症；③药物引起的免疫抑制（抗肿瘤药物、激素治疗、抗排斥治疗、去铁胺的应用）；④糖尿病（1 型、2 型），伴或不伴酮症酸中毒；⑤慢性肾功能不全；⑥ COPD；⑦实体器官移植、骨髓移植及造血干细胞移植；⑧严重烧伤，严重创伤；⑨ HIV 感染及吸毒者。

美国一项临床研究利用全国住院资料数据库和普查数据评估了 2000—2013 年国家范围内的侵袭性曲霉病相关住院（IA-RH）和毛霉病相关住院（M-RH）发生率的变化趋势。结果显示，M-RH 年均增长 5.15%。澳大利亚一项多中心、回顾性研究纳入在 2004—2012 年确诊和临床诊断的 74 例毛霉病患者的资料，旨在评估澳大利亚毛霉病患者的流行病学调查情况及临床结局，结果发现毛霉病涉及众多科室，主要为血液科。

意大利的一项回顾性、横断面（描述分析）研究分析了 2001—2013 年入住某医院的 30 例毛霉病的恶性血液病患者的医疗记录，旨在评估毛霉病在恶性血液病患者中的流行病学及临床表现特点。结果显示，恶性血液病（包括 AML、ALL、CML、CLL、NHL、HL、MM）患者毛霉病发病率高达 4.29%，其中大部分是急性白血病患者。上述美国临床研究结果发现恶性血液病患者毛霉病增长超过曲霉。

伏立康唑的广泛使用是毛霉病增加的原因之一。侵袭性接合菌病患者在伏立康唑及卡泊芬净引入后明显增加，该新兴真菌感染的出现与免疫抑制人群增多及新型抗真菌药物的广泛使用有关。瑞士日内瓦大学医院 1989—2008 年侵袭性接合菌病与抗真菌药物使用之间的关系研究提示，伏立康唑预防治疗使毛霉病风险显著增加，伏立康唑暴露还可增加接合菌的毒性。

慢性肺部疾病亦是毛霉病的危险因素。反复肺部感染会导致呼吸道黏膜受损、纤毛运动能力减退与肺结构破坏，削弱了呼吸道的防御功能；缺氧和高碳酸血症等因素使中性粒细胞释放过氧化物减少，不能有效地破坏真菌细胞壁和 DNA。

肺部毛霉菌感染好发于有基础疾病（如糖尿病、急性白血病、器官移植、COPD 及重症肺炎、手术及创伤）和免疫功能低下的患者。COPD 患者常应用糖皮质激素治疗，而激素可以降低巨噬细胞功能，减弱巨噬细胞抑制真菌孢子生长的作用。浙江大学医学院附属第一医院诊断的 9 例肺毛霉病患者，4 例来自呼吸科（其中支气管扩张和 COPD 患者各 1 例，还有其他 2 例为其他疾病，并非来自呼吸科），血液科 4 例，肾内科 1 例。

三、临床表现及分类

1. **临床表现** 毛霉病患者无特异的临床表现，临床可见发热（使用广谱抗生素无效）、咳嗽、呼吸困难、咯血，伴或不伴胸痛，可侵犯血管壁而引起血栓和组织坏死，如侵犯气道，可引起声音嘶哑等。

2. **分类**

（1）鼻脑型：是最常见的一种类型（24% ~ 39%）。

（2）肺型：肺是仅次于脑的受累器官（24% ~ 30%）。

（3）播散型：脑为最常见的播散部位，常迅速致死（15% ~ 23%）。

（4）皮肤型：切口红肿不明显，坏死组织多，病变进展迅速（19% ~ 26%）。

（5）胃肠型：多见于回肠末端、盲肠及结肠，食管及胃也可累及（2% ~ 11%）。

（6）混合型。

四、组织病理学特点和影像学特点

1. **组织病理学特点** 浸润、血栓形成和坏死是其特征。镜下显示病变呈急性炎症过程，组织严重坏死、化脓，其中可见大量巨噬细胞、中性粒细胞和嗜酸性粒细胞浸润，间质纤维组织增生，毛细血管壁增厚。病变区域内包括坏死区、血管壁、血管腔和血栓内均可见大量菌丝，但是极少见到肉芽肿，是本病的特征性改变。

2. **影像学特点**

（1）单发或多发的肺实变，常伴空洞。

（2）底部贴近胸膜的楔形阴影。

（3）单发或多发的小结节和晕征。

（4）反晕征。

（5）气管内病变。

（6）其他：胸腔积液，累及纵隔、肋骨等。

五、诊断、治疗及预后

1. **诊断** 在影像学方面，毛霉病虽难以与侵袭性肺曲霉病相鉴别，但多具有以下特征性表现：10 个或更多部位的多发结节；胸腔积液；反晕征；与肺梗死毗邻的蜂窝组织炎。使用荧光增白剂的直接镜检临床样本可快速诊断，镜下可见菌丝粗细不均（直径 6~25μm），无分隔或很少分隔，不规则的带状外观。样本的培养视为基本的检测方法，虽然敏感性不是最佳，但可用于鉴别诊断和药敏试验。强烈推荐组织样本的病理学检测用于区别曲霉菌、形态类似真菌及不同毛霉菌，从而指导临床治疗。其他包括 DNA 测序和 PCR 等分子技术，在诊断方面尚未标准化，也未获得专家认可。

毛霉病的确诊主要通过真菌病原学和组织病理学，最终的诊断依赖于病理发现并经培养证实，但培养的假阴性多。组织病理学或涂片常成为诊断的唯一证据。G 试验、GM 试验等在毛霉菌感染时均为阴性。

2. 治疗　毛霉病的治疗方法包括：①手术清创；②两性霉素 B 脂质体及复合体静脉剂型；③泊沙康唑缓释片和静脉剂型；④艾沙康唑（已在美国获得毛霉病一线治疗及欧洲补救治疗的许可）。

欧洲临床微生物与感染性疾病学会（ESCMID）和欧洲医学真菌联合会（ECMM）毛霉病诊断和管理指南以及第 6 届欧洲白血病感染会议（ECIL-6）白血病和造血干细胞移植患者侵袭性念珠菌病、曲霉菌病及毛霉病的治疗指南均建议，毛霉病治疗以外科清创和两性霉素 B 抗真菌治疗为主。2019 年 ECMM 与真菌病研究小组教育与研究联合会（MSG ERC）联合发布的最新毛霉病全球诊疗指南建议：除系统性抗真菌治疗外，优先推荐尽早对毛霉病进行完整的外科手术治疗（A-Ⅱu）。外科手术治疗毛霉病可使患者死亡率降低 55%，但对于血液病患者，尤其是血小板减少患者，外科清创效果显著，但仍存在一定的局限性。

（1）抗真菌治疗一线单药疗法——指南建议：在所有系统感染中，优先推荐两性霉素 B 脂质体 5~10 mg/（kg·d）一线治疗（A-Ⅱu/A-Ⅲ）。

如果发生严重肾毒性，可适时减量，但剂量低于 5 mg/（kg·d）的推荐证据不足（C-Ⅲ）。

应该开始就应用最大剂量，不应缓慢增加剂量。

对于无中枢神经系统受累患者，中度推荐 5 mg/（kg·d）两性霉素 B 脂质复合体（B-Ⅱu）。

当有可替代药物时，不推荐使用两性霉素 B 脱氧胆酸盐。

中度推荐艾沙康唑用于毛霉病的一线治疗（B-Ⅱ）。

中度推荐泊沙康唑缓释片和静脉剂型一线治疗（B-Ⅱu），使用泊沙康唑口服混悬液证据不足（C-Ⅱu）。

（2）抗真菌治疗联合治疗——指南建议：抗真菌联合疗法证据尚不确切。有限数据支持多烯和唑类或多烯加棘白菌素类药物组合。在毒性无明显增加的情况下，可合理予以联合治疗，但效果未知。

联合用药的证据有限（C-Ⅲ/C-Ⅲu）。

（3）抗真菌治疗补救治疗——指南建议：优先推荐艾沙康唑补救治疗（A-Ⅱ）。

优先推荐泊沙康唑缓释片或静脉制剂用于补救治疗（A-Ⅱ），而泊沙康唑口服混悬液证据不足（C-Ⅱu）。

如果艾沙康唑或泊沙康唑一线治疗失败，则优先推荐两性霉素 B 脂质体（A-Ⅱut/B-Ⅱu/B-Ⅲ）。

（4）治疗药物

1）两性霉素 B

适应证：可用于曲霉、念珠菌、隐球菌、组织胞浆菌、毛霉菌等引起的侵袭性真菌感染患者。

药代动力学：几乎不被肠道吸收，静脉给药较为理想。血浆结合率高，可通过胎盘屏障、血浆半衰期为 24 h，肾清除速度很慢。

毒性反应：在使用过程中，常出现高热、寒战、呕吐、静脉炎、低钾血症及肝肾功能损害等毒性反应。

延长两性霉素 B 脱氧胆酸盐注射时间可增加患者对药物的耐受性，减少肾毒性（推荐级别为 C 级）。

2）两性霉素 B 含脂制剂：目前有 3 种制剂，包括两性霉素 B 脂质复合体（ABLC）、两性霉素 B 胶质分散体（ABCD）和两性霉素 B 脂质体（L-AmB）。

因其分布更集中于单核 - 吞噬细胞系统，如肝、脾和肺组织，减少了在肾组织的浓度，故肾毒性较两性霉素 B 去氧胆酸盐降低。抗真菌谱同上，采用脂质体技术制备，价格较昂贵。

适应证：可用于曲霉、念珠菌、隐球菌、组织胞浆菌等引起的侵袭性真菌感染患者；无法耐受传统两性霉素 B 制剂的患者；肾功能严重损害，不能使用传统两性霉素 B 制剂的患者。

药代动力学：非线性动力学，易在肝及脾中浓集，肾中则较少蓄积。

3）泊沙康唑：指南推荐泊沙康唑用于毛霉病的治疗。欧洲白血病感染会议指南推荐：当两性霉素 B 完全禁忌时，可使用泊沙康唑，或联合使用作为一线治疗（C-Ⅲ）；泊沙康唑（B-Ⅱ）作为挽救治疗。ESCMID/ECMM 指南推荐：泊沙康唑 4×200 mg/d 或 2×400 mg/d 作为毛霉病的一线治疗（B）；泊沙康唑 4×200 mg/d 或 2×400 mg/d 作为挽救治疗（A）。

泊沙康唑安全性良好，可用于多种特殊人群。对于老年人、肝肾功能损害者，无须调整剂量，且尚未确定在 13 岁以下儿童患者中的安全性和有效性。

（5）治疗时间——指南建议：强烈推荐治疗至免疫抑制状态逆转并影像学完全恢复（A-Ⅲ）。

在病情稳定之前，中度推荐静脉治疗（B-Ⅱ）。

当转为口服治疗时，强烈推荐艾沙康唑或泊沙康唑缓释片（A-Ⅱ）。可使用泊沙康唑口服混悬液，但证据不足，尤其在其他剂型可选的情况下（C-Ⅱu）。

可在有特殊考量的儿童、辅助治疗、重症患者及经济学的角度对毛霉病治疗进行药物监测，这是未来发展的方向。

3. 预后 毛霉病患者能否痊愈取决于下列因素：外科清创、抗真菌治疗效果、治疗高血糖、纠正粒细胞减少或减少免疫抑制药物等。

毛霉病危害显著，预后极不良。一项多中心前瞻性观察性研究纳入 234 例成人 HSCT 受者，共 250 例 IFD 事件，其中曲霉菌占 59.2%，念珠菌占 24.8%，接合菌占 7.2%，其他霉菌占 6.8%，旨在评估 HSCT 患者 IFD 的流行病学调查特点及临床结局等。结果发现，与念珠菌和曲霉导致的感染相比，接合菌（毛霉菌）导致的感染预后相对较差，其临床结局恶化患者比例明显较高。澳大利亚一项多中心回顾性研究纳入在2004—2012年确诊/临床诊断的74例毛霉病患者，旨在评估澳大利亚毛霉病患者的流行病学调查情况及临床结局。结果发现，各科室毛霉病患者180 d病死率约为60%。

六、小结

毛霉病发病率逐年增加，涉及众多科室，且病死率高。该病的诊断方法有限，外科清创治疗疗效显著，但存在一定的局限性。权威指南推荐，两性霉素 B 可用于毛霉病的预防、一线治疗及挽救治疗，但不良反应发生率高。艾沙康唑、泊沙康唑具有抗毛霉菌活性，且潜在药物相互作用少，特殊人群用药安全。

（樊芳芳）

第十章　非感染性疾病

第一节　抗合成酶抗体综合征

抗合成酶抗体综合征（antisynthetase syndrome，ASS）是一种慢性自身免疫病，是特发性肌病中的一种特殊类型，以血清中抗氨酰 tRNA（ARS）抗体阳性为特征，临床常表现为肌炎、间质性肺疾病、发热、关节炎、技工手、雷诺现象等。ARS 抗体包括抗组氨酰 tRNA 合成酶（Jo-1）抗体、抗苏氨酰 tRNA 合成酶（PL-7）抗体、抗丙氨酰 tRNA 合成酶（PL-12）抗体、抗甘氨酰 tRNA 合成酶（EJ）抗体、抗亮氨酰 tRNA 合成酶（OJ）抗体、抗门冬氨酰 tRNA 合成酶（KS）抗体、抗苯丙氨酰 tRNA 合成酶（Zo）抗体、抗谷氨酰 tRNA 合成酶（JS）抗体、抗赖氨酰 tRNA 合成酶（SC）抗体、抗酪氨酰 tRNA 合成酶（YRS）抗体。其中抗 Jo-1 抗体最常见，占 70%~90%，其次为抗 PL-7 抗体和抗 PL-12 抗体，约占 10%。

一、ASS 继发肺间质病变

肺间质病变是 ASS 最常见的肌外临床表现，发生率为 67%~100%，主要包括 4 种类型：非特异性间质性肺炎（NSIP）、机化性肺炎（OP）、NSIP-OP、寻常型间质性肺炎（UIP）。

NSIP 影像学主要表现为双肺磨玻璃影和网格影，以双下肺基底为主；OP 主要以胸膜下片状分布的实变影或沿支气管血管束分布的实变影为主；NSIP-OP 即上述两种类型的表现均存在；UIP 表现为双下肺胸膜下为主的蜂窝网格影。

二、抗 Jo-1 抗体阳性

不同的抗合成酶抗体阳性表现不同。抗 Jo-1 抗体阳性最常见的临床表现为肌无力，其次为间质性肺疾病（发生率为 70%~90%）；影像学特征以 NSIP 最多见，其次为 OP 和 UIP。

三、抗 PL-7/PL-12 抗体阳性

与抗 Jo-1 抗体阳性患者相比，抗 PL-7/PL-12 抗体阳性患者肺部病变更急、更重。影像学特征以 UIP 更常见，故此类患者肺纤维化更多，激素治疗效果欠佳。抗 PL-7 抗体阳性患者 UIP 及其伴随的蜂窝影更常见，抗 PL-12 抗体阳性患者胸腔积液发生率更高。

四、其他抗体阳性

抗 EJ 抗体、抗 KS 抗体、抗 OJ 抗体阳性患者几乎 100% 肺部受累。抗 EJ 抗体阳性患者，UIP 更多见，急性弥漫性肺泡损伤更常见。抗 KS 阳性患者 NSIP 或 UIP 较常

见。总体而言，非 Jo-1 型患者的预后更差。

五、诊断

血清抗合成酶抗体阳性，并至少具备一项如下临床表现：雷诺现象、关节炎、间质性肺疾病、发热（未找到其他导致发热的病因）、技工手（手部皮肤增厚、皲裂，尤其是手指尖皮肤）。

六、治疗

目前暂无针对 ASS 的临床治疗指南。治疗方法和药物多参考既往临床研究。

1. **糖皮质激素**　相关研究显示，糖皮质激素对 ASS 有一定的疗效，尤其是 OP 和 NSIP 患者。文献推荐剂量，泼尼松 0.5 ~ 1.0 mg/（kg·d），如果为急性加重患者，可以用 500 mg 或 1000 mg 大剂量冲击治疗。

2. **免疫抑制剂**　具体用药存在差异。例如，咪唑硫嘌呤主要用于有肌炎的患者；甲氨蝶呤主要用于有关节炎的患者，由于该药有肺毒性，故禁用于间质性肺疾病患者。对于 ASS 继发肺间质病变患者，文献推荐使用的免疫抑制剂包括环孢素、他克莫司、吗替麦考酚酯、环磷酰胺，使用时需注意药物相关不良反应。

3. **丙种球蛋白**　文献推荐，对于难治性患者，可给予 2 g/kg（分 2 ~ 5 天给药），每 4 ~ 6 周给药 1 次。

4. **生物制剂**　利妥昔单抗是较多使用的药物，该药可用于急进性进展的间质性肺疾病及严重肌炎患者；对于难治性患者，可选用阿巴西普和托珠单抗。

七、危重症患者 / 急进性进展的间质性肺疾病

对于危重症患者 / 急进性进展的间质性肺疾病患者，文献推荐的治疗方法如下。①糖皮质激素：甲强龙 500 ~ 1000 mg，连用 3 d；②免疫抑制剂：他克莫司、吗替麦考酚酯、环磷酰胺、利妥昔单抗；③血浆置换：前 3 d 每天 1 次，之后隔天 1 次，丙种球蛋白 0.4 g/kg；④肺移植。

八、总结

抗合成酶抗体综合征是一种慢性自身免疫病，属特发性肌病中的特殊类型。该病可继发肺间质病变，目前尚无相关指南共识作为治疗指导，临床多采用糖皮质激素、免疫抑制剂、丙种球蛋白、生物制剂等药物治疗，病情严重者可考虑血浆置换及肺移植。

（李进华）

第二节　急性纤维素性机化性肺炎的诊治进展

急性纤维素性机化性肺炎（acute fibrinous and organizing pneumonia，AFOP）是一种新的、独立的急性 / 亚急性肺损伤病理类型，与多种病因相关，且有相似的临床影像学

及病理学特点。AFOP 临床诊断较为困难，易与多种肺部疾病相混淆，须与肺部感染、肿瘤、COP、EP、ARDS 等进行鉴别。临床诊治还应结合临床影像学及组织病理学检查综合判断。

一、AFOP 概述

急性纤维素性机化性肺炎是一种少见病变，急性或亚急性起病，不同于目前已知的任何一类间质性肺炎，其主要病理表现为肺泡内纤维蛋白球以及机化的疏松结缔组织。目前全球关于 AFOP 的报道不多，以个案报道和回顾性分析为主。

2002 年，Beasley 等报道了一组 17 例急性/亚急性患者开胸肺活检或尸检，病理分析发现一种新的急性弥漫性肺损伤类型，其特征为肺腔内纤维蛋白球（intra-alveolar fibrin ball）形成，肺泡管和细支气管内可见隐源性机化性肺炎（COP）时出现的疏松结缔组织，而非弥漫性肺泡损伤（DAD）时的典型的肺泡内透明膜形成。这些特征不同于既往的 DAD、COP 以及嗜酸性粒细胞性肺炎（EP），故 Beasley 将其命名为 "acute fibrinous and organizing pneumonia（AFOP）"。AFOP 呈急性或亚急性疾病，可以无任何原因，也可以与细菌感染、结缔组织病、职业暴露和药物不良反应、化学因素、肿瘤等相关。主要临床表现为呼吸困难，可伴有发热、咳嗽、咯血、胸痛等，影像学主要表现为双肺弥漫、斑片状分布的实变影。

二、AFOP 的病理特征

AFOP 的病理特征目前发现有以下 4 种：①肺泡内纤维蛋白以 "纤维蛋白球" 的形式存在，未形成透明膜；②肺泡内纤维蛋白和斑片状组织性肺炎；③弥漫性累及的急性纤维性和组织性肺炎；④组织性肺炎，肺泡纤维蛋白周围有成纤维组织。

我国第一例 AFOP 是在 2009 年由北京世纪坛医院呼吸科报道，该患者为男性，73 岁，因发热、咳嗽、气短 3 d 入院。常规抗感染治疗无效，经皮肺穿刺病理诊断为 AFOP。经甲强龙 80 mg/d 治疗，3 d 后改为 40 mg，5 d 后口服 24 mg。1 个月后病灶完全吸收。2009 年 12 月 21 日患者病情急性加重，入院时胸部 CT 示病变呈广泛结节及斑片影，病理可见肺泡腔内纤维母细胞息肉状增生及纤维素样红染物，经治疗，患者 2009 年 12 月 30 日出院前胸部 CT 示，结节渗出减少，病变明显好转。

三、AFOP 的致病因素

1. AFOP 可以是特发性，也可以是继发性。

2. 感染：文献报道引起 AFOP 的感染病原体有流感嗜血杆菌、不动杆菌、严重急性呼吸综合征（SARS）、新型冠状病毒感染（COVID-19）和呼吸道合胞病毒。

3. 血液系统疾病：淋巴瘤、造血干细胞移植后。

4. 自身免疫性疾病：干燥综合征、成人 Still's 病（AOSD）、皮肌炎、系统性红斑狼疮（SLE）等。

5. 药物：引起 AFOP 的药物有胺碘酮、阿巴卡韦、白消安和脱氧氮胞苷、依维莫司等。

四、AFOP 的临床表现

AFOP 在各年龄段均可发病，主要集中于 50～70 岁，男性发病率略高于女性。临床表现主要为咳嗽、气短、发热、咯血和全身症状，少见情况下表现为胸腔积液，罕见气胸。Beasley 等报道从症状发作到确诊需要 19 d；Gomes 等报道确诊时间约 43.9 d。实验室检查可有白细胞计数、C 反应蛋白增高，血气分析主要表现为低氧血症。肺功能检查的特点主要表现为限制性通气功能障碍及弥散量减低。

五、AFOP 的病程及转归

AFOP 临床转归与起病方式直接相关，病死率与 DAD 相似（＞50%）。一般将 AFOP 分为两类。①急性暴发型 AFOP：类似于急性呼吸窘迫综合征（ARDS）；②亚急性 AFOP：类似于 COP。急性暴发型 AFOP 患者多迅速发展至呼吸衰竭和多脏器功能障碍，从发病到死亡约 29 d，大多需要机械通气辅助治疗，病死率高；亚急性 AFOP 患者的病程较长，与 COP 相似，可持续 2 个月以上，临床上应用糖皮质激素治疗大多有效，多可治愈，很少需要机械通气。

六、AFOP 的影像学表现

1. **实变型** 部分有磨玻璃样改变，但大多数有肺实变。
2. **结节型** 双肺多发结节。
3. **磨玻璃型** 双肺磨玻璃样改变。

七、AFOP 的组织病理学表现

AFOP 的组织病理学表现为镜下肺泡腔内可见大量纤维素性渗出物，其典型特点主要为：①肺泡腔内可见明显的广泛分布的"均质嗜酸性纤维素球"样物质；②与 OP 改变相似，AFOP 的纤维素球中几乎均有不同程度的 OP 表现；③肺泡腔内纤维蛋白分布不均匀，约 50% 的肺泡腔受累，未形成透明膜，嗜酸性粒细胞及巨噬细胞无明显聚集表现，无肉芽肿性炎症形成，无明显成纤维细胞活动。

AFOP 的次要特点为肺泡间隔可见增宽，伴 II 型肺泡上皮细胞增生。急、慢性炎症细胞浸润可见于受累肺泡的肺泡间隔内，且病灶之间的肺组织基本正常。

需完全排除 COPD、DAD 及 EP 等多种急性肺损伤病变后，才能确诊 AFOP。

八、AFOP 的诊断

目前国内外对 AFOP 暂无统一的诊断标准，确诊一般根据咳嗽、胸闷、气短、发热及胸痛等临床特点，以及类似 COP 或者 DAD 的特征性胸部 CT 影像学表现，最终确诊主要依赖于特征性的病理改变。

九、AFOP 的治疗

针对 AFOP，目前国内外尚无统一的标准治疗方案。糖皮质激素是其主要的治疗药物，但剂量和疗程尚未统一确定。通常是泼尼松 1 mg/（kg·d）或 50 mg/d。目前，糖皮质激素的首次冲击剂量最大可达到 1000 mg/d。治疗疗程根据病因、临床表现、胸部 CT 等影像学变化及病程等各有不同，但在减量过程中可能复发或者恶化，恢复高剂量时仍然有效。

其他有效的药物和治疗措施包括霉酚酸酯、环磷酰胺及米硫唑嘌呤、免疫球蛋白、肿瘤坏死因子抑制剂、机械通气、体外生命支持技术、肺局部手术切除及肺移植等。去除病因，如抗肿瘤治疗。

十、小结

AFOP 是一种新的、独立的急性 / 亚急性肺损伤病理类型，与多种病因相关，且有相似的临床影像学及病理学特点。AFOP 临床诊断较为困难，且易与多种肺部疾病相混淆，须与肺部感染、肿瘤、COP、EP、ARDS 等进行鉴别。临床诊治不可单独依据组织病理学特点，还应结合临床影像学及组织病理学检查综合判断，并且需要长期随访观察，以减少误诊和漏诊的可能。主要的治疗方案包括糖皮质激素、免疫抑制剂、机械通气、体外生命支持技术、肺局部手术切除及肺移植等。

（魏树全 莫泽珣）

第三节 机化性肺炎的诊治策略

机化性肺炎（organizing pneumonia，OP）是指肺泡和肺泡管中存在肉芽组织栓的一组疾病，由成纤维细胞、肌成纤维细胞、疏松结缔基质、胶原组成，肉芽组织栓可以延伸至细支气管。1835 年 Reynaud 就对此病的组织学改变进行了描述。1983 年 Davison 等引入了"隐源性机化性肺炎（cryptogenic organizing pneumonia，COP）"的概念。1985 年 Epler 将其命名为"闭塞性细支气管炎伴机化性肺炎（bronchiolitis obliterans with organizing pneumonia，BOOP）"。2002 年美国胸科协会 / 欧洲呼吸病学会建议将特发性的机化性肺炎命名为 COP，与其他疾病相关的机化性肺炎则称为继发性机化性肺炎（SOP），COP 也属于特发性间质性肺炎的一种。OP 是一种肺组织修复过程，也是机体对外来刺激的一种反应形式。其中 COP 病因复杂，很难明确。引起 SOP 的病因涉及药物反应、结缔组织疾病相关、恶性肿瘤、免疫缺陷综合征、脏器移植、肺放疗后等。

一、机化性肺炎的发病机制及病理特点

1. **发病机制** 肺泡上皮损伤，肺泡上皮细胞（主要是 I 型肺泡上皮细胞）坏死，血浆凝血蛋白进入肺泡腔内，凝血和纤溶过程失衡，纤维蛋白沉积；成纤维细胞通过基底膜进入肺泡内，增殖、活化，大多数成纤维细胞转化为肌成纤维细胞，产生结缔基质蛋白，形成成熟的纤维性肺泡内肉芽组织。

2. **病理特点** OP 病变呈斑片状分布，病变中央是小气道；肺泡内、肺泡管见疏松的胶原样的结缔组织增生，形成 Masson 小体；肺泡内见肺泡巨噬细胞，部分肺泡巨噬细胞呈泡沫状，II 型肺泡上皮细胞化生。肺泡内的纤维灶称为 Masson 小体，光镜下表

现为同心圆排列的纤维母细胞及肌纤维母细胞，呈息肉样（图 10-1）。

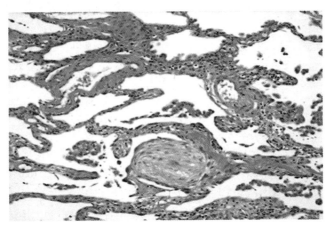

图 10-1（彩图 16） Masson 小体光镜下表现

在周围的肺泡间隔存在以单核细胞、淋巴细胞浸润为主的炎性渗出，肺泡间隔增厚，可伴或不伴终末和呼吸性细支气管内结缔组织肉芽栓的形成；肺结构往往正常；镜下病变均匀一致。肺泡内、肺泡管、呼吸性细支气管及终末细支气管腔内有息肉样肉芽组织形成（图 10-2）。

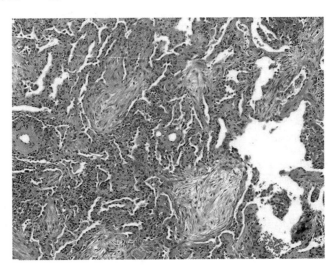

图 10-2（彩图 17） 息肉样肉芽组织形成

肺泡腔内肉芽组织呈芽生状，由疏松的结缔组织将成纤维细胞包埋而构成，可通过肺泡孔从一个肺泡扩展至邻近的肺泡，形成典型的"蝴蝶影"（图 10-3）。

HE 染色：COP 的胶原纤维密度较 SOP 更高（图 10-4）。

α-SMA 免疫组化表达：SOP 的肌成纤维细胞增殖较 COP 更明显（图 10-5）。

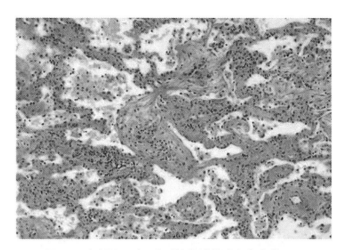

图 10-3（彩图 18） 典型的蝴蝶样肺泡内肉芽组织

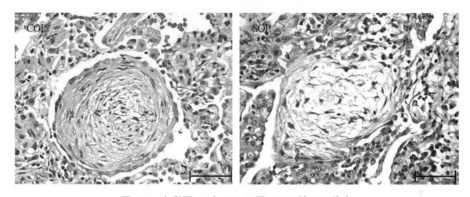

图 10-4（彩图 19） COP 及 SOP 的 HE 染色

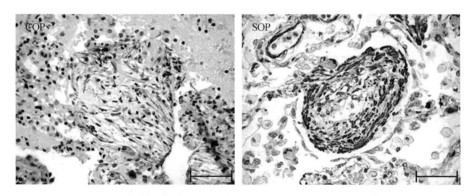

图 10-5（彩图 20） COP 及 SOP 的 α-SMA 免疫组化表现

SOP 微血管密度内皮细胞标记 CD34 免疫组化表达较 COP 更高（图 10-6）。

SOP 内皮活性标记血管细胞黏附分子（VCAM）-1 免疫组化表达较 COP 更高（图 10-7）。

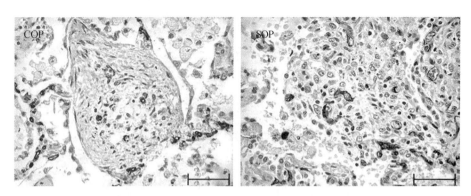

图 10-6（彩图 21） COP 及 SOP 的 CD34 免疫组化表达

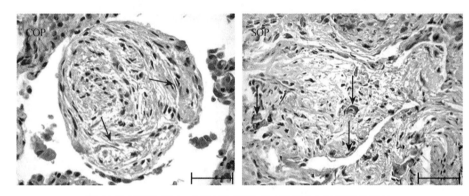

图 10-7（彩图 22） COP 及 SOP 的 VCAM-1 免疫组化表达

二、机化性肺炎的临床表现和影像学特点

1. **临床表现** OP 多为亚急性起病，病情较轻；偶有急性起病者临床表现同 ARDS。呼吸系统症状和体征包括咳嗽、气促、咯血、胸痛、肺部细湿啰音等，无哮鸣音；全身症状和体征包括低热、盗汗、乏力等，不出现杵状指。

2. **影像学表现** ①肺实变磨玻璃密度影；②小叶周围阴影；③环礁征；④结节或肿块；⑤小叶间隔增厚；⑥束状或条带阴影；⑦进行性纤维化。如图 10-8~ 图 10-13 所示。

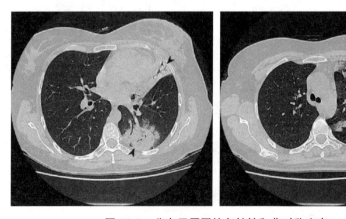

图 10-8 分布于周围的多灶性和非对称实变

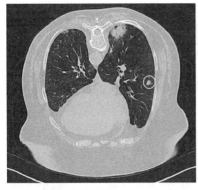

图 10-9　外周实性结节

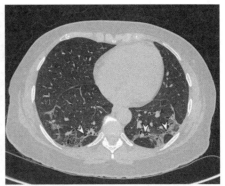

图 10-10　小叶周围型

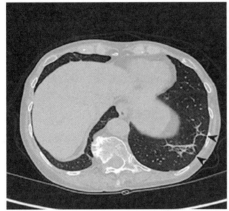

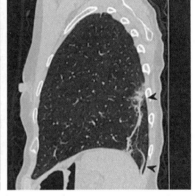

图 10-11　线状和带状影

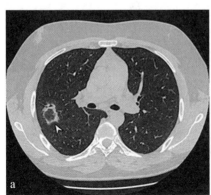

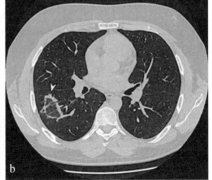

图 10-12　环礁征——磨玻璃影

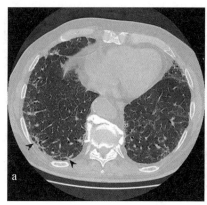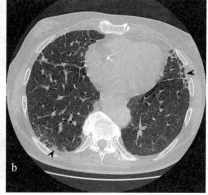

图 10-13　进行性纤维化

3. 影像学特点

（1）典型影像：斑片状肺泡浸润影（典型 COP）。

（2）不常见影像：孤立性阴影（局灶性 COP）；浸润性阴影（浸润性 COP）。

（3）少见影像：反晕轮征；进行性肺纤维化并网格及实变；多发性结节；支气管中央型实变；不规则线或带状影；小叶周围型阴影。

4. 影像学的鉴别诊断

（1）多发型片状肺泡渗出影：需与嗜酸性粒细胞肺炎（慢性）、肺泡细泡癌 - 肺炎型、原发性肺淋巴瘤、吸入性肺炎及其他疾病［如感染性肺炎、结核或非结核性分枝杆菌感染、肉芽肿并血管炎（韦格纳肉芽肿）、弥漫性肺泡出血、多发性肺梗死进行鉴别。

（2）孤立性灶性结节或肿块：需与肺癌、圆形肺炎、炎性假瘤及其他结节或肿块疾病进行鉴别。

（3）进行性 / 致纤维化型 COP：与特发性间质性肺炎（尤其是非特异性间质性肺炎和特发性肺纤维化急性加重）以及其他感染、肿瘤性病变进行鉴别。

三、继发性机化性肺炎病因

SOP 的病因包括感染、药物毒性、胶原病、吸入致病原（可卡因）、吸入有害气体、胃食管反流、器官移植、放疗、射频等。

1. 与免疫相关的疾病

（1）继发于结缔组织病：如多肌炎 - 皮肌炎、类风湿性关节炎、干燥综合征、SLE、风湿性多肌痛症、系统性硬化症、白塞氏病。

（2）继发于结缔组织病：如强直性脊柱炎、混合型 CTD。

（3）继发于免疫异常疾病：各种常见免疫缺陷综合征、原发性混合丙种球蛋白血症。

2. 与感染相关的疾病

（1）细菌感染：包括肺炎链球菌、军团菌、肺炎支原体、立克次体、诺卡菌、肺炎衣原体、金黄色葡萄球菌感染。

（2）病毒感染：包括腺病毒、巨细胞病毒、流感与副流感病毒、HIV、疱疹病毒感染。

（3）寄生虫感染：如间日疟原虫感染。

（4）真菌感染：包括新型隐球菌、肺孢子菌感染。

3. **其他疾病** 吸入性肺炎，乳腺癌放疗，器官移植，药物相关性，以及炎性肠病、原发性胆汁肝硬化、多发性结节动脉炎、慢性甲状腺炎、血液恶性疾病（MDS）、T细胞白血病、淋巴瘤、冠状动脉搭桥术、环境暴露（纺织印染染色、家用火、可卡因）、Sweet's 综合征等。

药物引起OP：

（1）最常见引起OP的药物：胺碘酮、博来霉素、卡马西平、金制剂、干扰素。

（2）相对少见引起OP的药物：醋丁洛尔、阿霉素、5-氨基水杨酸、柳氮磺吡啶、呋喃妥因、西罗莫司。

（3）罕见引起OP的药物：两性霉素B、布西拉明、白消安、头孢拉定、厄洛替尼、氟伐他汀、L-色氨酸、米诺环素、尼鲁米特、苯妥英钠、利塞膦酸钠、他克莫司、替莫唑胺、沙利度胺、噻氯匹啶等。

（4）近年临床应用较多的利妥昔单抗、曲妥珠单抗也可能引发OP。

四、机化性肺炎治疗的疗程

1. COP 的激素治疗方案（表 10-1）

表 10-1　COP 的激素治疗方案

步骤	持续时间（周）	泼尼松剂量
初次发作的治疗		
1	4	0.75 mg/（kg·d）
2	4	0.50 mg/（kg·d）
3	4	20 mg/d
4	6	10 mg/d
5	6	5 mg/d
复发的治疗		
1	12	20 mg/d
2	6	10 mg/d
3	6	5 mg/d

2. 其他疗法

（1）免疫抑制剂CTX、硫唑嘌呤：适用于持续、CT网格阴影为主、致纤维化型OP。

（2）大环内酯类：阿奇霉素、克拉霉素，用于辅助治疗。

（3）当患者复发、激素不耐受时，可考虑其他方法治疗。

3. **OP 复发及治疗** 初次复发者，68%仍然在服用初始治疗的激素。32%停用激素

2 个月复发。初次复发者常为泼尼松剂量＜ 20 mg/d 时出现。

13% ~ 58% 的患者激素停药后复发，其中约 20% 的患者出现多次复发。需将泼尼松剂量调回 20 mg/d，持续 12 周后逐渐减量。如 OP 复发单纯基于影像学，无症状与炎症指标反复，密切观察，不建议增加激素剂量。如复发时激素剂量＞ 15 ~ 30 mg 泼尼松，建议复诊病理。

4. 干扰素相关间质性肺炎 查阅相关文献，发现与干扰素有关的肺部并发症较为罕见，由干扰素导致的肺部并发症累计发生率＜ 1%，而间质性肺炎的发生率＜ 0.2%。干扰素相关的间质性肺炎发病机制目前尚不清楚，据报道，考虑可能与干扰素的免疫调节活性有关。有研究认为可能是由于干扰素通过抑制 T 细胞和增强毒性细胞的活性，诱导促炎反应并使纤维蛋白原细胞因子大量释放引起组织纤维化有关。

干扰素致间质性肺炎发生时间的相关性，一般治疗者症状出现的时间从使用干扰素治疗后 20 d 至 23 周。主要的临床典型表现为咳嗽、呼吸困难和发热。在治疗方面，一般应立即停用药物，给予糖皮质激素冲击并辅助支持治疗。文献报道，85% 的患者停用可疑药物，给予激素治疗后，预后良好，停药后平均恢复时间为 2 ~ 12 周。

5. 干扰素相关间质性肺炎的三级预防

（1）用药前患者有无肺结核后遗症或合并间质性肺炎等基础疾病，如存在此类基础疾病，不建议使用干扰素治疗。

（2）干扰素治疗期间，关注患者有无咳嗽、呼吸困难、乏力、感觉异常等症状出现，定期监测患者的胸部 X 线片、红细胞沉降率、乳酸脱氢酶、肌酸激酶等的变化情况。如有异常，应立即停药，并给予对症处理。

（3）应用干扰素治疗过程中，应注意患者自身免疫性疾病相关指标的监测。

（4）关注患者使用药物间的相互作用，有些药物可增强干扰素的作用，如西药中的吲哚美辛等，中药中的人参、黄芪、参三七、知母等均有诱生干扰素作用，与干扰素联用可使干扰素滴度提高 4 倍以上。

（5）加强患者出院后的定期随访，关注患者有无呼吸系统症状出现，特别是使用干扰素治疗的 1 ~ 2 个月内，避免发生不良反应。如患者出现上述症状，应立即停药，必要时给予糖皮质激素冲击治疗。

五、小结

OP 的影像学可有如下表现：肺实变磨玻璃密度影，小叶周围阴影，环礁征，结节或肿块，小叶间隔增厚，束状或条带阴影，进行性纤维化。斑片状肺泡浸润影是机化性肺炎的典型影像特征，需与嗜酸性粒细胞肺炎（慢性）、肺泡细泡癌 - 肺炎型、原发性肺淋巴瘤、肺癌、炎性假瘤、特发性间质性肺炎等相鉴别。临床注意除外继发因素引起的 OP，免疫相关疾病、感染相关疾病、药物及其他疾病（如吸入性肺炎、乳腺癌放疗、器官移植、炎性肠病、原发性胆汁肝硬化、多发性结节动脉炎、淋巴瘤）均可引发继发性机化性肺炎。病理结果对于明确 OP 的诊断极为重要。激素治疗仍是 OP 的主要治疗方案，但应注意激素的使用指征。

（胡国栋 蔡绍曦）

第四节　ANCA 相关性血管炎及血栓性微血管病

一、ANCA 相关性血管炎

ANCA 相关性血管炎（ANCA-associated vasculitis，AAV）是一组以血清中能检测到自身抗体 ANCA（anti-neutrophil cytoplasmic antibody）为突出特点的系统性小血管炎，主要累及小血管（小动脉、微小动脉、微小静脉和毛细血管），但也可有中等大小动脉受累。临床常见 AAV 包括肉芽肿性多血管炎（granulomatosis with polyangiitis，GPA）、显微镜下多血管炎（microscopic polyangiitis，MPA）、嗜酸性肉芽肿性多血管炎（eosinophilic granulomatosis with polyangiitis，EGPA）、抗 GBM 病，其中 GPA 的 ANCA 阳性率最高，MPA 次之。

AAV 分型及新旧名称变化分别列于表 10-2 和表 10-3。

表 10-2　AAV 分型

	阳性率	ANCA 分型	肉芽肿病变	肺受累	肾受累	哮喘
GPA	90%	c-ANCA 为主，anti-PR3	+	90%	80%	−
MPA	70%	p-ANCA 为主，anti-MPO	−	50%	90%	−
EGPA	30%	p-ANCA 为主，anti-MPO	+	70%	45%	+
抗 GBM 病	10%~40%	p-ANCA 为主，anti-MPO/PR3 共存不少见	−	20%	90%	−

表 10-3　AAV 新旧名称

新名称	旧名称
Granulomatosis with polyangiitis（GPA） 肉芽肿性多血管炎	Wegener`s granulomatosis（WG） 韦格纳肉芽肿病
Microscopic polyangiitis（MPA） 显微镜下多血管炎	Microscopic polyarteritis（MPA） 显微镜下多动脉炎
Eosinophilic Granulomatosis with polyangiitis（EGPA） 嗜酸性粒细胞性肉芽肿性血管炎	Churg-Strauss Syndrome（CSS） Allergic granulomatosis polyangiitis（AGPA） 变应性肉芽肿性血管炎

（一）肉芽肿性多血管炎（GPA）

1. **特点**　以坏死性肉芽肿为典型病理表现的系统性血管炎，上呼吸道、肺、肾受累最为常见，临床常表现为鼻和鼻窦炎、肺病变和进行性肾衰竭，超过 70% 患者以上呼吸道受累起病。

2. **临床表现**

（1）全身症状可有发热、乏力、厌食、体重下降、肌痛和关节痛等。

（2）上呼吸道症状表现为鼻窦炎、中耳炎、耳痛、耳漏、持续性鼻溢、脓性/血性鼻分泌物、口腔和（或）鼻溃疡，以及多软骨炎，可出现传导性和（或）感音神经性听力损失。

（3）肺部症状表现为声音嘶哑、咳嗽、呼吸困难、喘鸣、哮鸣音、咯血或胸膜炎性疼痛，可伴有气管或声门下狭窄、肺实质和（或）胸腔积液征象、间质性改变。

（4）肾损害表现为蛋白尿、红细胞、白细胞及管型尿，病情严重时可出现高血压和肾病综合征，最终导致肾衰竭。

（5）皮肤损害表现为下肢紫癜，可伴局灶性坏死和溃疡，还可表现为荨麻疹、网状青斑和结节。

（6）眼部损害表现为结膜炎、角膜溃疡、表层巩膜炎、视神经病、视网膜血管炎和葡萄膜炎。

3. **实验室检查** ANCA（+）90%（80%~95% c-ANCA 和 PR3，其余 p-ANCA）。

4. **组织活检**

（1）肺活检：寡免疫复合物性血管炎，累及动脉、静脉、毛细血管，同时有肉芽肿和组织坏死。

（2）肾活检：坏死性新月体肾炎（血管炎、肉芽肿少见）。

（3）皮肤活检：非特异性白细胞破碎性血管炎。

5. **诊断标准** 1990 年美国风湿病学会（ACR）分类标准：符合下列 2 条或 2 条以上可诊断 GPA：①鼻或口腔炎症（脓性/血性鼻腔分泌物、痛性/无痛性口腔溃疡）；②X 线胸片异常（结节、浸润、空洞）；③尿沉渣异常（镜下血尿、红细胞管型）；④病理活检显示肉芽肿性炎症（血管壁、血管周围肉芽肿形成）。

2022 年美国风湿病学会（ACR）联合欧洲抗风湿病联盟（EULAR）分类标准：确诊标准需确诊为小血管炎或中血管炎，且排除其他诊断，评分 ≥ 5 分可诊断为 GPA（表 10-4）。

表 10-4 GPA 分类标准

鼻血、鼻腔结痂或鼻腔充血	+3 分
软骨受累	+2 分
传导性或感音神经性听力损失	+1 分
细胞质 ANCA（c-ANCA）或抗蛋白酶 3（抗 PR3）抗体阳性	+5 分
胸部成像显示肺结节、肿块或空洞	+2 分
活检发现肉芽肿、血管外肉芽肿性炎症或巨细胞	+2 分
影像学发现鼻窦/副鼻窦炎症或实变	+1 分
寡免疫性肾小球肾炎	+1 分
核周 ANCA（p-ANCA）或抗髓鞘 ANCA（抗 MPO 抗体）阳性	−1 分
嗜酸性粒细胞计数 ≥ 1×10^9/L	−4 分

6. **治疗**

（1）诱导缓解：糖皮质激素联合利妥昔单抗或环磷酰胺，口服糖皮质激素治疗初始剂量为 1 mg/（kg·d），最大剂量为口服泼尼松 60~80 mg/d，环磷酰胺可静脉给药或口服给药。

（2）若肾受累，出现急进性肾小球肾炎可血浆置换。

（3）轻型或局限型使用激素联合甲氨蝶呤，严重脏器功能受累可激素冲击，如甲泼尼龙 7~15 mg/kg，最大剂量 1000 mg/d，连用 3 d。

（4）维持治疗：环磷酰胺、甲氨蝶呤、硫唑嘌呤、来氟米特、麦考酚酯至少 2 年。

（二）显微镜下多血管炎（MPA）

1. **特点** 主要累及小血管的系统性坏死性血管炎，可侵犯肾、皮肤和肺等脏器的小动脉、微动脉、毛细血管和小静脉，又称显微镜下多动脉炎。

2. **临床表现**

（1）全身症状：发热、乏力、厌食、关节痛和体重减轻。

（2）皮肤表现：皮疹，以充血性斑丘疹多见。

（3）肾脏损害：最常见，可出现蛋白尿、血尿、各种管型、水肿和肾性高血压等，部分可出现肾功能不全、肾衰竭。

（4）肺部损害：咳嗽、咯血、呼吸困难。

3. **实验室检查** 70% ANCA（+）（60%-p-ANCA 和抗 MPO 抗体阳性）。

4. **诊断标准** 目前无统一标准，如出现系统性损害并有肺部受累、肾受累及出现可触及的紫癜，应考虑 MPA 诊断。以下情况有助于诊断：①中年男性，存在系统性炎症性疾病的症状；②亚急性进行性肾功能不全；③肺出血，胸片示小泡状浸润影，需排除肺水肿或感染；④肾活检示系膜增殖和新月体形成的局灶节段性坏死性肾小球肾炎；⑤皮肤或其他内脏活检示白细胞碎裂性血管炎；⑥p-ANCA 阳性。

5. **治疗** 激素联合环磷酰胺。①诱导期和维持缓解期治疗：糖皮质激素、环磷酰胺、硫唑嘌呤、霉酚酸酯、甲氨蝶呤、丙种球蛋白、生物制剂、血浆置换；②暴发性 MPA 治疗：甲泼尼龙和环磷酰胺联合冲击治疗、血浆置换；③透析和肾移植。

（三）嗜酸性肉芽肿性多血管炎（EGPA）

1. **特点** 累及全身中、小动脉的系统性血管炎，患病率为 10.7/100 万 ~ 14/100 万。

2. **分期**

（1）前驱期：90% 出现哮喘，见于 10 ~ 30 岁者，表现为特应性疾病、变应性鼻炎和哮喘。

（2）嗜酸性粒细胞升高期：外周血嗜酸性粒细胞增多和多器官嗜酸性粒细胞浸润，尤其是肺和胃肠道。

（3）系统性血管炎期：危及生命的系统性中、小血管炎，常伴有血管及血管外肉芽肿疾病。

3. **临床表现**

（1）呼吸系统受累：哮喘是 EGPA 主要临床特征，见于 > 90% 患者，50%~70% 患者肺部可表现为肺部阴影伴嗜酸性粒细胞增多、胸腔积液及结节，70%~85% 患者存在耳、鼻、喉受累，包括浆液性中耳炎、变态反应性鼻炎、鼻塞、复发性鼻窦炎和鼻息肉病。

（2）心脏受累：是 EGPA 较严重的表现之一，预后差，可出现心肌、心内膜、冠状动脉受累，表现为扩张性心肌病、嗜酸性粒细胞性心内膜炎、嗜酸性粒细胞性心肌炎、冠状动脉血管炎、心脏瓣膜病、充血性心力衰竭、心包炎等。

（3）胃肠道受累：发生率37%～62%，可出现腹痛、腹泻、消化道出血甚至肠道穿孔等胃肠道症状。

（4）神经系统受累：见于70%患者，可有多发性单神经炎或感觉运动混合性外周神经病变，还可有中枢神经系统受累。

（5）肾受累：EGPA发生肾血管炎较少，严重程度较低，也可出现急性进展性肾小球肾炎。

（6）皮肤受累：70%患者可出现皮肤受累，是血管炎期主要表现之一，常表现为分布在四肢和头皮的紫癜、结节及丘疹。

4. **实验室检查** ANCA阳性占30%～60%，多为p-ANCA（MPO-ANCA）。

5. **五因素评分（FFS）** 年龄＞65岁；心功能不全；消化道受累；肾功能不全（肌酐＞150μmol/L）；无耳鼻喉表现；每项因素计1分，分数越高，预后越差，FFS＞1分建议加用免疫抑制剂。

6. **诊断标准** 1990年美国风湿病协会（ACR）分类标准（≥4条）：①哮喘：呼气相闻及广泛的高调哮鸣音；②嗜酸性粒细胞增多（＞10%）；③单发或多发神经病变；④放射学检查示游走性或短暂性肺部阴影；⑤鼻窦炎；⑥血管活检提示血管外嗜酸性粒细胞浸润。

满足4条标准且仅有肺部和呼吸系统受累的EGPA为局限型，满足4条标准且至少2个及以上脏器受累的EGPA为全身型。

7. **治疗** 大剂量糖皮质激素及免疫抑制剂。

8. **ANCA阴性EGPA** 多有心脏受累：心肌炎、心包炎、心力衰竭、心肌梗死、心包积液、瓣膜异常和心脏压塞。

（四）肺出血-肾炎综合征（PRS）

1. **特点** 弥漫性肺泡出血（diffuse alveolar hemorrhage，DAH）和肾小球肾炎。

2. **狭义Goodpasture综合征** 肺出血、肾炎、血清及肾脏洗脱液抗肾小球基底膜（GBM）抗体阳性。广义Goodpasture综合征：符合上述3条标准为Goodpasture病，各种原发及继发性血管炎所引起的肺出血-肾炎综合征。

3. **病因** ANCA阳性血管炎；抗GBM病（Goodpasture's disease）；系统性红斑狼疮（SLE）；药物诱发（丙硫氧嘧啶、青霉胺）。

4. **治疗** 皮质类固醇和环磷酰胺的早期诊断和早期免疫抑制治疗使预后有显著改善。

5. **预后** 可迅速致死，死亡原因为肺出血和呼吸衰竭，急性期需气管插管、辅助通气和血液透析。

二、ANCA阴性血管炎临床特点

上文讲解了关于常见ANCA相关性血管炎疾病临床特点，而对于ANCA阴性血管炎，由于其发病率及检出率相对较低，目前关于其临床特点的分析相对匮乏，我们通过以下几项研究及病例报道来进一步学习ANCA阴性血管炎的临床特征。

　　一项关于 EGPA 研究共纳入自 1957—2009 年诊断的 383 例患者［128 例（33.4%）在 1997 年之前］，平均随访 66.8 个月。诊断时平均 ± 标准差年龄为 50.3 ± 15.7 岁，91.1% 的患者患有哮喘，主要表现周围神经病变（51.4%）、耳鼻喉体征（48.0%）、皮肤病变（39.7%）、肺浸润（38.6%）和心肌病（16.4%）。348 例患者中，与 ANCA 阴性患者相比，108 例 ANCA 阳性患者（31.0%）的耳鼻喉表现、周围神经病变和（或）肾受累明显更频繁，但心脏表现较少。该研究发现 ANCA 阳性患者 5 年生存率为 94.9%，ANCA 阴性患者 5 年生存率为 87.7%（$P = 0.09$），且 ANCA 阳性患者 5 年无复发生存率为 58.1%，ANCA 阴性患者 5 年无复发生存率为 67.8%（$P = 0.35$），因而 ANCA 阳性患者相对死亡率较低，但复发风险较高。多变量分析将心肌病、老年和 1996 年期间或之前的诊断确定为死亡的独立危险因素，诊断时嗜酸性粒细胞计数较低是复发的预测因素。

　　对于 ANCA 相关性血管炎患者转为维持治疗时不同 ANCA 检测状态其治疗复发风险有何区别呢，研究对来自 CYCLOPS 和 IMPROVE 两项研究中 ANCA 阳性患者在获得临床缓解后从环磷酰胺转为维持治疗时，将患者在开始维持治疗时分类为 ANCA 阳性和 ANCA 阴性，比较了两组患者复发的风险。研究共 252 例患者，有 102 例患者（40%）在随访期间至少复发 1 次，其中 ANCA 阳性患者 50% 复发（55/111），ANCA 阴性患者 33% 复发（47/141）。多变量分析中 ANCA 阳性、抗 PR3 抗体、年龄较小、较低的血清肌酐、用于诱导缓解的环磷酰胺和用于维持缓解的霉酚酸酯都与复发风险的增加相关。在维持治疗前 ANCA 阴性患者与降低血管炎复发风险相关，推测转换为维持治疗时的 ANCA 阳性是否表明 ANCA 在疾病活动再次发生中起直接致病作用，还是它对自身抗原缺乏持续耐受性和免疫治疗耐药性。

　　在治疗上 ANCA 阴性血管炎较 ANCA 阳性血管炎患者对药物治疗反应如何，一项关于嗜酸性肉芽肿性多血管炎患者的单中心队列研究，在标准免疫抑制治疗中，有 9 例（6 例 ANCA 阳性，3 例 ANCA 阴性）患者针对复发或难治性疾病接受利妥昔单抗治疗。在利妥昔单抗治疗 3 个月时，所有 ANCA 阳性和 ANCA 阴性患者均对利妥昔单抗有反应，1 例患者完全缓解，8 例患者部分缓解。利妥昔单抗被证明是 ANCA 阳性和 ANCA 阴性患者的有效和安全的治疗。

　　ANCA 血清学阴性血管炎也称为寡免疫复合物型血管炎，类似于血清阴性系统性红斑狼疮、血清阴性类风湿关节炎，缺乏特异性标志物，可能导致延误诊断，甚至误诊。ANCA 阴性可能随病情进展后期变为阳性，或目前无可用方法检测。PR3、MPO 以外的抗原被称为微小 ANCA 抗原，可在 MPO 及 PR3-ANCA 阴性患者血清中检测到，模拟 c-ANCA 或 p-ANCA 模式，可在其他类型小血管炎中发现，如可卡因所致血管炎，及其他自身免疫疾病如干燥综合征、类风湿关节炎、溃疡性结肠炎。总结来说，ANCA 阴性血管炎患者较 ANCA 阳性者发病年龄偏小，可出现全身多系统受累，发现较晚，预后相对较差。目前 ANCA 阴性血管炎诊断尚缺乏特异性高、临床检测方便的指标，治疗方面也缺乏明确指南，有待进一步研究。

三、血栓性微血管病

　　血栓性微血管病（thrombotic microangiopathy，TMA）是由各种原因所致的一组以微血管病性溶血性贫血、血小板减少、缺血性器官受累为主要表现的一组临床症候群。以内皮损伤为发病中心环节，以血管内皮下间隙增宽及血小板性血栓形成为主要病理改变。

（一）血栓性血小板减少性紫癜（thrombotic thrombocytopenic purpura，TTP）

1. 病因

（1）特发性 TTP：慢性反复发作型［先天性或获得性的 vWF 裂解蛋白酶（ADAMTS13）缺乏］，急性非复发型（vWF 裂解蛋白酶 IgG 型自身抗体）。

（2）继发性 TTP：继发于系统性红斑狼疮、系统性硬化症、肿瘤、HIV 感染、药物相关性。

（3）家族性：*ADAMTS13* 基因突变或缺失。

2. 三联征（多见，占 60%~80%） 微血管病性溶血、血小板减少、神经系统异常。

经典五联征（少见，仅占 20%~40%，多为病程晚期）：发热，微血管病性溶血，血小板减少，神经系统异常，肾损伤。

3. 辅助检查 LDH 升高（主要由组织缺氧或损伤所致，而不是溶血）、破碎红细胞和血小板减少、血浆 ADAMTS13 活性显著下降（＜10%）及自身抗体检测。

4. 治疗 首选血浆置换；其他治疗包括输血浆（FFP）、糖皮质激素［甲强龙 1 g/d，冲击 3~5 d，过渡至泼尼松口服 1 mg/（kg·d）］、脾切除，难治性病例可用利妥昔单抗和长春新碱（VCR）。禁止输注血小板，除非是危及生命的出血，输注血小板可增加血栓形成的危险，使预后更差。

（二）溶血尿毒综合征（hemolytic uremic syndrome，HUS）

1. 病因

（1）感染：大肠埃希菌、志贺痢疾杆菌、肺炎链球菌、假单胞菌、伤寒杆菌、柯萨奇病毒、埃可病毒、HIV 等。

（2）遗传：多为常染色体隐性遗传，预后不良，病死率高。

（3）药物：丝裂霉素、顺铂、博来霉素、长春新碱、阿糖胞苷、柔红霉素、口服避孕药、盐酸噻氯匹定等。

（4）继发性：系统性红斑狼疮、链球菌感染后肾小球肾炎、膜增生性肾小球肾炎、肿瘤、妊娠、实体器官及骨髓移植后。

（5）特发性：病因不明，病变可以复发，可有补体缺乏。

2. 分型 HUS 可分为典型 D+HUS（腹泻相关）和非典型 D-HUS（非腹泻相关），两种类型的比较列于表 10-5。

表 10-5 典型 D+HUS 与非典型 D-HUS 的比较

	典型 D+HUS（腹泻相关）	非典型 D-HUS（非腹泻相关）
机制	VTEC 感染（Verotoxin-producing E.coli）	补体旁路途径的调节异常
年龄	多见于儿童	各年龄段
起病	急骤	隐匿
前驱	急性胃肠炎前驱症状	不伴有腹泻前驱症状
预后	较好，不易复发	较差，易复发

3. **发病机制** VTEC 菌株感染及志贺菌毒素的细胞毒作用；内毒素和细胞因子参与内皮细胞损伤；血小板激活、内皮损伤、vWF 因子异常。

4. **诊断** 急性微血管病性溶血性贫血、血小板减少、急性肾衰竭，具有腹泻前驱症状即可诊断典型 D+HUS。

5. **治疗** 按急性肾衰竭处理，有明显的尿毒症症状或无尿患者应早期行透析或血液滤过治疗；避免输血小板，除非有活动性出血或外科手术需要，如血红蛋白 < 6 g/dl，可输新鲜红细胞；胃肠道休息，抗生素不能改善志贺菌毒素相关 HUS，严重的缺血性肠病和肠穿孔需外科手术治疗。

6. **鉴别诊断** HUS 与 TTP 的鉴别诊断如表 10-6 所示。

表 10-6 HUS 与 TTP 的鉴别诊断

鉴别诊断	HUS	TTP
发热	较少	不同程度的发热
血小板减少	较轻，胃肠道出血为主	明显，皮肤和黏膜为主（颅内出血）
肾功能损害	几乎 100%，重要临床表现	76% ~ 88%，轻度
神经系统	40%	84% ~ 92%，较重
实验室检查	少有 vWF 裂解蛋白酶活性的下降	vWF 多聚体及 vWF 裂解蛋白酶缺乏

（三）系统性硬化症肾危象合并血栓性微血管病

1. **肾危象危险因子** 急速进展的弥漫性皮肤硬化，肌腱摩擦感，抗 RNA 聚合酶Ⅲ抗体阳性，大剂量激素（15 mg/d，6 个月以上）。

2. **肾危象疾病类型** 肾细小动脉管腔狭窄及痉挛伴发高血压性肾危象；血栓性微血管病导致急性肾损伤；硬皮病合并 ANCA 阳性血管炎导致急进性肾小球肾炎。

3. **治疗** 以 ACEI 治疗为主，如并发血栓性微血管病，应强化血液透析及输注新鲜冰冻血浆。

（四）肾移植后新发性血栓性微血管病

1. **病因** 抗体介导的排斥反应；使用免疫抑制剂；病毒感染；抗病毒药物；局部缺血再灌注损伤；抗血管内皮生长因子抑制剂或 C3 肾小球病在肾移植后发生表型转化。

2. **诊断** LDH 大于正常值；血小板降低（ < 50 × 10^9/L 或减少 50% 以上）；贫血或需要输血治疗；外周血涂片破碎红细胞数 > 4%；无凝血功能障碍且直接、间接抗人球蛋白试验（Coombs 试验）阴性。

3. **治疗** 免疫抑制剂管理，血浆置换，贝拉西普（替代免疫抑制剂），厄利珠单抗（eculizumab）。

（五）恶性高血压性血栓性微血管病

1. **机制** 补体因子 H 参与肾损伤。

2. **诊断标准**

（1）符合恶性高血压诊断标准：舒张压 ≥ 130 mmHg，眼底病变为Ⅲ级或Ⅳ级，眼底出血及棉絮状渗出，伴或不伴视盘水肿。

（2）微血管性溶血性贫血：Hb 下降、Ret 升高，外周破碎红细胞计数阳性，Coomb 试验阴性，LDH 升高。

（3）血小板下降。

3. **治疗** 控制血压，辅以透析治疗，多无需血浆置换、激素、免疫抑制剂治疗。

（六）补体介导的血栓性微血管病

补体旁路途径的激活可导致补体介导 TMA。临床表现为急性肾损伤、高血压、溶血性贫血、血小板减少、ADAMDTS13 活性＞5%，无志贺毒素感染。治疗方法包括抗补体剂——厄利珠单抗（eculizumab），相比血浆置换和其他标准治疗方法，厄利珠单抗抗补体治疗显著改善血小板减少、肾功能、贫血和 LDH 降低，且毒性最小。

（七）遗传性血栓性血小板减少性紫癜

先天性血栓性血小板减少性紫癜是一种常染色体隐性遗传疾病，具有临床异质性病程和不完全了解的基因型 - 表型相关性。诊断依据为 ADAMTS13 活性严重缺陷（≤正常值 10%）、2 个等位基因 *ADAMTS13* 突变。

综上所述，血栓性微血管病（TMA）是一组具有相似临床、病理表现的综合征，存在多种病因。临床表现核心为微血管病性溶血性贫血和血小板减少。TMA 临床诊断一经成立，应根据不同类型给予相应治疗。目前公认 TTP、成人及非典型 HUS 患者使用血浆疗法，肾衰竭患者可行血液净化治疗，维持内环境稳定，去除可能的病因。

（梁 帅）

第五节 复发性多软骨炎

一、复发性多软骨炎概述

1. **复发性多软骨炎的定义** 复发性多软骨炎（relapsing polychondritis，RP）是一种以软骨组织反复发作炎症为特征的免疫介导的全身性疾病。主要特征包括反复发作和缓解的进展性炎性破坏性病变，表现为耳、鼻、喉、气管、眼、关节、心脏瓣膜等器官及血管等结缔组织受累。RP 发病初期多为急性炎症表现，经数周至数月好转，后续为慢性反复发作过程，可长达数年。病程晚期起支撑作用的软骨结构遭到破坏，患者可表现为松软耳、鞍鼻以及嗅觉、视觉、听觉和前庭功能障碍等。

2. **流行病学** 1923 年，Jaksch-Wartenhorst 以"多发性软骨病"的名称来描述本病，之后本病曾被称为"弥漫性软骨膜炎、软骨软化、慢性萎缩性多软骨炎、弥漫性软骨溶解和软骨发育障碍"等。1960 年，由 Pearson 等命名其为"复发性多软骨炎"，该名称逐渐被广泛接受。由于 RP 罕见，流行病学研究资料较少，其真实发病率至今尚不明确，多为研究机构或地区流行病学资料。综合近年报道数据，RP 总体发病率为 0.71/100 万～9.0/100 万，患者年龄多为 30～60 岁，无性别倾向，女性以呼吸道受累较多且较重。

3. **发病机制** RP 的病因目前尚不清楚，HLA-DR4 是 RP 的主要风险基因，同时 HLA-DR6 与器官受累程度之间存在负相关关系。根据目前实验证据，RP 是由体液免疫和细胞免疫共同介导的自身免疫性疾病，不存在家族聚集现象。推测可能的发病机制为：因软骨基质外伤、炎症等因素的影响暴露出抗原性，导致机体对软骨局部或有共同基质成分的组织，如葡萄膜、玻璃体、心瓣膜、气管黏膜下基底膜、关节滑膜和肾小球及肾小管基底膜等组织的免疫反应。

支持 RP 是自身免疫性疾病的证据包括：①病灶中有大量淋巴细胞和浆细胞浸润；②血液循环中可检测出抗软骨抗体、抗蛋白多糖抗体、抗 II、IX 和 XI 型胶原抗体、抗链蛋白片段抗体，免疫复合物增加；③ T 细胞可在丝裂原和胶原抗原、自体软骨蛋白多糖刺激后释放淋巴因子、白介素 -2、白介素 -12，这些因子可使软骨蛋白多糖降解，直接抑制软骨细胞葡糖胺聚糖的合成；④病理活检发现免疫球蛋白和补体沉积。

4. **病理特征** RP 的病理特征体现在镜下所见病变特点为软骨溶解伴软骨膜炎。RP 早期软骨膜及软骨呈急性 / 慢性炎症细胞浸润，软骨组织分隔成小岛。RP 后期变性坏死的软骨由纤维结缔组织代替，弹力纤维凝集、破坏。耳郭、皮肤等部位表现为血管炎，血管腔闭塞伴淋巴细胞、嗜酸性粒细胞浸润。

二、复发性多软骨炎临床表现

软骨炎和多关节炎是 RP 最常见的临床特征，但由于炎症可能累及多个系统软骨组织，导致出现无明显相关性的体征和症状。除软骨组织外，RP 也可以累及其他富含蛋白聚糖的结构，如眼、心脏瓣膜和血管。一些不典型临床特征会对 RP 的明确诊断造成阻碍，尤其在病变未累及耳郭及鼻部时。RP 的全身性症状无特异性，包括发热、体重减轻、盗汗、疲劳及淋巴结肿大等。

1. **耳软骨炎** 耳软骨炎是 RP 最常见的临床表现，在疾病过程中，约 90% 的患者可出现耳郭软骨炎，双侧较单侧更为常见。

（1）以外耳郭突发的疼痛、肿胀、发红、发烫为特征，急性发作性炎症可以在数日或数周内自行消退。炎症反复发作可导致软骨破坏、外耳郭松弛、塌陷、畸形、结节和局部色素沉着，耳逐渐失去正常形态，畸形的耳郭类似 "菜花耳"。

（2）听觉和（或）前庭功能受累：近一半 RP 患者因外耳道狭窄、中耳炎症、咽鼓管阻塞可导致传导性耳聋，后期累及内耳时部分患者表现为前庭功能障碍。病变累及迷路可导致旋转性头晕、眼球震颤、共济失调、恶心及呕吐等。

2. **鼻软骨炎** 约 53% 的 RP 患者有鼻软骨炎。急性期表现为局部红肿、压痛，常突然发病，颇似蜂窝组织炎，数日后可缓解。患者常有鼻塞、流涕、鼻出血、鼻黏膜糜烂及鼻硬结等。如反复发作，可引起鼻软骨局限性塌陷，出现特征性表现 - 鞍状鼻畸形。

3. **眼部病变** 50%~60% 的 RP 病例有眼部表现，累及眼部时炎症表现较轻，主要为眼的附件炎症，可为单侧性，也可为对称性。常见的临床表现有结膜炎、角膜炎、虹膜睫状体炎、巩膜炎和色素膜炎。巩膜炎反复发作可导致角膜外周变薄，甚至造成眼球穿孔。视网膜病变，如视网膜微小动脉瘤、出血、渗出、静脉闭塞、动脉栓塞也常有发生，严重的视网膜血管炎或视神经炎可导致失明。

4. **关节损害** 关节损害是 RP 的常见症状，占 50%～85%。RP 关节损害的特点为外周关节非侵蚀性非畸形性多关节炎。大、小关节均可受累，常累及掌指关节、近端指间关节及膝关节，呈非对称性分布，多为急性间歇性发作，慢性持续性者较少。肋软骨和胸锁关节也可受累。当合并类风湿关节炎时，可出现对称性侵蚀性畸形性关节炎。

5. **呼吸系统病变** 在 RP 病程中，约 50% 的患者累及喉、气管及支气管软骨，女性较男性多见。临床表现为声音嘶哑、刺激性咳嗽、呼吸困难和吸气性喘鸣，喉和会厌软骨炎症早期可有甲状软骨、环状软骨及气管软骨压痛，喉和会厌软骨炎症可导致上呼吸道塌陷，造成窒息，需紧急行气管切开术。疾病晚期支气管也可发生类似病变，炎症、水肿及瘢痕形成可导致严重的局灶性或弥漫性气道狭窄，造成呼吸衰竭。当继发严重肺部感染时，可导致患者死亡。

6. **心血管病变** 约 30% 的患者可累及心血管系统，特别是男性患者，主要表现为心肌炎、心内膜炎或心脏传导阻滞、主动脉瓣关闭不全，大、中、小血管炎。主动脉瓣关闭不全是常见而严重的心血管并发症，通常是由于主动脉炎、主动脉瓣环和主动脉进行性扩张所致，在主动脉瓣听诊区可闻及不同程度的舒张期杂音。其他表现包括升主动脉、降主动脉动脉瘤，及其他大血管动脉瘤破裂引起猝死。

7. **血液系统受累** 约 50% 患者可出现贫血、血小板减少，活动期患者多有轻度正细胞正色素性贫血，白细胞计数增高。有些患者脾大，还可并发骨髓异常增生综合征，少数患者发生溶血性贫血。

8. **皮肤损害** 17%～37% 的患者伴有皮肤损害。皮损无特征性，形态多样，可表现为结节性红斑、紫癜、网状青斑、结节、皮肤角化、溢脓、色素沉着等。活检常呈白细胞破碎性血管炎的组织学改变，也可发生指（趾）甲生长迟缓、脱发及脂膜炎、口腔溃疡及生殖器溃疡。有些病例和白塞病重叠存在。

9. **神经系统病变** 约 3% 的患者可有中枢神经系统受损和周围神经受损的症状，如头痛、展神经麻痹、面神经麻痹、癫痫、器质性脑病和痴呆，也可发生多发性单神经炎。发病机制可能为对软骨蛋白多糖发生反应的抗 II 型胶原抗体与神经系统（如神经内膜、脑内小动脉中层及内膜）发生交叉反应而导致的相应病变。

10. **肾脏病变** RP 出现肾脏并发症较为少见，表现为显微镜下血尿、蛋白尿或管型尿，反复发作可导致严重肾炎和肾功能不全，肾动脉受累可发生高血压，肾脏活检有肾小球肾炎的组织学证据。

三、复发性多软管炎辅助检查

RP 的辅助检查涉及下列项目：

（1）血常规和红细胞沉降率：轻度正细胞正色素性贫血，白细胞中度增高，红细胞沉降率加快。

（2）尿常规：少数患者有蛋白尿、血尿或管型尿。急性活动期尿中酸性黏多糖排泄增加，对诊断有参考价值。

（3）血清学：约 25% ANA 和 RF 阳性。少数患者毒血清学反应假阳性、狼疮细胞阳性。抗软骨细胞抗体阳性及抗 II 型胶原抗体阳性有助于诊断。

（4）肾功能异常及脑脊液细胞增多提示相关的血管炎。

（5）X线片：胸部X线片可显示有肺不张及肺炎。气管-支气管体层摄影可见气管、支气管广泛狭窄；周围关节的X线显示关节旁骨密度降低，偶有关节腔逐渐狭窄，但无侵蚀性破坏。

（6）胸部CT：可发现气管和支气管树的狭窄程度及范围，气管和支气管壁增厚钙化、管腔狭窄变形及肿大的纵隔淋巴结；呼气末CT扫描可观察气道的塌陷程度。

（7）支气管镜：可发现气管、支气管普遍狭窄，软骨环消失，黏膜增厚、充血、水肿及坏死，内有肉芽肿样改变或黏膜苍白萎缩。

（8）肺功能：由于气道狭窄或塌陷等改变，肺功能测定显示阻塞性通气功能障碍。

（9）MRI：可能有助于早期诊断，特别是当关节受累时，表现出一种独特的炎症和强化显像，软骨和软骨骨骺信号异常；同时，MRI水成像对判断内耳病变也有重要价值。

（10）ET-CT：是近年新引入的辅助检查方法，利于RP早期诊断，同时可指导活检，评价疾病的活动性。2015年一项国内研究显示，在26例RP患者中，23例PET-CT表现为多部位软骨高代谢活性，SUVmax 1.93～13.03，平均值为4.94。咳嗽患者气管及支气管代谢活性增高，高代谢活性部位活检阳性率明显高于支气管镜活检；治疗后RP患者高代谢区域代谢活性降低或消失，与患者症状改善一致。PET-CT中2个及以上软骨区域代谢活性增高对RP诊断具有参考意义。

四、复发性多软骨炎的诊断

1. **复发性多软骨炎的诊断**　1976年McAdam提出了关于RP的诊断标准，符合下述6条中的3条或3条以上无须组织学证实，可以确诊为RP，如果临床上的诊断十分明显，也无须软骨组织学证实：①双耳软骨炎；②鼻软骨炎；③非侵蚀性多关节炎；④喉和（或）气管软骨炎；⑤眼炎，包括结膜炎、角膜炎、巩膜炎、浅层巩膜炎及葡萄膜炎等；⑥耳蜗和（或）前庭受损，表现为听力丧失、耳鸣和眩晕。如果临床表现不确定，必须除外其他原因引起的软骨炎，尤其是感染性疾病，须做活检和培养或其他必要的试验以除外梅毒、真菌或其他细菌感染。

1979年，Damiani和Levine提出扩大McAdam的诊断标准，只要存在下述中的1条即可诊断：①满足3条McAdam征或更多者；②1条McAdam征加上病理证实，如做耳、鼻呼吸道软骨活检；③病变累及2个或2个以上的解剖部位，对激素或氨苯砜治疗有效（表10-7）。

表10-7　复发性多软骨炎的诊断标准

作者	标准	要求条件
McAdam, et al.	眼部炎症 双耳复发性软骨炎 耳蜗和（或）前庭受损 鼻软骨炎 非侵蚀性多关节炎 喉和（或）气管软骨炎	3条或3条以上

续表

作者	标准	要求条件
Damiani and Levine，et al.	眼炎症 双耳复发性软骨炎 耳蜗和（或）前庭受损 鼻软骨炎 非侵蚀性多关节炎 喉和（或）气管软骨炎	符合 3 条或 3 条以上 符合 2 条，且激素或氨苯砜治疗有效者 符合 1 条，且病理证实
Mich et，et al.	主要表现： 耳蜗软骨 鼻软骨 喉和（或）气管软骨 次要表现： 眼部炎症 听力障碍 前庭功能不全 血清阴性的多关节炎	符合主要表现 2 条或以上 符合主要表现 1 项，同时符合次要表现 2 项

凡有下列情况之一者，也应疑有 RP：①一侧或两侧外耳软骨炎，并伴外耳畸形；②鼻软骨炎或有原因不明的鞍鼻畸形；③反复发作性巩膜炎；④不明原因气管及支气管广泛狭窄，软骨环显示不清，或有局限性管壁塌陷。

2. 复发性多软骨炎的鉴别诊断

（1）耳郭病变及外耳炎：应与局部外伤、冻疮、丹毒、慢性感染、系统性红斑狼疮、痛风、真菌性疾病、梅毒及麻风病相鉴别。

（2）鼻软骨炎：需与韦格纳肉芽肿、淋巴样肉芽肿、先天性梅毒、麻风、淋巴瘤、结核等引起的肉芽肿以及癌肿和淋巴瘤相鉴别。

（3）眼炎：应与韦格纳肉芽肿、结节性多动脉炎、Cogan 综合征、白塞病、原发性或继发性干燥综合征、血清阴性脊柱关节病等累及眼的全身性疾病相鉴别。

（4）气管、支气管狭窄变形：需要与结核等感染性疾病、结节病、非感染性肉芽肿、慢性阻塞性肺疾病、淀粉样变性、骨化性支气管病和肿瘤等相鉴别。一般上述疾病经组织活检可明确。

（5）主动脉炎和主动脉病变：应与梅毒、马方综合征等主动脉病变相鉴别。

（6）肋软骨炎：需与良性胸廓综合征（如特发性、外伤性肋软骨炎、肋胸软骨炎、剑突软骨综合征）相鉴别。

五、复发性多软骨炎的治疗

1. **一般治疗** 急性发作期患者应卧床休息，视病情给予流质或半流质饮食，以免引起会厌和喉部疼痛，烦躁不安者可适当用镇静药。嘱患者保证充足的睡眠，注意保持呼吸道通畅，预防窒息。

2. 药物治疗

（1）非甾体抗炎药：轻症患者，可予吲哚美辛、双氯芬酸钠或其他非甾体抗炎药。

（2）糖皮质激素：可抑制病变的急性发作，减少复发的频率及严重程度，用于病情较重患者，初始剂量为泼尼松 30~60 mg/d，分次或晨起一次口服。重度急性发作的病例，如喉、气管及支气管、眼、内耳受累，泼尼松的剂量可酌情增加，甚至行甲泼尼龙冲击治疗。临床症状好转后，泼尼松可逐渐减量。剂量在 15 mg/d 以下时可维持 1~2 年。

（3）氨苯砜：可抑制补体的激活和淋巴细胞转化，也能抑制溶菌酶参与的软骨退行性变。氨苯砜使用时从小剂量试用，以后逐渐加量（50~100 mg，每日 1 次；最大剂量为 200 mg，每日 1 次），其疗效尚未得到肯定。因有蓄积作用，需间断服药、停药。氨苯砜主要不良反应为恶心、嗜睡、溶血性贫血、药物性肝炎及白细胞下降等。

（4）免疫抑制剂：主要用于激素抵抗，不能耐受或停用激素后复发的患者，主要包括甲氨蝶呤、环磷酰胺、硫唑嘌呤、环孢素 A 和吗替麦考酚酯等。在使用免疫抑制剂时，应定期复查血常规、尿常规、肝功能、肾功能，以防止不良反应发生。

（5）生物制剂：抗 CD4 单克隆抗体是最早用于治疗 RP 的生物制剂，之后相继用肿瘤坏死因子（TNF）拮抗剂英夫利西单抗和依那西普治疗严重患者。已报道生物制剂疗效肯定，但病例数量尚少，有待进一步临床观察验证。

一项多中心回顾性队列研究共纳入 41 例顽固性 RP 患者，共使用 115 次生物制剂，包括 TNF-α 拮抗剂、妥珠单抗、阿那白滞素、利妥昔单抗及阿巴西普等。治疗 6 个月后总体反应率较高（62.9%），但达到完全缓解的患者比例较少（19%）；TNF-α 拮抗剂、妥珠单抗及利妥昔单抗临床反应率（63.3%~71.4%）高于阿巴西普和阿那白滞素（50.0%~53.3%），TNF-α 拮抗剂中英夫利西单抗及阿达木单抗效果最好。此外，该研究还发现，疗效差异与受累器官类型有关，妥珠单抗及 TNF-α 拮抗剂对于鼻、耳及关节炎症的疗效最佳。

3. 对症处理

眼部症状可局部用泼尼松眼膏，或用氢化可的松滴眼液点眼。当出现继发性白内障或青光眼时，可给予针对性治疗。对气管软骨塌陷引起重度呼吸困难的患者，应立即行气管切开术，必要时用人工呼吸机辅助通气，以争取进一步药物治疗的机会。已有报道对于软骨炎所致的局限性气管狭窄可行外科手术切除。RP 患者因心瓣膜病变引起难治性心功能不全，应使用强心剂和减轻心脏负荷的药物。若有条件，可行瓣膜修补术或瓣膜成形术，以及主动脉瘤切除术。

六、复发性多软骨炎的预后

RP 的死亡率约为 25%，最常见的死亡原因是感染、呼吸道梗阻、血管炎和心脏并发症。早期患者预后较好。据文献报道，患者 5 年生存率为 74%，10 年生存率为 55%，但本病的中、晚期则表现为恶性进程。

七、小结

RP 是一种罕见的自身免疫性疾病，起病隐匿，发病机制尚不明确，其临床表现常不典型，诊断主要基于临床表现，早期诊断困难，误诊率高。诊断标准有待更新，可纳入不典型临床表现、生物学标志物及影像学表现等。激素及免疫抑制剂是治疗RP的主要药物，对上述药物反应不佳的难治性RP患者，可尝试选用生物制剂及小分子药物治疗。未来需要前瞻性多中心队列研究进一步证实生物制剂的疗效及安全性。

（陈毅斐　朱苗娟）

第十一章 ARDS

第一节 快速恢复型 ARDS

急性呼吸窘迫综合征（acute respiratory distress syndrome，ARDS）是一种高致死的急性重症呼吸系统疾病，首次被描述是在 1967 年。该病症的发现历史可以归功于美国医生 Ashbaugh 等人在《柳叶刀》（The Lancet）上发表的一篇文章。在这篇开创性的文章中，作者描述了 12 名患者的病例，这些患者表现出了类似的症状，包括急剧的呼吸困难、氧合障碍（低氧血症）、肺顺应性降低和双侧肺浸润，这些症状并不能用当时已知的任何其他肺疾病来解释。在文章中用了"急性呼吸窘迫综合征"这个术语来描述这一症状群，并强调了这种病症与成人的呼吸困难和儿童的呼吸窘迫综合征之间的相似性。此后，ARDS 这一名词被广泛采用，并且随着时间的推移，关于 ARDS 的定义、诊断标准和治疗方法也在不断进化和细化。

ARDS 是一种复杂的肺部炎症反应，涉及多种细胞和细胞因子，它可以由多种直接或间接对肺部的损害引起，如感染、创伤、肺部灌洗、急性胰腺炎、大手术等情况。

目前全球有大量的研究对 ARDS 病理生理机制有了深刻的认识，也发现了一些针对 ARDS 有一定效果的临床处理措施，然而至今其患者的转归仍然是高度异质性的，也没有发现治疗 ARDS 的特效药物。针对 ARDS 干预的临床研究结果常出现矛盾，在一个研究中可能有益于预后的干预措施，可能在另外一个研究中就是阴性结果，甚至不利于预后的因素。究其原因是临床上符合 ARDS 定义的患者在病因、临床表现、并发症方面都存在显著性差异，引起患者出现 ARDS 的原发病因多种，其治疗的难度对预后影响很大。在众多的研究中，会有一部分患者可以快速恢复，预后良好。这些患者表现为在接受对于 ARDS 的相关处理措施 24 h 后，病情显著改善，其不再符合 ARDS 的诊断标准，这类患者被定义为"快速恢复型 ARDS"。

一、快速恢复型 ARDS 的流行病学

关于快速恢复型 ARDS 的流行病学研究相对较少，但在真实世界中临床医师遇到的快速恢复型 ARDS 患者其实并不罕见。可以观察到有相当一部分开始符合 ARDS 诊断定义的患者在采用相应的机械通气策略，积极治疗原发疾病，处理并发症后迅速恢复。其特点是在符合标准后的第一个 24 h 后再次评估时其 PaO_2/FiO_2 比值已经大于 300，不再符合 ARDS 定义。在早期的 ARDS 非干预性研究中就发现有部分 ARDS 患者甚至没有应用特殊的干预而仅仅应用标准的呼吸机参数设置进行机械通气后就可以快速恢复。这些病例似乎都可以被称为快速恢复型 ARDS。

2016 年 JAMA 上发表了一项名为 LUNG SAFE 的 ARDS 流行病学大规模前瞻性观察性研究，这项研究涉及了全球 5 大洲 50 个国家 459 个重症监护室（ICU）的 29 144 名

患者，其中 10.4%（3022 名）满足 ARDS 定义，2377 名患者在随后 48 h 发展为 ARDS 并使用机械通气。而后 Madotto 等于 2018 年对该项研究进行二次分析，分析显示研究纳入的 2377 例 ARDS 患者中，接受了有创机械通气后，其中有 503 例（24%）在治疗第 2 天不再符合 ARDS 诊断标准，他们将这部分快速改善的患者定义为"缓解的 ARDS"；而 1611 例接受了有创机械通气 24 h 后内病情未完全缓解且仍符合 ARDS 的柏林诊断标准，被定义为"确诊的 ARDS"。在"确诊的 ARDS"患者中，31% 的患者病情较第 1 天改善，55% 的患者病情严重程度未改变，而 14% 的患者病情加重。

近年来，诊断快速恢复型 ARDS 在临床中有上升趋势，Schenck 等总结了美国国家心肺血液研究所（NHLBI）资助的 ARDSNet 6 项随机对照试验的研究数据分析发现，研究纳入的 4361 例 ARDS 患者中，有 458 例（10.5%）在纳入试验后的第 1 个研究日不再符合 ARDS 标准，而且其所占比例随着试验开展年份的推移而增加，2000 年 ARMA 研究中仅占 7.3%，而到 2014 年 SAILS 研究已经达到 15.2%。

近年来，由于 COVID-19 全球流行，导致大量患者出现严重的呼吸并发症，这种大流行也显著影响了 ARDS 的流行病学。

二、快速恢复型 ARDS 比例上升的原因

快速恢复型 ARDS 的比例似乎有逐年上升的趋势，但原因尚未完全清楚。这与不同的临床试验排除标准差异有关，更可能的关键原因是之前 ARDS 研究的成果，例如肺保护性通气、保守液体策略，镇静每日中断、自主呼吸试验等，在后续的研究和临床工作中被广泛应用有关。这些措施减少了呼吸机诱导肺损伤，并缩短了机械通气持续时间，使得患者得以更快地恢复，被定义为快速恢复型 ARDS。预测随着 ARDS 临床治疗水平的进一步提升和诊疗规范的推广，快速恢复型 ARDS 的比例可能会进一步提升。

三、快速恢复型 ARDS 的临床特征

快速恢复型 ARDS 患者的临床表现具有特征性，例如患者病情通常较轻、PaO_2/FiO_2 比值相对更高，APACHE II 评分和序贯器官衰竭（SOFA）评分更低，需要使用血管升压药的比例较少。在病因方面也有特点，肺炎等肺部感染性疾病的患者比例较低，而非心源性休克的比例较高。

四、快速恢复型 ARDS 的结局和预测因素

快速恢复型 ARDS 患者临床预后明显较好，60 d 死亡率仅为 10.2%，明显低于 ARDS 持续时间超过 1 d 的患者的死亡率（26.3%）。总病死率快速恢复型 ARDS（31%）明显低于"确诊的 ARDS"（41%）。研究表明，快速恢复型 ARDS 患者组有更久的无机械通气天数、无 ICU 天数和无肺外器官衰竭总天数。快速恢复型 ARDS 患者容易在早期被忽视、漏诊，目前可能的预测识别变量包括：试验筛查时 PaO_2/FiO_2 比值高，从筛查到入选研究时 PaO_2/FiO_2 比值改善明显，较少使用血管升压药，入选时吸入氧浓度（FiO_2）更低，血清胆红素较低。

五、对定义、诊断和治疗的启示

ARDS 诊断"金标准"是柏林诊断标准。该标准主要是基于患者最初发病时的临床表现和氧合指数进行诊断，但会受到多种因素的影响，明显具有时间依赖性和治疗措施依赖性。提高患者的呼吸机 PEEP 和 FiO_2 设置，可能使得患者 PaO_2/FiO_2 比值不再符合柏林标准。

有时临床定义和诊断 ARDS 有困难，因为目前仍缺少特异性诊断试验和准确的金标准。快速恢复型 ARDS 患者，是否只是某一时间段满足了柏林定义但实际不具备 ARDS 潜在病理生理机制，其实并非真正的 ARDS 患者？还是确实是一种轻症的ARDS，对治疗反应良好？目前还没有定论。未来能否有特异性的生物标志物或者病理学证据来明确 ARDS 诊断是临床的迫切需要。

现有的研究结果显示，在满足诊断标准后 ARDS 严重程度可能迅速发生显著变化，尤其是诊断最初 24 h 内经过机械通气支持治疗的优化处理后，此外，有效的原发病处理可能也是改变 ARDS 严重程度的重要原因。目前的建议是诊断治疗 24 h 后对患者进行二次评估。24 h 后仍符合 ARDS 标准的患者，可能是高危预后不良的，特别是第48 h 仍符合严重 ARDS 标准的患者，其死亡率非常高（57%），需要对这些患者尽早考虑其他更积极的辅助治疗方法，如体外膜氧合（ECMO）。

快速恢复型 ARDS 与轻度 ARDS 的患者人群并不完全重合。似乎轻度 ARDS 患者可能缓解更快。但数据表明，大多数（63.4%）的快速缓解型 ARDS 患者在第 1 天时是中重度的，在重度 ARDS 患者中也有 10% 可以表现为快速恢复型。因此，并不能简单地将快速缓解型 ARDS 等同于轻度 ARDS。研究发现，有 13.6% 的轻度 ARDS 患者在起病当日病情暂时改善后出现了再度恶化，这部分患者具有很高的死亡风险。

研究还表明，ARDS 患者第 1 天使用较高潮气量与 ARDS 持续性有关，这一结果强调了我们必须尽早实行肺保护性通气，以最大限度地减少呼吸相关性肺损伤，从而改善 ARDS 患者的预后。与第 1 天相比，快速缓解 ARDS 患者在第 2 天接受了更高的潮气量和更低的 PEEP，尽管这可能反映了患者临床状况的改善，但随着自主呼吸的增加，这仍然是一个值得关注的问题。

六、对临床研究的影响

快速恢复型 ARDS 患者可能会明显影响临床研究的结果。因为这类患者具有较为良好的预后，如果临床研究大量纳入这类型患者，可能会使得总体死亡率明显降低。如果研究的主要终点是通过各种干预措施降低死亡率，则可能出现假阴性结果。例如2010 年发表的多中心双盲 ACURASYS 研究得出结论，重度 ARDS 患者早期给予神经肌肉阻滞可以改善 90 d 存活率。而 2019 年 5 月发表的 ROSE 研究，也是纳入中度至重度 ARDS 患者，观察早期神经肌肉阻滞的有效性和安全性研究，结果显示，早期连续输注肌肉松弛药对患者总体生存率无改善。这两项研究的结果的不同可能就与纳入患者的偏移相关，ROSE 研究的入组时间中位数是 8 h，而 ACURASYS 研究为 16 h，因此ROSE 研究中包括了可能更多的快速恢复型 ARDS 患者，继而影响了该试验的最终结果。研究表明，第 2~3 天重新评估的严重程度与 ARDS 预后的相关性更强，因此建议将 ARDS 患者纳入临床治疗试验后，应在第 24～48 h 后再次进行确认。

研究 ARDS 的不同表型也是一个新思路。结合多种因素，区分不同 ARDS 表型，更精准地研究相对应的患者，寻找得出最佳方法来治疗干预，以使得不同表型的患者都能获得更好的预后。Calfee 及其同事以结合细胞因子生物标志物和临床变量在病程早期将 ARDS 分为高炎症和低炎症亚型，未来我们可以进一步研究快速恢复型 ARDS 患者是否属于低炎症亚型，从而为 ARDS 临床试验选择合适的患者群体。

（闫　崴）

第二节　难治性 ARDS 的挽救性治疗策略

一、概述

ARDS 原发疾病多样、机制复杂，病死率高达 40%～50%。在重型/危重型 COVID-19 患者中，67%～85% 合并 ARDS。大多数 ARDS 患者因多器官功能衰竭死亡，但有 10%～15% 患者死亡是难治性低氧血症所致。ARDS 的核心治疗方法是呼吸支持，不同患者的反应性存在差异。

对肺保护性通气策略无反应的持续或恶化的低氧血症，即在肺保护性通气情况下，$PaO_2/FiO_2 < 150$ mmHg，$PEEP \geqslant 5$ cmH$_2$O，称为难治性 ARDS。对其的挽救性治疗措施包括：俯卧位通气、神经肌肉阻滞剂、肺复张和高 PEEP、气道压力释放通气和高频振荡通气、肺血管扩张剂和体外膜肺氧合（ECMO）。

二、俯卧位通气对 ARDS 病理生理的影响

最能体现俯卧位通气对 ARDS 患者作用的病理生理改变是使肺通气和应变分布更加均匀，肺分流减少，显著改善氧合。俯卧位时，受压肺泡的比例减少，胸壁效应与重量效应相反。此外，俯卧位通气能够降低腹侧肺泡死腔率，改善高碳酸血症；减少剪切应变，减轻呼吸机相关性肺损伤及心脏对肺的压迫；有利于分泌物的引流。

一项纳入 735 例 ARDS 患者的多中心前瞻性临床试验发现：ARDS 患者行俯卧位通气持续 18 h，通气前后对比，PaO_2/FiO_2 下降，驱动压及平台压均降低。

PROSEVA 研究俯卧位通气与重度 ARDS 死亡率之间的关系。该项纳入 466 例患者的多中心、前瞻性随机对照临床试验发现：俯卧位通气（17 h/d，平均 4 d）可有意义地降低重度 ARDS 患者 28 d 和 90 d 的死亡率。与既往临床试验相比，PROSEVA 研究出现生存获益的主要原因如下：①低潮气量通气；②仅纳入病情严重的 ARDS 患者（$PaO_2/FiO_2 < 150$ mmHg）；③在 ARDS 病程早期使用神经肌肉阻滞剂（平均 5.7 d）；④在 ARDS 病程早期进行俯卧位通气及俯卧的持续时间增加。

一项纳入 261 例合并中重度 ARDS 并进行有创机械通气的 COVID-19 患者的前瞻性队列研究发现：与仰卧位相比，俯卧位显著降低患者的死亡风险；氧饱和指数（OSI）在俯卧位第 1～3 天显著改善（$P < 0.01$），氧指数（OI）和 PaO_2/FiO_2 在俯卧位第 4～7 天显著改善（$P < 0.05$）。

三、俯卧位通气的实施、禁忌证及相关并发症

俯卧位通气的实施：①选择患者，重度 ARDS 患者；②早期实施，最好在疾病早期 48 h 内；③持续足够长的时间（> 12 h/d）；④肺保护性通气：低潮气量；⑤同时使用神经肌肉阻滞剂。

俯卧位通气的禁忌证：①严重的面部 / 颈部外伤；②骨盆 / 脊柱不稳；③近期行胸骨切开术；④腹侧有大面积烧伤；⑤颅内压升高；⑥咯血；⑦需行心肺复苏或除颤。

相关并发症：①口腔和气管分泌物增加，阻塞气道；②气管导管移位或扭曲；③血管内导管扭曲；④血流动力学紊乱；⑤腹腔压力增高；⑥胃残留增加；⑦面部压疮及水肿；⑧气管导管引起的唇部创伤；⑨手臂伸展引起的臂丛神经损伤。

ATS/ESICM 关于 ARDS 成人患者机械通气的循证临床实践指南建议：重度 ARDS 成年患者接受 > 12 h/d 的俯卧位通气（强烈建议，效果预计为中、高度置信度）。

俯卧位通气治疗的停止时机：气体交换、呼吸力学和临床出现明显改善；当患者俯卧位通气结束后回到仰卧位，$PaO_2/FiO_2 \geq 150$ mmHg（$PEEP \leq 10$ cmH_2O 和 $FiO_2 \leq 0.6$）可持续 4 h，则可停止下一次俯卧位通气；当出现明显并发症（如恶性心律失常或严重血流动力学不稳定）时，需考虑终止俯卧位通气。

四、神经肌肉阻滞剂（NMBA）对 ARDS 的影响

NMBA 对 ARDS 的影响主要包括：①消除自主呼吸，改善人机同步性，减少呼吸肌氧耗和心输出量，改善氧合；②有助于降低气压伤等并发症发生；③降低总 PEEP 及平台压水平；④减轻全身炎症反应，增加肺泡复张。

一项针对 NMBA 和中重度 ARDS 的荟萃分析纳入了 3 项随机对照试验（RCT），其中包括 431 例中重度 ARDS 患者，结果显示 NMBA 短期输注可以降低中 - 重度 ARDS 患者 ICU 及 28 d 的死亡风险，减少气压伤，且不会增加获得性肌无力的发生。

一项多中心前瞻性随机对照临床试验（ROSE 研究）发现，在采用高 PEEP 治疗的中重度 ARDS 患者中，NMBA 组和对照组患者的 90 d 死亡率无显著差异。该研究与 ACURASYS 研究结果相反的可能原因是：两项研究对照组患者镇静水平不同，这可能是主要原因之一，ACURASYS 研究中对照组患者深镇静可能增加了反向触发人机不同步的发生，从而增加呼吸机相关性肺损伤以及病死率；ROSE 研究采用了较高的 PEEP，可能抵消了 NBMA 潜在的治疗效果。

对于未优化机械通气的患者以及轻度 ARDS 患者，重症医学快速实践指南不建议常规输注 NMBA。对于中 - 重度 ARDS 患者，采用浅镇静可以耐受通气的成人患者，建议不要输注 NMBA，如果浅镇静不能实现肺保护性通气，可给予间歇性 NMBA 推注，并谨慎使用深镇静，如果依然不能实现肺保护性通气，则需持续使用深镇静和 NMBA。建议输注 NMBA 达 48 h。

五、肺复张和高 PEEP

通过升高跨肺压复张肺泡，采用高 PEEP 可使肺泡在呼气末保持开放状态，最大限度地减少肺不张。但是难以确定最佳 PEEP，需要研究个体化肺复张策略和进行

PEEP 滴定。

临床实施肺复张的常用方法：①控制性肺膨胀（SI）/CPAP 法：CPAP 水平 30 ~ 50 cmH$_2$O，维持 20 ~ 40 s。②压力控制通气法：压力控制通气模式，调节吸气压 10 ~ 15 cmH$_2$O 和 PEEP 25 ~ 30 cmH$_2$O，使峰压达到 40 ~ 45 cmH$_2$O，维持 2 min。③叹气法：每分钟 3 次连续的叹气呼吸，叹气呼吸时调节潮气量使平台压达到 45 cmH$_2$O。④增强叹气法：逐步增加 PEEP 水平（每次 5 cmH$_2$O，维持 30 s），同时降低潮气量，直至 PEEP 水平达到 30 cmH$_2$O，维持 30 s。然后以相同方式降低 PEEP 水平和增加 Vt，直至恢复基础通气。⑤间断 PEEP 递增法：间断（每分钟连续 2 次）增加 PEEP 水平至预设水平。

一项纳入 10 项研究的荟萃分析（其中 5 项报告了死亡率）表明，在 ARDS 成人患者（有创机械通气至少 24 h）中，肺复张可以降低 ICU 死亡率，但 28 d 死亡率无显著差异。另一项荟萃分析在 1892 例中重度 ARDS 患者中，分为高 PEEP 组和低 PEEP 组，结果显示，高 PEEP 组患者 60 d 死亡率低于低 PEEP 组，差异具有统计学意义。

肺复张及高 PEEP 可能在某些难治性低氧血症患者中发挥作用，尤其是广泛肺泡闭陷的患者。可根据氧合和肺顺应性的变化情况确定对肺复张的反应，通常在 ARDS 发病早期或非肺源性 ARDS 患者中反应较佳。当患者血容量不足或休克时，应用肺复张必须谨慎。

ATS/ESICM 关于 ARDS 成人患者机械通气的循证临床实践指南建议：中、重度 ARDS 患者接受高 PEEP，而非低 PEEP 治疗（视条件推荐，效果预计为重度置信度）；中、重度 ARDS 患者接受肺复张（视条件推荐，效果预计为中、低度置信度）。

六、气道压力释放通气（APRV）

APRV 是短暂释放的持续性气道正压（CPAP），允许患者在整个呼吸周期有自主呼吸，延长 CPAP 持续时间，较短释放时间，防止肺塌陷。该方法可降低患者胸内压和右房压，从而改善静脉回流和心血管功能；减少镇静和肌松需求，可降低气道压力升高引起的心血管抑制；长时间高压相和短时间低压相的通气方式可保持肺泡持续开放，避免周期性肺泡萎陷，减少呼吸机相关性肺损伤的发生。

APRV 没有限制潮气量的机制，患者可能会承受非常大的跨肺压；APRV 的大多数益处与自主呼吸有关，不适用于需深镇静和神经肌肉阻滞剂的患者。由于分配给呼气期的时间非常短以及有产生 auto-PEEP 的可能，在阻塞性肺疾病患者中相对禁忌。

APRV 可改善 ARDS 患者氧合，缩短机械通气时间，但不能降低死亡率。目前涉及 APRV 的 RCT 研究少，且样本量小，并未出现生存获益，因此针对 APRV 无法提出明确的建议。但 APRV 目前仍在多个国家的多个中心使用，并考虑用于难治性低氧血症，尤其是 ARDS 中进行肺复张的患者。

七、高频振荡通气（HFOV）

HFOV 的特点是高频率、小潮气量、高平均气道压。潮气量小可以避免肺泡过度膨胀，高频振动避免了二氧化碳潴留。维持较高且恒定的平均气道压，防止肺泡在呼气末塌陷，不产生剪切力。理论上，HFOV 在改善氧合、减少呼吸机相关性肺损伤方面具有优势。HFOV 减少了回心血量，增加右室后负荷，导致右心衰竭恶化。

OSCILLATE 研究计划入选 1200 例患者，实际纳入 548 例中重度 ARDS 患者接受 HFOV 或常规机械通气（CMV）。对于中重度患者，HFOV 组死亡率高于 CMV 组，出于保护患者考虑，该试验被提前终止。

ATS/ESICM 关于 ARDS 成人患者机械通气的循证临床实践指南建议：HFOV 不适用于中度或重度 ARDS 患者（强烈推荐，效果预计为中、高度置信度）；HFOV 在重度 ARDS 难治性低氧血症患者中作为挽救性疗法的作用尚待确定。

八、肺血管扩张剂 iNO 和前列环素

雾化吸入肺血管扩张剂理论上会优先扩张通气良好的血管，从而改善 V/Q 比例失调，并可减少缺氧导致的血管收缩和肺动脉高压。但在 ARDS 患者中进行临床研究并未表现出生存获益。

一项荟萃分析纳入 9 个临床试验，不论是在重度 ARDS 患者（$PaO_2/FiO_2 \leq 100\ mmHg$），还是轻中度 ARDS 患者（$PaO_2/FiO_2 \leq 300\ mmHg$）中，iNO 均不能降低死亡率。另一项荟萃分析纳入 25 项研究（缺乏随机对照干预试验）：在 ARDS 患者中，吸入前列环素可改善氧合并降低肺动脉压，吸入前列环素 ARDS 患者的总报告死亡率为 56.5%。

由于 RCT 数量有限，且缺乏死亡率相关研究，因此不建议在 ARDS 患者中常规推荐肺血管扩张剂，但可考虑作为重度 ARDS 的辅助治疗：当患者对常规治疗无反应且需要高 FiO_2 和 PEEP 时，可考虑吸入 iNO；吸入前列环素可能对难治性低氧血症伴肺动脉高压和右心功能不全患者有效。

九、ECMO

ECMO 可以改善氧合，稳定血流动力学，为恢复心肺功能提供时间。ECMO 实施的指征包括：① $PaO_2/FiO_2 < 50\ mmHg$ 超过 3 h 或者 $PaO_2/FiO_2 < 80\ mmHg$ 超过 6 h；②动脉血 pH < 7.25 且 $PaCO_2 > 60\ mmHg$ 超过 6 h，且呼吸频率 > 35 次 / 分；③呼吸频率 > 35 次 / 分时，动脉血 pH < 7.2 且平台压 > 30 cmH_2O；④合并心源性休克或心脏骤停。

ATS/ESICM 关于 ARDS 成人患者机械通气的循证临床实践指南建议：还需要额外的证据来建议或反对重度 ARDS 患者应用 ECMO，在过渡期建议持续研究，以评价接受 ECMO 治疗的中度 ARDS 患者的结局。

一项多中心队列研究意向 ECMO 入组 80 例，实际接受 ECMO 治疗者 69 例，通过个体匹配（59 对）、Propensity score 匹配（75 对）及 GenMatch 匹配（75 对）等方法匹配非 ECMO 患者。结果发现，与相匹配的非 ECMO 患者相比，符合条件的 H1N1 合并 ARDS 患者转往 ECMO 治疗中心可降低院内死亡率。一项多中心描述性研究中，59 例合并中重度 ARDS 的 COVID-19 患者接受机械通气治疗，38 例行 IMV，21 例行 IMV+ECMO，结果发现 IMV+ECMO 组患者死亡率有下降趋势，但无显著差异。ECMO 治疗前的重度二氧化碳蓄积和酸中毒均提示预后不良。在肺保护性通气策略和俯卧位通气治疗的前提下，PaO_2/FiO_2 仍低于 80 mmHg，就应尽快启动 ECMO 支持治疗。ECMO 作为一种挽救性治疗，可能会降低 COVID-19 患者的死亡率。

十、总结

ARDS 以气体交换受损为特征，存在血液和组织缺氧，对于危重患者，组织缺氧是有害的，可导致细胞死亡、器官衰竭和病死率增加。ARDS 的核心治疗方法是呼吸支持，不同患者的反应性存在差异。对难治性 ARDS 的挽救性治疗措施包括：俯卧位通气、神经肌肉阻滞剂、肺复张和高 PEEP、气道压力释放通气和高频振荡通气、肺血管扩张剂和 ECMO。随着医疗技术的不断进步和临床医师对 ARDS 认知的加深，更多的呼吸监测参数和支持技术被应用到临床，期待有更多的证据和指南能够进一步指导难治性 ARDS 的治疗。

（程真顺）

第三节　ARDS 患者肺和膈肌保护通气策略

急性呼吸窘迫综合征（acute respiratory distress syndrome，ARDS）是由多种病因引起的肺部急性炎症反应，以炎性细胞浸润、肺泡上皮细胞及肺泡毛细血管内皮细胞损伤为主要病理改变，以顽固性低氧血症、呼吸窘迫、肺顺应性下降为主要临床特征。2023 年，ATS 公布了 ARDS 全球新定义：ARDS 的定义被进一步扩展为：接受经鼻高流量治疗（流速 ≥ 30L/min）的急性低氧血症患者可诊断为 ARDS；$SpO_2/FiO_2 \leqslant 315\,mmHg$ 作为低氧血症的诊断标准；保留肺部浸润作为影像诊断标准（表 11-1）。

表 11-1　ARDS 患者的分类及分度

非气管插管 ARDS 患者	气管插管 ARDS 患者	资源有限地区下的 ARDS 患者
氧合　$PaO_2/FiO_2 \leqslant 300$ 或 $SpO_2/FiO_2 \leqslant 315$（若 $SpO_2 \leqslant 97\%$），使用 HFNO 时氧流速 ≥ 30 L/min 或 NIV/CPAP 呼气压力 5 cmH_2O	轻度：$200 < PaO_2/FiO_2 \leqslant 300$ 或 $235 \leqslant SpO_2/FiO_2 \leqslant 315$（若 $SpO_2 \leqslant 97\%$） 中度：$100 < PaO_2/FiO_2 \leqslant 200$ 或 $148 < SpO_2/FiO_2 \leqslant 235$（若 $SpO_2 \leqslant 97\%$） 重度：$PaO_2/FiO_2 \leqslant 100$ 或 $SpO_2/FiO_2 \leqslant 148$（若 $SpO_2 \leqslant 97\%$）	$SpO_2/FiO_2 \leqslant 315$（若 $SpO_2 \leqslant 97\%$）在资源有限的情况下，诊断不需要 PEEP 或最小氧流速

一、ARDS 的病理生理学改变

ARDS 病理生理特征为肺泡上皮和毛细血管功能受损，使呼吸膜通透性增高，肺泡被富含蛋白质的液体和细胞浸润占据，最终导致肺容积减少、肺顺应性下降和严重的通气/血流比例失调。由于富含细胞和蛋白的肺水肿液增加及表面活性物质减少，常导致重力依赖性肺不张。因此，ARDS 患者具有正常通气功能的肺泡仅占肺泡总数的 20%~30%，ARDS 患者的肺又称为"婴儿肺"。肺顺应性较正常肺组织明显下降，仅有正常肺组织的 1/4~1/3。

二、ARDS 肺损伤和膈肌损伤分类与机制

有创机械通气可显著改善 ARDS 患者氧合，但机械通气本身可能对肺和膈肌造成损伤。肺损伤由过度的机械应力和应变所介导，而膈肌因低呼吸努力和过度努力而出现膈肌萎缩和损伤，其具体的损伤机制及损伤分类如图 11-1。

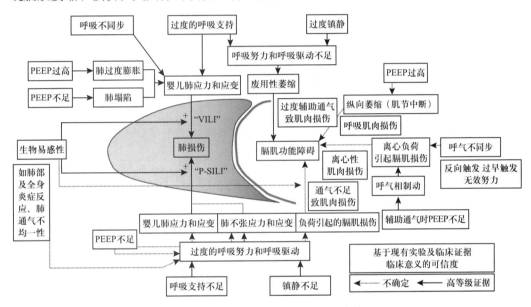

图 11-1　机械通气过程中肺和膈肌损伤的机制

三、肺和膈肌保护性通气策略

ARDS 患者机械通气的目的是使呼吸肌得到休息，维持足够的气体交换，同时减轻呼吸机相关性肺损伤（ventilator-induced lung injury，VILI）的有害影响。保护肺免受医源性损伤已成为机械通气支持治疗的优先注意事项。机械通气对膈肌的医源性损伤在 20 世纪 80 年代首次被提出，但目前在机械通气期间如何保护膈肌尚无确切方法。通过最佳的方式以减少机械通气的并发症，从而达到同时保护肺和膈肌的目的，这种方法被称为肺和膈肌保护性通气策略。临床上，实施该通气策略的方案如图 11-2，在机械通气过程中可联合多种方式促进肺和膈肌保护性通气（图 11-3）。保护性通气策略强调优化患者呼吸努力来避免肺和膈肌的损伤，同时要保证呼吸相关指标在可接受范围内。当肺保护和膈肌保护发生冲突时，肺保护必须优先于膈肌保护。该策略的目标是缩短机械通气持续时间，提高生存率，加快患者恢复，并防止急性呼吸衰竭患者致残。

1. **肺和膈肌保护性通气策略目标**　肺和膈肌保护性通气策略的通气目标如下（图 11-4）。

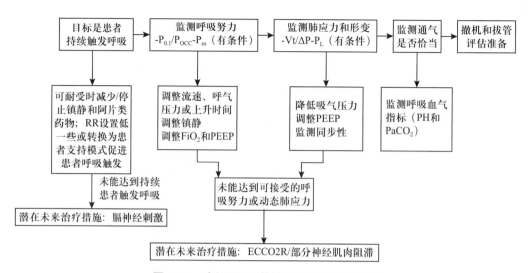

图 11-2 肺和膈肌保护性通气实施临床策略

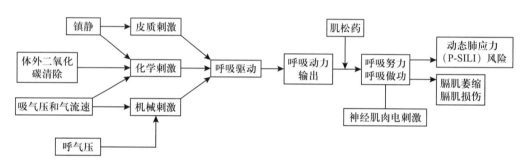

图 11-3 促进肺和膈肌保护性通气策略的干预措施

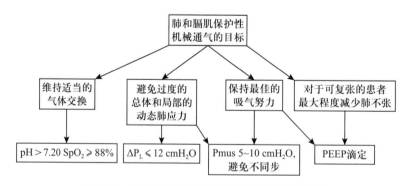

图 11-4 肺和膈肌保护性通气策略中的通气目标

（1）维持足够的气体交换：通气目标与肺保护性通气相一致，即 pH 7.20 ~ 7.25，PaO_2 55 ~ 80 mmHg，SpO_2 88% ~ 95%。

（2）基于肺保护目标进行设置，即依据预测体重的 6 ~ 8 ml/kg 设置 V_T，气道平台压力小于 30 cmH_2O。静态跨肺驱动压摆动控制在 12 cmH_2O 以内。

（3）通过保持适度的吸气努力来保护膈肌，同时避免过度吸气做功：最佳吸气努力的控制目标与健康人平静呼吸时类似（呼吸压力控制在 $5 \sim 10 \ cmH_2O$），保持呼气周期同步。患者的吸气努力可通过吸气压力和流量、改变通气模式或改变镇静药的类型和剂量等多种方式调节。

（4）最大限度地减少患者肺不张：主要通过 PEEP 滴定维持肺复张。合理的 PEEP 滴定策略必须考虑几个关键的机械因素，即右心室功能、危重病期间压力 - 容积曲线的右移，以及患者之间肺可复张性的巨大差异。目前广泛应用的 PEEP 滴定方案有 $PEEP-FiO_2$ 表格法、最佳氧合 / 顺应性法、压力 - 容积曲线法、应力指数法、食道测压法、影像学法、最小二氧化碳梯度、肺部超声、电阻抗成像（EIT）等方法。但哪一种 PEEP 设置方式较为合理，目前尚无定论。PEEP 在自主呼吸情况下促进肺和膈肌的保护，高 PEEP 可通过减弱呼气制动现象来降低偏心负荷，导致隔膜损伤。当 PEEP 降低时，可能会损害膈肌长度 - 张力关系。如果高 PEEP 机械通气时间较长，膈肌活动减弱，膈肌会出现萎缩，可能会引起困难撤机。因此，对于轻度 ARDS 患者使用低水平 PEEP,$5 \sim 10 \ cmH_2O$，应避免使用高水平 PEEP 治疗。中重度 ARDS 患者推荐高水平，$10 \sim 15 \ cmH_2O$，不建议使用 $PEEP > 15 \ cmH_2O$。应根据每个 ARDS 患者的功能特征个体化滴定 PEEP。

2. **潮气量的设置** ARDS 患者标准的机械通气方式为小潮气量通气，目前建议依据预测体重的 $6 \sim 8 \ ml/kg$ 设置 V_T。然而，由于 ARDS 患者肺部病变的不均一性，该潮气量设置方案可能会导致充气肺容量差异显著。因此，出现了较小潮气量通气更为合理的其他 V_T 设置方案。

（1）依据驱动压设置 V_T：床旁驱动压定义为气道吸气平台压与呼气末正压的差值，它是由 V_T 与呼吸系统顺应性（C_{RS}）的比值决定的。而 C_{RS} 与参与肺通气的肺容量大小直接相关，所以驱动压间接反映了 V_T 的大小与充气肺容量的关系。一项对 2365 例使用肺保护通气策略的 ARDS 患者进行死亡率预测因素荟萃分析结果表明，在可调节机械通气参数（V_T、Pplat、PEEP、RR 和 DP）中，驱动压是死亡率的最强预测因子。在恒定驱动压下，V_T、PEEP 和 Pplat 的变化并不能改变死亡率。此外，当驱动压 $< 14 \ cmH_2O$ 时，住院患者的相对死亡风险有所降低，这提示临床医师可通过调整 V_T 直至驱动压 $< 14 \ cmH_2O$。使用驱动压作为安全限制来设置 V_T 可避免严重的肺损伤。然而，使用驱动压设置 V_T 也存在局限性，由于平台压受胸壁的影响，在相同的驱动压下，与胸壁正常的患者相比，胸壁僵硬患者其肺部过度膨胀的可能性较小，可能影响机械通气效果。

（2）依据跨肺压差（P_L）设置 V_T：过度的机械应力可导致呼吸机相关性肺损伤。机械应力等于作用于物体的力除以其表面积，在肺组织中，静态跨肺压代表指定肺容积下肺的应力。在吸气相结束时，P_L 代表呼吸周期中的最高的压力水平，它是由 PEEP 和由肺通气量确定的 V_T 的大小决定的。因此，P_L 可作为肺过度膨胀所致肺损伤的潜在标志，临床上可通过优化 V_T 以限制 P_L 在临界值以下从而减少肺过度应力。目前推荐 ARDS 患者吸气末跨肺压上限为 $27 \ cmH_2O$，但该数值需在静态情况下测得，如在测量过程中有流速存在，则影响跨肺压数值的准确性。因此，未来仍需进一步深入研究精确的 P_L 测量方法及界限值目标，从而优化潮气量。

（3）依据功能残气量设置 V_T：研究表明，机械通气时肺损伤主要与动态应变有关。与基于理想体重（PBW）设置 V_T 相比，以减少动态应变为原则的 V_T 个体化设置是减少应变所致肺损伤更为直接有效的方案。可通过有氮稀释法、氮冲洗法和体容描记法等方法测量功能残气量，但这些技术对危重症患者而言实施较为困难，这也限制了该项技术在 ARDS 患者中的应用。

（4）依据电阻抗断层成像（electrical impedance tomography，EIT）设置 V_T：EIT 是一种可在床旁实时监测肺容量变化的无创影像学诊断技术。EIT 可监测肺部的区域顺应性、通气情况、肺异质性情况及评估 PEEP 滴定期间呼气末肺容量的变化。因此，EIT 可通过确定最佳 PEEP 值来调整呼吸机相关通气参数的设置，以获得最佳的肺顺应性。随着 EIT 在临床应用范围的不断扩展，该技术未来有望成为个体化通气治疗的标准监测方法，并可在机械通气期间提高通气治疗的安全性。

3. **开放肺通气策略** 开放肺通气策略指在有创机械通气过程中短暂地给予明显高于常规水平的气道及肺泡内正压，以增加跨肺压，从而开放无通气或通气不足的肺泡并在整个呼吸周期保持肺复张。肺复张可降低 ARDS 患者的病死率，改善预后，但并不适用于所有 ARDS 患者，因为肺复张可能使已经复张的肺泡过度膨胀，反而导致 VILI 的发生及发展。因此，临床实践中实施肺复张策略必须在积极复张和避免过度膨胀之间寻找平衡点。实施肺复张通气策略的方法有很多，如控制性肺膨胀（SI）/CPAP 法、压力控制通气法、叹气法、增强叹气法、间断 PEEP 递增法。但哪一种肺复张方式的临床疗效最佳，目前尚无定论，且肺复张的压力水平、持续时间等参数的设置也有待进一步研究和确定。在临床救治过程中，建议仅在 ARDS 早期阶段实施肺复张。而 2023 指南给出了相反的建议。2023 指南不建议使用长时高压 RM 以降低 ARDS 患者病死率（强烈推荐；中级别证据）。由于缺乏有效证据，2023 指南也不建议使用短时高压 RM 以降低 ARDS 患者病死率（弱推荐；高级别证据）。这可能是由于肺复张会带来一定的不良反应，如氧合及血流动力学下降、气压伤，这会使肺复张无效并可能对机体造成损害。

4. **肌松药的使用** 建议早期对中重度 ARDS 患者（$PaO_2/FiO_2 < 150$ mmHg）进行机械通气时可短时间使用肌松药。研究显示，低剂量肌松药物可实现肺和膈肌的保护性通气。其作用机制是增加胸壁顺应性，促进人机同步，减少机体氧耗和呼吸功，甚至可能会降低 VILI 的发生率。但肌松药的不合理应用亦会导致痰液引流障碍、肺不张、通气血流比例失衡、呼吸机相关性膈肌功能不全（ventilator-induced diaphragmatic dysfunction，VIDD）、ICU 获得性衰弱（intensive care unit-acquired weakness，ICU-AW）和膈肌失用性萎缩等严重并发症的发生。此外，部分肌松药可引起呼吸困难，必须通过合理应用镇静和阿片类药物来减轻这种症状。

5. **神经肌肉电刺激** 神经肌肉电刺激可帮助患者恢复肌力从而改善病情。此外，通过诱发膈肌电活动可以改善患者肺部通气情况，避免肺不张。但应用过程中需注意这种电刺激必须与呼吸机同步，否则会引起人机不协调，加重损伤。

6. **镇静、镇痛药物** 镇静药可以改善患者呼吸驱动，促进人机协调，从而促进肺和膈肌的保护性通气。ARDS 患者通常表现为高呼吸驱动，需要大量镇静和（或）神经肌肉阻滞剂来抑制呼吸驱动。但完全的镇静、镇痛通过抑制呼吸驱动可导致膈肌失用性萎缩。因此，在机械通气中，需要权衡利弊，注意观察镇静深度。临床医生需熟知镇痛药和镇静药对呼吸模式和驱动力的影响：阿片类药物主要抑制呼吸频率，增加机械通气时呼吸暂停的风险；异丙酚主要降低呼吸努力而不是呼吸频率；苯二氮䓬类药物对呼吸模式的影响与异丙酚相似，但具有更高的谵妄风险，且延长机械通气时间；右美托咪定在不降低呼吸驱动的情况下提供镇静、抗焦虑和镇痛作用。

7. **俯卧位通气** 俯卧位通气是指通气时患者取俯卧位，其作用机制是通过增加功能残气量，减少心脏对肺的压迫，改善氧合，同时减少肺损伤及氧中毒等不良反应。与仰卧位相比，由于肺背侧区域的肺面积更大，患者的气体和应力分布更均匀，从而达到减少 VILI、保护肺的目的。俯卧位通气一般适用于中重度 ARDS 患者，主要用于氧合未改善的机械通气早期，且至少需持续 10 ~ 16 h。建议重度 ARDS 患者（$PaO_2/FiO_2 < 100$ mmHg）行机械通气时应实施俯卧位通气。

8. **体外生命支持技术** 体外生命支持技术（extracorporeal life support，ECLS）适用于常规治疗无效且缺氧严重情况下的抢救治疗，但最新的证据表明，ECLS 通过允许超保护控制和辅助通气从而防止肺和膈肌损伤。

（1）体外膜肺氧合（extracorporeal membrane oxygenation，ECMO）：一般作为常规治疗失败后的最后一种挽救治疗方法，其在重度 ARDS 患者严重低氧血症的治疗中可改善预后，正逐步成为重症 ARDS 规范化治疗的重要环节。ECMO 可实现重度 ARDS 超保护性机械通气，还能够降低肺通气需求，达到肺休息的目的，等待肺功能的恢复。

（2）体外二氧化碳清除（extracorporeal carbon dioxide removal，$ECCO_2R$）：也称低流量体外膜氧合，对 V_T 过低所致的低氧性呼吸衰竭和呼吸性酸中毒患者，该方法能更好地实现肺保护性通气。$ECCO_2R$ 在降低 ARDS 患者的 V_T、驱动压、呼吸力和机械功率方面是可行的。但急性呼吸衰竭患者通过清醒 $ECCO_2R$ 限制过度呼吸驱动的可行性、安全性和有效性需要进一步研究。

机械通气可损伤肺和膈肌，增加危重患者的死亡率。肺和膈肌保护策略需要确保整体肺应力的安全极限，避免通气不均匀和过度的区域应力和应变，保持最佳的吸气努力范围，并进行个体化的肺复张和 PEEP 滴定，同时保持充分的气体交换。肺和膈肌联合保护性通气可缩短机械通气时间，并提高 ARDS 患者的生存率。

（刘嘉璐 李爱民）

参考文献

微信扫码查看

彩图

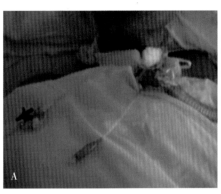

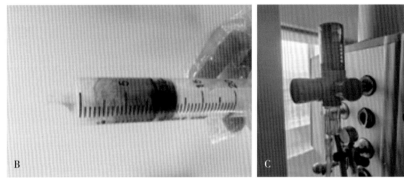

彩图 1（图 2-8） 负压持续声门下吸引（A），注射器间断声门下吸引（B），
可调节负压及时间的负压表（C）

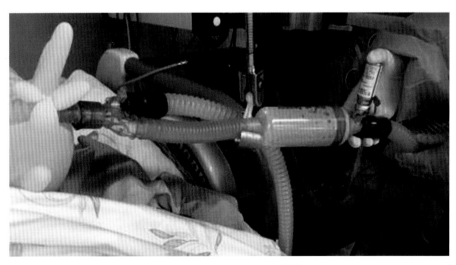

彩图 2（图 2-12） 雾化治疗

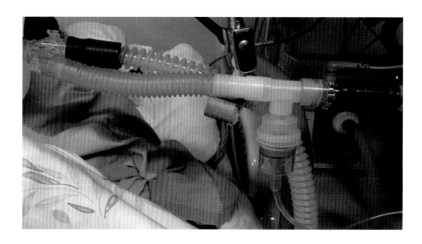

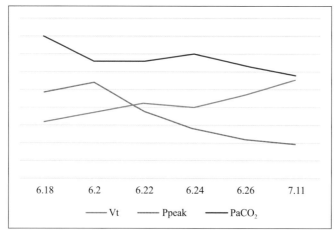

彩图3（图2-13） 患者呼吸情况改善

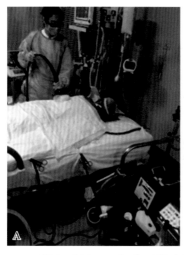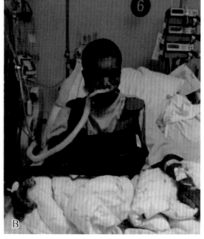

彩图4（图2-18） 振动排痰机（A）及高频胸壁振荡系统（B）

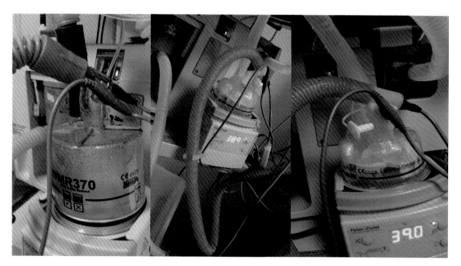

彩图 5（图 2-23） 湿化效果

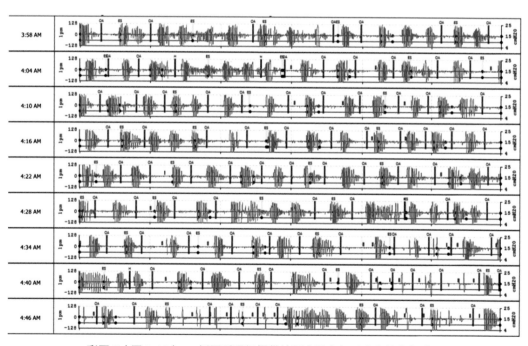

彩图 6（图 3-11） 一例因呼吸机提供的压力没有打开患者的上气道而
患者反复出现阻塞性睡眠呼吸暂停的呼吸机波形图

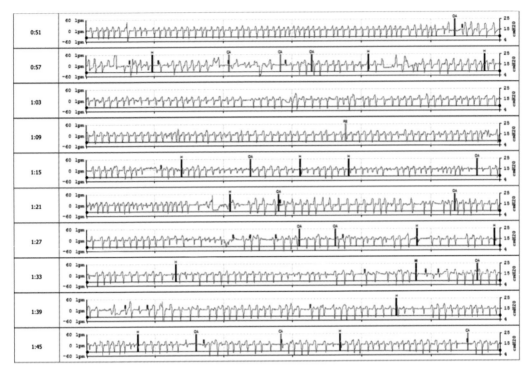

彩图 7（图 3-11） 一例使用阿片类药物患者的呼吸机波形图

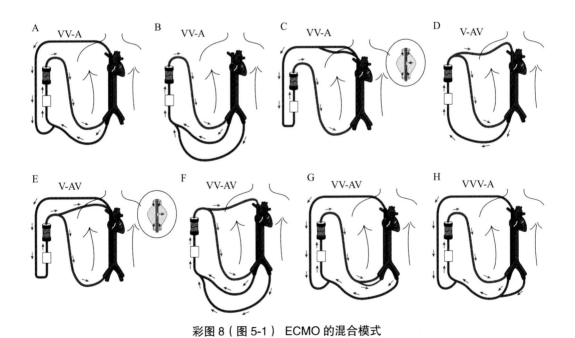

彩图 8（图 5-1） ECMO 的混合模式

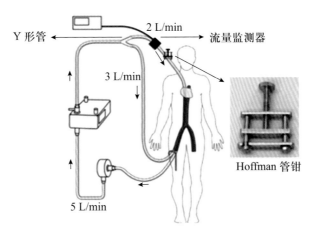

2 L/min

Y 形管

流量监测器

3 L/min

5 L/min

Hoffman 管钳

彩图 9（图 5-2） VAV-ECMO 装置

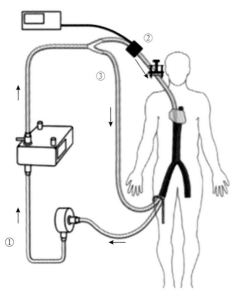

彩图 10（图 5-3） VV-ECMO 转换为
VAV-ECMO

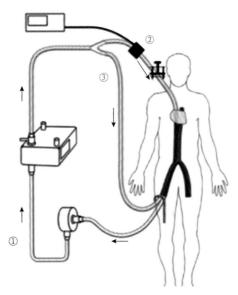

彩图 11（图 5-4） VA-ECMO 转换为
VAV-ECMO

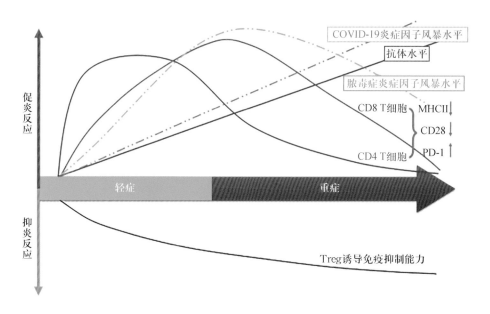

彩图 12（图 8-1） 轻症和重症新型冠状病毒感染患者整体免疫变化趋势

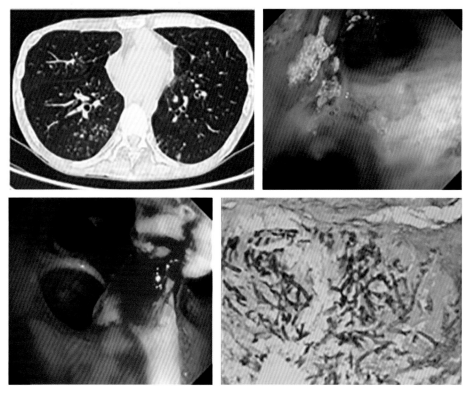

彩图 13（图 9-16） 患者胸部 CT、支气管镜及黏膜活检结果

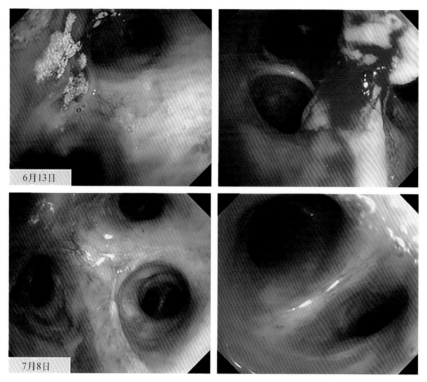

彩图 14（图 9-19） 患者支气管镜下表现

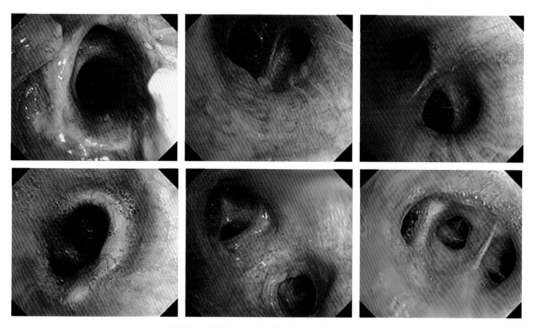

彩图 15（图 9-22） 复查支气管镜图像

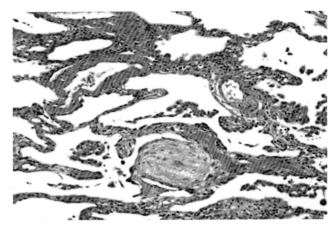

彩图 16（图 10-1） Masson 小体光镜下表现

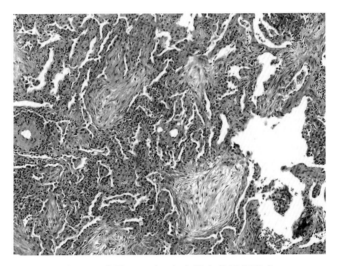

彩图 17（图 10-2） 息肉样肉芽组织形成

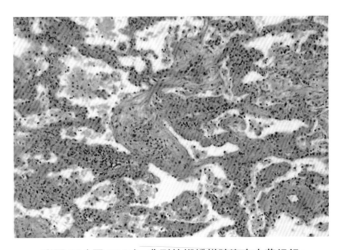

彩图 18（图 10-3） 典型的蝴蝶样肺泡内肉芽组织

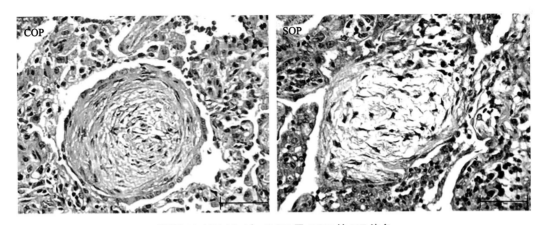

彩图 19（图 10-4） COP 及 SOP 的 HE 染色

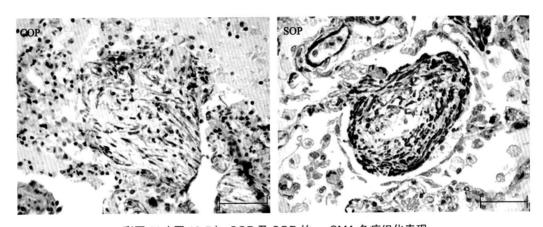

彩图 20（图 10-5） COP 及 SOP 的 α-SMA 免疫组化表现

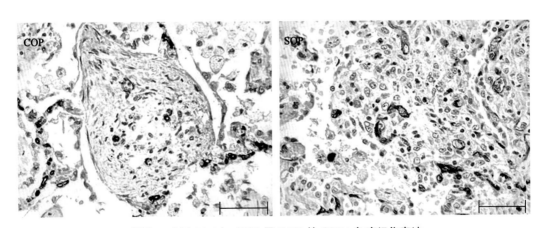

彩图 21（图 10-6） COP 及 SOP 的 CD34 免疫组化表达

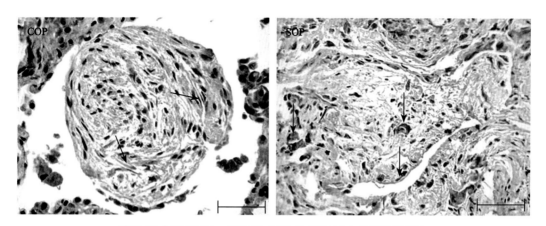

彩图 22（图 10-7） COP 及 SOP 的 VCAM-1 免疫组化表达